Renate Rogall-Adam, Hannelore Josuks
Gottfried Adam, Gottfried Schleinitz

Professionelle Kommunikation in Pflege und Management

2., aktualisierte Auflage

PFLEGE kolleg

Ein praxisnaher Leitfaden

schlütersche

Renate Rogall-Adam ist Dipl. Pädagogin, Supervisorin (DGSv) und war Dozentin für Fort- und Weiterbildung an der Bildungsstätte Lutherstift in Falkenburg, Lehrbeauftragte an der Ev. Fachhochschule Hannover.

Hannelore Josuks ist Dipl.-Betriebswirtin, Lehrkraft für Pflege, Fachkrankenschwester für Anästhesie- und Intensivpflege, Managerin im Sozial- und Gesundheitswesen (MSG), KTQ® Trainerin, Dozentin an der Hamburger Universität.

Dr. Gottfried Schleinitz ist Theologe, Seelsorgeberater und Supervisor (DGfP) und war Lehrbeauftragter an der Universität Leipzig.

Dr. Gottfried Adam war Prof. für Religionspädagogik an der Ev.-Theol. Fakultät der Universität Wien.

»Es genügt nicht,
dass man zur Sache spricht.
Man muss zu den Menschen
sprechen.«

STANISLAW JERZY LEC

Bibliografische Information der Deutschen Nationalbibliothek
Die Deutsche Nationalbibliothek verzeichnet diese Publikation in der Deutschen Nationalbibliografie; detaillierte bibliografische Daten sind im Internet über http://dnb.ddb.de abrufbar.

ISBN 978-3-89993-276-8 (Print)
ISBN 978-3-8426-8366-2 (PDF)

© 2011 Schlütersche Verlagsgesellschaft mbH & Co. KG,
Hans-Böckler-Allee 7, 30173 Hannover

Reihengestaltung: Groothuis, Lohfert, Consorten | glcons.de
Titelbild: hypermania2-123.com
Satz: PER Medien+Marketing GmbH, Braunschweig
Druck: Druck Thiebes GmbH, Hagen

INHALT

Teil 2 Die Kommunikation mit Pflegebedürftigen

Hannelore Josuks

Teil 4   Kundenorientierte Gespräche
Hannelore Josuks

Teil 6   Kommunikation als Führungsinstrument
Renate Rogall-Adam

VORWORT

»*Alles, was wir sind, sind wir in Kommunikation.*« Diesem Satz des Philosophen *Karl Jaspers* ist nichts hinzuzufügen. Er gilt auch für den Bereich der Pflege. Kommunizieren gehört zu den wesentlichen Aufgaben von Pflegekräften und Leitungspersonen im beruflichen Alltag. Kommunikative Kompetenz hat damit eine große Bedeutung für die Pflege.

Wo die Kommunikation gelingt, können Wertschätzung und Anteilnahme vermittelt und der Umgang mit pflegebedürftigen Personen und ihren Angehörigen verbessert werden. Mit Mitarbeiterinnen und Mitarbeitern sind bei den verschiedensten Anlässen Gespräche zu führen. Dabei haben Führungskräfte die Aufgabe, Ziele zu setzen, Vorgaben zu verdeutlichen und das Team zu führen. Darüber hinaus sind sie dafür verantwortlich, dass diese Gespräche in einer guten Atmosphäre stattfinden und die Mitarbeitenden ausreichend beteiligt werden. Dafür ist das Wissen um Kommunikationsprozesse und Grundregeln der Kommunikation unumgänglich. Die kommunikativen Grundhaltungen von Mitarbeiterinnen und Mitarbeitern sowie von Führungskräften sind dabei eine wesentliche Voraussetzung für den Erfolg.

Kommunikation umfasst mehr als die gesprochene Sprache. Sie schließt auch die nonverbale Dimension wie Blickkontakt, Gestik, Mimik, Körpersprache und räumliches Verhalten ein. Ein ebenso wichtiger Aspekt besteht darin, dass Kommunikation sich nicht geschlechtsneutral vollzieht, sondern zwischen Männern und Frauen stattfindet. Dies ist bei den verschiedenen Dimensionen des Themas zu bedenken.

Die Ausführungen des Buches gliedern sich in drei Themenbereiche: Zum einen geht es um die theoretischen Grundlagen (Teil 1), zum anderen um die Kommunikation mit den zu Pflegenden und ihren Angehörigen (Teil 2–4) und zum dritten um die Kommunikation im Managementbereich (Teil 5–6).

In Teil 1 werden zunächst die grundlegenden Modelle von Kommunikation beschrieben. Ausführungen zu Fragen der nonverbalen sowie der geschlechtergerechten Kommunikation und zu den wesentlichen Gesprächstechniken schließen sich an. Dieser Teil stellt die wichtigsten theoretischen Grundlagen gegenwärtiger Kommunikationstheorie dar; er bildet die Basis des Buches. Ziel ist es, das notwendige Wissen über Kommunikationsprozesse zugänglich zu machen, um die zwischenmenschliche Kommunikation besser verstehen zu können. Außerdem werden Wege zur Erweiterung der eigenen Gesprächskompetenz aufgezeigt.

Um die Bedeutung der Kommunikation in der direkten Pflege und für den Beziehungsaufbau, für den Umgang mit Kommunikationsstörungen und für das Gespräch mit Personen, die an Demenz leiden, geht es in Teil 2. Im Sinne eines ganzheitlichen Pflegeverständnisses ist auch auf die Frage nach dem Lebenssinn einzugehen. Dabei werden insbesondere das seelsorgerliche Gespräch sowie die Gespräche mit Sterbenden und Trauernden thematisiert (Teil 3). Einen weiteren Schwerpunkt zu diesem Themenbereich bilden Smalltalk, Pflegevisite, Verkaufsgespräche und Telefonkommunikation (Teil 4).

Teil 5 beschreibt Gespräche in Sitzungen und Besprechungen. Solche Arbeitszusammenkünfte müssen geleitet und zu positiven Ergebnissen geführt werden. Ziel dieses Teiles ist es, das nötige Handwerkszeug für eine entsprechende professionelle Kommunikation bereit zu stellen. Im Einzelnen werden die Moderation, die Dienst- und Teambesprechung, die Kollegiale Beratung und die Fallbesprechung thematisiert. In Teil 6 geht es um die unterschiedlichen Mitarbeitergespräche mit ihren Besonderheiten und um das Verständnis von Führung und Führungsverhalten.

Ein wichtiges Thema bei aller Kommunikation ist das geschlechtsspezifische Sprechverhalten von Frauen und Männern und dessen Bedeutung für den Kommunikationsprozess. In ihrer Lebensgeschichte durchlaufen Frauen und Männer unterschiedliche Sozialisationsprozesse. Diese prägen auch ihre Sprache und ihre Verhaltensweisen. Werden die unterschiedlichen Sichtweisen, die Frauen und Männer einbringen, berücksichtigt, so trägt dies zum besseren Gelingen von Gesprächen bei. Mit dem Begriff »Gender«, der aus dem Englischen stammt und »soziales Geschlecht« gegenüber dem

»biologischen Geschlecht« meint, bezeichnet man in der gegenwärtigen Diskussion diese Fragestellung. Hier sind noch viele Fragen offen, aber es ist wichtig, die Aufmerksamkeit für die Genderperspektive zu entwickeln. Den Autorinnen und Autoren geht es hier nicht um die Vermittlung endgültiger Ergebnisse, sondern darum, dass hier eine wichtige Fragestellung vorliegt, die bei allen Gesprächen zu beachten ist. Deshalb wird diese in allen Artikeln des Buches berücksichtigt.

Der vorliegende praktische Leitfaden ist im Zusammenhang der Fort- und Weiterbildungstätigkeit der Autorinnen und Autoren im Pflege- und Bildungsbereich entstanden. Die Teilnehmerinnen und Teilnehmer der entsprechenden Seminare haben ihre Praxiserfahrungen eingebracht, ihre Fragestellungen kommuniziert und Rückmeldungen gegeben. Dies war hilfreich für die Auswahl der Themenbereiche des vorliegenden Leitfadens. Wir verbinden das Erscheinen des Buches mit einem Dank an die Teilnehmerinnen und Teilnehmer unserer Seminare.

Wir haben dem Burkhardthaus-Latäre Verlag, Gabal Verlag, Limmer Verlag und Rowohlt Verlag zu danken für die freundlichst erteilte Abdruckerlaubnis von Grafiken. Deren genauer Fundort wird jeweils im Text angegeben.

Schließlich danken wir der Lektorin des Verlages, Frau Claudia Flöer, für die Förderung des Buchprojektes und die gute Zusammenarbeit bei der Drucklegung. Wir wünschen dem Buch auch in seiner 2. Auflage interessierte Leserinnen und Leser.

Hannover, Hamburg,
Wien, Leipzig,   Renate Rogall-Adam, Hannelore Josuks
im Juli 2011   Gottfried Adam, Gottfried Schleinitz

TEIL 1

GRUNDLAGEN DER KOMMUNIKATION

Gottfried Adam

1   ZUM BEGRIFF DER KOMMUNIKATION

Der Mensch ist ein »dialogisches Wesen« (*Martin Buber*). Darum braucht er die Kommunikation als ein wesentliches Lebenselement, um in der Gemeinschaft Mensch zu werden und zu bleiben. Menschen kommunizieren miteinander, um

- sich zu begrüßen,
- Anweisungen zu geben,
- sich die Zeit zu vertreiben,
- ein Problem zu lösen,
- zu loben,
- Kritik zu üben,
- etwas zu verkaufen,
- gesellig zu sein,
- etwas zu berichten,
- Freundschaften zu knüpfen,
- eine Arbeit zu erledigen,
- zu verhandeln,
- sich zu beschweren,
- sich zu unterhalten,
- Hilfe zu erhalten,
- Informationen zu geben usw.

Sprachlich gesehen kommt der Begriff »*Kommunikation*« ursprünglich vom lateinischen Wort »*communicare*«. Der Wortstamm »*munus*« bezeichnet eine »*Aufgabe, Verrichtung, Funktion, Dienst, übernommene Pflicht*«. Das vor den Wortstamm gesetzte Wörtchen »*com*« bedeutet »*mit, samt, zusammen, gemeinsam*«. Das Wort hat darum von seinem Ursprung folgende Bedeutungsdimensionen: »*(1) gemeinsam machen, vereinigen, (2) mitteilen, teilnehmen lassen, (3) gemeinsam haben oder teilen, mit tragen helfen, (4) sich in Verbindung setzen, besprechen, beraten*« (Bartsch; Marquart 1999:9).

Der gegenwärtige Sprachgebrauch ist im Ganzen durch eine sehr weite Bedeutung des Wortes gekennzeichnet. Zumindest drei Vorstellungen lassen sich ausmachen:

- Kommunikation als zwischenmenschlicher Kontakt und Austausch, der oft auch »soziale« oder »persönliche Kommunikation« (Kommunikation von Angesicht zu Angesicht) genannt wird.
- Kommunikation als die mögliche Verbindung zwischen verschiedenen Einheiten, wobei es sich nicht immer um Menschen handelt.

- Kommunikation zur Bezeichnung der Verwendung von Medien. Das können optische (Licht, Papier, Folien), akustische (Trommeln, Telefon, Funk) und hautsensorische Vermittlungszeichen (Tasthilfen, Blindenschrift) sein. Heute wird bei Medien häufig zuerst an elektronische Medien gedacht (nach *Bartsch; Marquart* 1999:8).

Der Bereich der Massenkommunikation (Radio, Fernsehen, Zeitung) hat seine eigenen Gesetzmäßigkeiten. Darauf wird nicht näher eingegangen, da es hier um die zwischenmenschliche Kommunikation geht. Der Begriff der »Kommunikation« bezieht sich nicht nur auf die gesprochene Sprache, sondern er bezeichnet darüber hinaus jede Art von zwischenmenschlicher Mitteilung und Verständigung. Dabei geht es nicht nur um Informationen, sondern auch um Eindrücke und Gefühle.

Dieser Austausch kann durch Sprache erfolgen, ist aber auch durch Zeichen, Symbole, Gestik, Mimik und anderes möglich. Die Kommunikation will uns mit anderen Menschen verbinden, deshalb hat sie eine dialogische Struktur, d. h., es sind immer mindestens zwei Menschen beteiligt. Im Gegensatz dazu hat die Rhetorik als die Lehre von der Kunst des Redens eher die einzelne Person (Wie gestalte **ich** einen Vortrag wirksam?) im Blick.

2   MODELLE DER KOMMUNIKATION

Das Grundprinzip der Kommunikation scheint auf den ersten Blick ganz einfach zu sein. In den Veröffentlichungen zur Kommunikationsfrage begegnet man häufig einem **Informationsmodell von Kommunikation**, das von den Amerikanern *Claude E. Shannon* und *Warren Waever* im Jahre 1949 entwickelt wurde. Hier wird Kommunikation im Modell eines Senders und eines Empfängers vorgestellt. Zwischen dem Sender und dem Empfänger werden Informationen ausgetauscht. Es handelt sich dabei um ein mathematisches Modell, das ursprünglich für die technische Kommunikation entwickelt wurde, dann aber von Medienwissenschaftlern aufgegriffen und als Gesamtmodell für Kommunikation verstanden wurde. Dabei ergibt sich folgende einfache Struktur, wie sie aus Abbildung 1 zu ersehen ist.

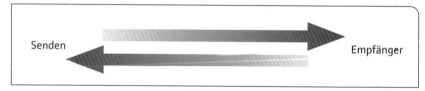

Abb. 1: Sender-Empfänger-Modell von Kommunikation *(G. Adam)*.

Dies Modell beschreibt den Vorgang der technischen Kommunikation, d. h. die Übermittlung von Information, in gelungener Weise. Es ist aber als Gesamtmodell für Kommunikation unzureichend, weil es nur sachliche Informationen im Blick hat, dagegen die Eindrücke und Gefühle der Menschen gar nicht vorkommen.

2.1   Fünf Grundsätze der Kommunikation (*Watzlawick*)

Die Überlegungen des aus Österreich in die USA emigrierten Kommunikationsforschers *Paul Watzlawick* führen hier deutlich weiter. Er hat fünf Grundsätze für den Kommunikationsprozess formuliert (1969: 53, 56, 61, 68, 70, hier z. T. sprachlich vereinfacht).

(1) Erster Grundsatz:

Es ist unmöglich, nicht zu kommunizieren.
Diese Aussage überrascht zunächst. Sie leuchtet aber ein, wenn man sich ansieht, wie wir Menschen uns in kommunikativer Hinsicht verhalten. Wir kommunizieren nämlich ununterbrochen, wobei wir nicht nur mit Hilfe von gesprochener Sprache kommunizieren. Wir können z. B. auch durch Schweigen oder Handzeichen kommunizieren. Unsere Kommunikation geschieht neben der sprachlichen (verbalen) auch auf nichtsprachliche (nonverbale) Weise.

Auf der verbalen Ebene vollzieht sich die Kommunikation durch die gesprochene Sprache (*siehe* Kapitel 2.3). Die verbale Kommunikation vollzieht sich auf dem »Hörkanal«. Dazu gehören auch Töne und Musik. Bei der nonverbalen Kommunikation kann man die Mittel der Mitteilung sehen (»sichtbare Sprache«). Die nonverbale Kommunikation vollzieht sich vor allem durch und mit Körpersprache. Diese lernt der Mensch bereits in früher Kindheit. Körpersprache umfasst dabei Gestik, Mimik, Blickkontakt, Körperhaltung und äußere Erscheinung. Empirische Untersuchungen zeigen deutlich, in wie starkem Maße unsere zwischenmenschliche Kommunikation durch die nonverbale Kommunikation mitbestimmt wird (*siehe* Kapitel 2.4).

(2) Zweiter Grundsatz:

Jede Kommunikation hat einen Inhalts- und einen Beziehungsaspekt.
In einem Gespräch geht es nicht nur um die Weitergabe von Informationen und Sachverhalten (Inhaltsaspekt). Wenn wir kommunizieren, definieren wir zugleich unsere Beziehung zu der Person, mit der wir reden (Beziehungsaspekt).

Ein Beispiel: Der Satz »Eintritt verboten!« klingt beim ersten Hören wie eine reine Sachinformation. Durch die Wendung »Eintritt verboten!« wird ein bestimmtes Hierarchiegefälle zwischen den Menschen, eine bestimmte Sichtweise von Befehl und Gehorsam ausgedrückt. Wenn auf dem Schild stehen würde »Bitte treten Sie hier nicht ein!«, dann bliebe zwar die Sachinformation dieselbe, doch die Beziehungsebene zwischen dem Auftraggeber des Schildes und den Adressaten wäre eine andere. Die Wendung »Bitte treten Sie hier nicht ein!« definiert ein anderes Verständnis von Autorität und damit eine andere Sicht der Beziehung der Menschen zueinander. Wenn schließlich gar auf dem Schild stünde »Bitte treten Sie hier nicht ein. Wir sind gerade in einer wichtigen Besprechung!«, so ließe dies neben dem anderen Verständnis von Autorität zusätzlich eine solche Respektierung der Person sichtbar werden, dass man ihr eine Erklärung zukommen lässt, warum der Raum zu diesem Zeitpunkt nicht betreten werden kann (nach *Pink* 2001:16f.)

(3) Dritter Grundsatz:
Die Interpunktion der Ereignisfolgen bestimmt die Beziehung.
Die Kommunikation zwischen zwei Personen erscheint zunächst als ein ununterbrochener Austausch von Mitteilungen. Jede teilnehmende Person legt dieser freilich eine Struktur zugrunde. *Watzlawick* spricht von einer *»Interpunktion von Ereignisfolgen«*. Die an einer Kommunikation beteiligten Personen haben jeweils ihre eigenen Interessen. Von daher setzt jede Person ihre Schwerpunkte und nimmt dementsprechende Einteilungen der Abläufe vor – die Interpunktionen. Im günstigen Falle können diese zwischen zwei Kommunikationspartnerinnen gleichläufig sein. Dann wird die Kommunikation eher gelingen. Häufig, ja meistens, sind die Interessenslagen und damit die sich daraus ergebenden Schwerpunktsetzungen unterschiedlich. Das ist dann Anlass zu Missverständnissen. Aufgrund von unterschiedlichen Interessenslagen ergeben sich vielerlei Beziehungskonflikte.

Beispiel: Ein Patient will sich nicht selbst waschen, weil es mühsam ist und weil es schön ist, »bedient« zu werden. Die Pflegekraft möchte aber, dass der Patient so viel wie möglich selber macht. Ihr Interesse geht dahin, dass er sich möglichst bald selbst versorgen kann.

Patienten suchen bisweilen Informationen, welche die Ungefährlichkeit einer Krankheit oder die Risikofreiheit einer anstehenden Operation »bestätigen«, um durch eine solche Verdrängungsstrategie ihre Krankheitssituation bewältigen zu können. Die Pflegekraft kann eine solche Interpunktion nicht einfach akzeptieren, sie bleibt der Wahrheit über die wirkliche Situation der kranken Person verpflichtet.

(4) Vierter Grundsatz:
Menschliche Kommunikation geschieht auf digitale oder analoge Art und Weise.
Es gibt zwei unterschiedliche Weisen, in denen Objekte dargestellt und zum Gegenstand von Kommunikation werden können. Sie lassen sich entweder durch eine Analogie (z. B. eine Zeichnung) oder durch einen Namen charakterisieren. Namen sind dabei Wörter, d. h. eine Abfolge von Buchstaben, auf die man sich für die sprachliche Kommunikation zur Bezeichnung des Objektes geeinigt hat. Ein Tisch ist eben ein »Tisch«, weil man sich darauf geeinigt hat, ihn so zu nennen. Man hätte ihn auch Stuhl oder Schrank nennen können. Diese Form der Kommunikation durch Namen nennt man digital. Digitale Kommunikation benötigt einen vielseitigen Sprachaufbau, um die Namen verbindlich fixieren zu können. Sie ist aber für den Bereich der menschlichen Beziehungen unzulänglich ausgestattet, es fehlt ihr dafür die nötige Bedeutungstiefe der Sprache.

Analoge Kommunikation ist dagegen für den Bereich der Beziehungen aussagekräftig. Es liegt im Wesen einer Sache, dass analoge Kommunikation eine Ähnlichkeitsbeziehung zu dem Gegenstand hat, für den sie steht. Die meisten, wenn nicht alle menschlichen Errungenschaften wären ohne die digitale Kommunikation und die durch sie ermöglichte präzise Informationsübermittlung nicht möglich gewesen. Hier ist insbesondere die Übermittlung des Wissens von einer Person zu einer anderen und von einer Generation zur nächsten zu nennen.

Das sei an zwei Beispielen verdeutlicht: Ich kann meine Zuneigung digital durch die Aussage »Ich liebe dich« oder analog durch das Überreichen einer roten Rose mitteilen.

Ich kann über ein Gebäude mit Hilfe eines Begriffs auf digitale Weise (»Wohnhaus«, »Fabrik«, »Schule«) oder mit Hilfe eines Bildes (Foto des Gebäudes) auf analoge Weise kommunizieren.

Auf digitalem Wege können wir über Gegenstände und Sachverhalte präzise, umfassend und informativ kommunizieren. Analoge Kommunikation hat dagegen für den Bereich der Beziehungen die besseren Möglichkeiten. Daraus ergibt sich, dass die Zeichen- und Körpersprache (analoge Kommunikation) im Blick auf die Beziehungen aussagekräftiger ist. Mimik, Gestik und Körperhaltungen sagen sehr viel mehr als Worte etwas darüber aus, wie eine Person zu mir steht und was sie von mir denkt. Von daher ist es wichtig, den eigenen Blick für die Körpersprache zu schulen.

(5) Fünfter Grundsatz:

Zwischenmenschliche Kommunikation verläuft entweder symmetrisch (bei Gleichheit der Beziehung) oder komplementär (bei Unterschiedlichkeit der Beziehung).

Bei der symmetrischen Kommunikation geht es um zwei Personen, die auf gleicher Ebene miteinander kommunizieren bzw. nach Gleichheit streben und die Unterschiede zwischen den Partnern vermindern wollen. Das gilt zum Beispiel, wenn zwei leitende Mitarbeiterinnen von Pflegeeinrichtungen miteinander sprechen. Symmetrische Kommunikation ist aber keineswegs der Normalfall, auch wenn viele Menschen sich das wünschen.

Bei der komplementären Kommunikation haben die beteiligten Personen verschiedene Positionen zueinander, die mit ihrem Status, ihren Rollen etc. zusammenhängen (z. B. Pflegefachkraft und Patientin, Lehrkraft und Schülerinnen, Vorgesetzte und Arbeitnehmerin, Pflegedienstleitung und Pflegekraft). Komplementäre Interaktionen basieren auf Unterschiedlichkeiten, die sich gegenseitig ergänzen (können).

Das Grundprinzip der Kommunikation wurde anfangs mit dem Modell von Sender und Empfänger (*siehe* Abbildung 1) beschrieben. Wenn neben der Sachebene auch die Beziehungsebene bedacht wird, lässt sich der Vorgang der Kommunikation grafisch folgendermaßen darstellen (*siehe* Abbildung 2).

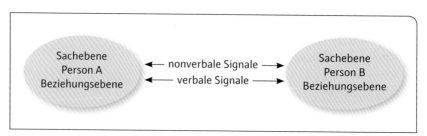

Abb. 2: Erweitertes Kommunikationsmodell *(G. Adam)*.

Weil wir es mit einem wechselseitigen Vorgang zu tun haben, gehen die unterschiedlichen Erfahrungen und Erwartungen der beteiligten Personen in den Kommunikationsprozess ein.

Zusammenfassung

Watzlawick nennt für das Gelingen von Kommunikationsprozessen fünf Grundsätze:
1. Jede Person kommuniziert ohne Unterbrechung.
2. Jede Botschaft enthält eine Inhalts- und eine Bezugebene.
3. Jede Person bringt ihre eigenen Interessen und Sichtweisen in die Kommunikation ein.
4. Digitale und analoge Kommunikation sind zu unterscheiden. Die Stärke der digitalen Kommunikation liegt auf der begrifflich-logischen Ebene, die Stärke der analogen Kommunikation liegt auf der Beziehungsebene.
5. Symmetrische Kommunikation (zwischen Personen auf gleicher Ebene) und komplementäre Kommunikation (zwischen Personen von unterschiedlichem Status, Rollen etc.) sind klar zu unterscheiden.

2.2   Das Modell der Transaktionsanalyse *(Berne)*

Im dritten Grundsatz spricht *Watzlawick* davon, dass die Interpunktion der Ereignisfolgen für die Kommunikationsabläufe wichtig ist. Diese Frage der eigenen Interessenslagen hat der amerikanische Psychoanalytiker *Eric Berne* von einer anderen Seite her beleuchtet. In seinem Buch *»Spiele der Erwachsenen«* (dt. 1970) hat er Analysen zur menschlichen Kommunikation vorgelegt. Gegenüber dem Informationsmodell von Kommunikation (*siehe* Abbildung 1) hat er die große Bedeutung der Gefühle und des Verhaltens für den Kommunikationsvorgang herausgearbeitet. Mit der von ihm entwickelten Methode der Transaktionsanalyse kann Kommunikationsverhalten zwischen Menschen gedeutet und verbessert werden. (Zu diesem Kapitel *siehe auch English* 1982:229–239 und besonders *Simon* 2004:32–48).

2.2.1 Zum Ansatz der Transaktionsanalyse

Die Transaktionsanalyse umfasst drei Elemente:
- Die Analyse der Persönlichkeitsstruktur.
- Die Analyse der Kommunikation und des Verhaltens zwischen Menschen.
- Die Analyse bestimmter Transaktionstypen, die sich ständig wiederholen und zu einem bestimmten Ergebnis führen.

Berne versteht unter »*Transaktion*« die Grundeinheit aller sozialen Verbindungen. Wenn zwei oder mehr Menschen einander begegnen, dann beginnt früher oder später einer von ihnen zu sprechen oder in irgendeiner Form von der Gegenwart der anderen Person Notiz zu nehmen. »*Diesen Vorgang nennt man ›Transaktions-Stimulus‹. Wenn dann eine von den anderen Personen etwas sagt oder tut, das sich in irgendeiner Form auf den vorausgegangenen Stimulus bezieht, so bezeichnet man diesen Vorgang als ›Transaktions-Reaktion‹.*« (*Berne* 1970:32)

Die Untersuchung des Transaktionsvorganges gibt die Möglichkeit zu erkennen, in welchem Verhaltenszustand man selbst oder eine andere Person sich befindet. *Berne* unterscheidet nun zwischen drei Ich-Zuständen, die jeder Mensch in sich vereinigt: das Eltern-Ich, das Erwachsenen-Ich und das Kindheits-Ich. Diese drei Verhaltenszustände entwickeln sich von frühester Kindheit an und je nach Situation drängt sich eines der drei Ichs in den Vordergrund. Die Transaktionsanalyse ermöglicht es nun zu erkennen, in welchem Verhaltenszustand man sich selbst oder der andere befindet, welche Ich-Zustände bei der Kommunikation im Spiel sind. Dabei geht es nicht um die Überwindung von Kindheits- und Eltern-Ich, sondern um das angemessene Zusammenspiel der Ich-Zustände, die in der Kommunikation sehr schnell wechseln können.

2.2.2 Analyse der Persönlichkeitsstruktur

In jeder Persönlichkeit sind strukturell das Eltern-Ich, das Kindheits-Ich und das Erwachsenen-Ich gegenwärtig. Es lassen sich im Einzelnen folgende Merkmale dieser drei Persönlichkeitszustände herausarbeiten:

(1) Eltern-Ich

Das Eltern-Ich steht für eine Sammlung von Aufzeichnungen, wie ein Mensch die äußeren Ereignisse zwischen Geburt und Schulbeginn in sich aufnimmt (**gelerntes Lebenskonzept**). Das Kind nimmt auf, was Vater und Mutter sagen und tun und speichert es in seinem Eltern-Ich. Dieses Eltern-Ich enthält die Ermahnungen und Regeln, die Gebote und Verbote, die ein Kind zu hören bekommt oder am elterlichen Modell ablesen kann. Dazu gehören auch die Aussagen »Das darfst Du nicht« und »Nein«. Kurzum: all das, was man Moral nennt, was mit dem Gewissen zusammenhängt, die Verhaltensweisen und Gewohnheiten, die von den Eltern übernommen wurden.

Das Eltern-Ich enthält einen fürsorglichen und einen kritischen Aspekt. Das **kritische Eltern-Ich** bewahrt auf der einen Seite Normen und Traditionen und übernimmt Verantwortung. Es ist von Nutzen, weil das Kind lernt, dass es sinnvoll ist, Dinge so zu tun, wie man sie tut, weil es vernünftig ist, und weil die Routine entlastend wirkt. Das **fürsorgliche Eltern-Ich** steht für die fürsorgliche Liebe, die sich Sorgen macht um Mitmenschen, das Pflegen- und Helfen-Wollen.

Die gemachten Erfahrungen werden ohne Korrektur als »Wahrheit« im Eltern-Ich gespeichert, da es einem Kind nicht möglich ist, solche Erfahrungen zu korrigieren oder zu modifizieren. Das Eltern-Ich gibt dem Kind aber auch die Möglichkeit, auf viele Situationen im Leben angemessen zu reagieren. Man spricht in diesem Zusammenhang mit Recht vom »*gelernten Lebenskonzept*«.

Für den beruflichen Alltag hat das Eltern-Ich Auswirkungen. Es verbietet uns vieles und veranlasst uns auch, anderen vieles zu verbieten. Je stärker das kritische Eltern-Ich ausgeformt ist, desto weniger ist ein Mensch bereit, Situationen zu überprüfen. Das kritische Eltern-Ich verbietet sehr viel, enthält feste Einstellungen und Vorurteile sowie Werturteile.

(2) Kindheits-Ich

Beim Kindheits-Ich geht es vor allem um die inneren Ereignisse. Man kann daher von einem **gefühlten Lebenskonzept** sprechen. Im Kindheits-Ich erfolgt die Assimilation der Gefühle, Erlebnisse und Anpassungen. Insofern stecken im Kindheits-Ich als Inhalte: Spontaneität, Kreativität, Neugier und Gefühle.

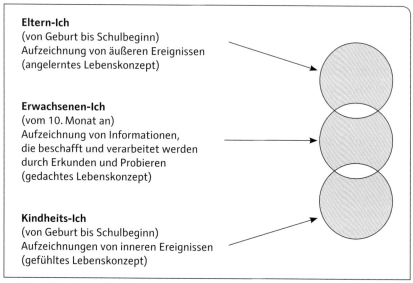

Eltern-Ich
(von Geburt bis Schulbeginn)
Aufzeichnung von äußeren Ereignissen
(angelerntes Lebenskonzept)

Erwachsenen-Ich
(vom 10. Monat an)
Aufzeichnung von Informationen,
die beschafft und verarbeitet werden
durch Erkunden und Probieren
(gedachtes Lebenskonzept)

Kindheits-Ich
(von Geburt bis Schulbeginn)
Aufzeichnungen von inneren Ereignissen
(gefühltes Lebenskonzept)

© 2004 GABAL Verlag GmbH, Offenbach/*Simon, Walter*: GABAL's großer Methodenkoffer, Grundlagen der Kommunikation, S. 38.

Abb. 3: Eric Bernes drei Ich-Zustände.

Das Kindheits-Ich kommt in zwei Formen vor. Das **freie oder natürliche Kindheits-Ich** entspricht den spielerisch-sorglosen Gefühlen des Kindes, seiner natürlichen Lebensform. Es steht für freudiges, kreatives und spontanes Handeln, führt aber bisweilen auch zu ungestümem und unkontrolliertem Verhalten. Es tut, was es will und empfindet das für sich in Ordnung.

Das **angepasste Kindheits-Ich** steht dafür, dass das Kind sich so verhält, wie es Vater bzw. Mutter von ihm erwarten. Damit wird das freie Kindheits-Ich eingeschränkt. Es enthält die Botschaft, dass das Verhalten nicht in Ordnung ist.

Diese Form findet man z. B. im Berufsalltag wieder, wenn Mitarbeiterinnen und Mitarbeiter sich nicht verstanden oder als »Versagerin« fühlen, manchmal auch unangemessen reagieren.

(3) Erwachsenen-Ich

Das Erwachsenen-Ich sammelt Informationen, analysiert die Situation und versucht Problemlösungen zu finden, die der Situation angemessen sind.

Es geht vor allem darum, die Einprogrammierungen des Eltern-Ichs auf ihre heutige Anwendbarkeit zu überprüfen und sie gegebenenfalls kritisch zu revidieren. Das Erwachsenen-Ich muss das Kindheits-Ich untersuchen und prüfen, ob dessen Gefühlszugang noch den Forderungen der Gegenwart entspricht. Das Erwachsenen-Ich ist als **gedachtes Lebenskonzept** vernunftorientiert und will zu klaren Entscheidungen kommen.

Das Erwachsenen-Ich unterscheidet sich zwar sowohl vom Eltern-Ich als auch vom Kindheits-Ich. Aber es geht nicht darum, Eltern-Ich und Kindheits-Ich zu verdammen oder hinter sich zu lassen, sondern kritisch prüfend damit umzugehen und ein starkes Erwachsenen-Ich zu entwickeln und auszubilden. Dazu gehört es, das eigene Kindheits-Ich und seine verwundbaren Stellen, seine Ängste und die Formen, in denen es seine Gefühle ausdrückt, zu erkennen. Dazu gehört auch, das eigene Eltern-Ich mit seinen Geboten, Verboten und deren Ausdrucksformen zu erkennen.

2.2.3   Formen von Transaktionen

Die Analyse der Transaktionsmuster macht deutlich, aus welchem Ich-Zustand heraus eine Person handelt. Dabei ist auch das nonverbale Verhalten einzubeziehen. Von *Berne* werden drei Arten von Transaktionen unterschieden: die komplementären, die Überkreuz- und die verdeckten Transaktionen (*siehe Berne* 1970:32–39 und *Simon* 2004:39 ff.).

Die **komplementären Transaktionen** (*siehe* Abb. 4, Nr. 1) laufen in dem Sinne parallel, dass die Reaktion der angesprochenen Person aus dem erwarteten Ich-Zustand kommt. Ich spreche den Gesprächspartner z. B. auf der Ebene des Erwachsenen-Ichs an. Dieser antwortet dann entsprechend der Erwartung. A: *»Wie viel Zeit brauchen Sie noch für die Vorbereitung der Fortbildung?«* B: *»Ich denke, in zwei Tagen bin ich fertig.«* Dabei gehen sowohl der Transaktions-Stimulus wie die Reaktion darauf vom Erwachsenen-Ich aus. Ein Gleiches gilt für Transaktionen auf der Ebene des Eltern-Ichs und des Kindheits-Ichs.

Eine komplementäre Transaktion kann aber auch dann vorliegen, wenn in der Diagonale zwischen verschiedenen Ichs erfolgreich kommuniziert wird.

A: Das kranke Kind bittet um ein Glas Wasser. B: Die pflegende Mutter bringt es ihm. Das Kindheits-Ich kommuniziert diagonal mit dem Eltern-Ich und die Reaktion erfolgt in der gleichen Diagonale.

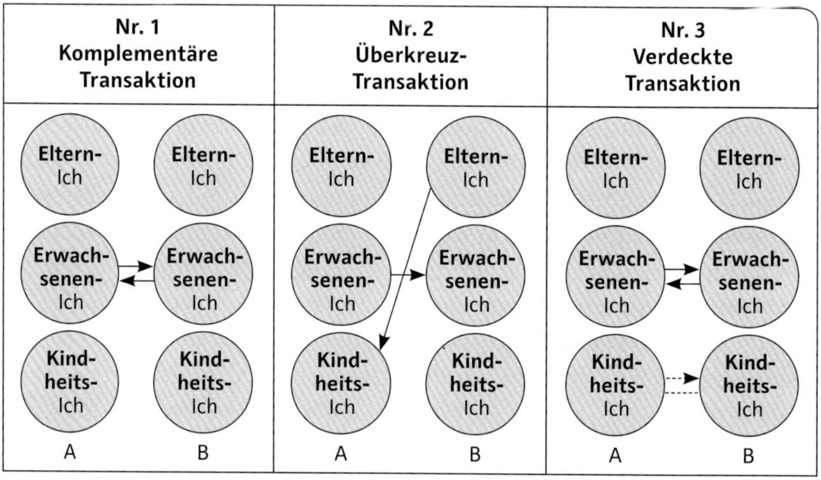

Nr. 1 Komplementäre Transaktion		Nr. 2 Überkreuz-Transaktion		Nr. 3 Verdeckte Transaktion	
Eltern-Ich	Eltern-Ich	Eltern-Ich	Eltern-Ich	Eltern-Ich	Eltern-Ich
Erwach-senen-Ich	Erwach-senen-Ich	Erwach-senen-Ich	Erwach-senen-Ich	Erwach-senen-Ich	Erwach-senen-Ich
Kind-heits-Ich	Kind-heits-Ich	Kind-heits-Ich	Kind-heits-Ich	Kind-heits-Ich	Kind-heits-Ich
A	B	A	B	A	B

© 2004 GABAL Verlag GmbH, Offenbach/*Simon, Walter*: GABAL's großer Methodenkoffer, Grundlagen der Kommunikation, S. 39–41.

Abb. 4: Formen von Transaktionen.

Bei einer **Überkreuz-Transaktion** (*siehe* Abb. 4, Nr. 2) ergänzen sich die Ich-Zustände nicht mehr. Ein anderer als der angesprochene Ich-Zustand wird aktiv. A: »*Sie sollten sorgfältiger mit dem Material umgehen*« (kritisches Eltern-Ich). B: »*Ja, das wird nicht wieder vorkommen*« (angepasstes Kindheits-Ich). Bei Überkreuz-Transaktionen kann es leicht zu Konflikten kommen.

Von einer **verdeckten Transaktion** (*siehe* Abb. 4, Nr. 3) spricht man dann, wenn bei einer Transaktion zwei Ich-Zustände beteiligt sind.
A: »*Können Sie mir die Dokumentation noch einmal erklären?*«
B: »*Ja, ich werde es noch einmal tun.*«
A hat um eine Erklärung gebeten. Die Antwort von B könnte dem Erwachsenen-Ich-Zustand zugeordnet werden, denn es wurde um eine einmalige Erklärung gebeten, die auch gewährt wurde. Zugleich steckt aber hinter der Antwort von B eine verdeckte Kritik, die aus dem kritischen Eltern-Ich heraus erfolgt. Indirekt wird damit gesagt: »*Nach so vielen Fortbildungen müsstest Du es eigentlich können.*«

Wenn die Kommunikation aus einer fortlaufenden Folge verdeckter Komplementärtransaktionen besteht, die äußerlich plausibel erscheinen, dabei aber von verborgenen Motiven beherrscht werden, liegt das sozialpsychologische **Phänomen des Spiels** vor. Die Transaktionsanalyse interessiert sich insbesondere für drei Grundtypen von Spielen:

- Verfolger-Spiele: Sie gehen von der Grundeinstellung aus: *»Du bist nicht o.k.«*
- Opfer-Spiele: Diese gehen von der Voraussetzung aus: *»Ich bin nicht o.k.«*
- Retter-Spiele: Ihnen liegt die Einstellung zugrunde: *»Du bist nicht o.k.«*

Solche Spiele verhindern eine aufrichtige und offene Beziehung zwischen den kommunizierenden Personen. Aus solchen Spielen kommt man nur in dem Maße wieder heraus, wie man selbst erkennt, dass man darin steckt. Gerade darin liegt auch ein wesentliches Ziel der Transaktionsanalyse, solche Spiele zu vermeiden und zu einem Leben jenseits der Spiele zu befähigen. Die große Bedeutung der Spielanalyse für die Transaktionsanalyse wird daran deutlich, dass *Berne* ihr ein ganzes Buch gewidmet hat (1970:57 ff., vgl. auch *Simon* 2004:42 ff.).

Zusammenfassung

Eric Berne hat mit seinem Modell der Transaktionsanalyse herausgearbeitet, dass und in welcher Weise in jeder Persönlichkeit strukturell ein Eltern-Ich, ein Kindheits-Ich und ein Erwachsenen-Ich gegenwärtig sind.

- Im Kindheits-Ich wohnen Intuition, Kreativität, spontane Antriebskraft und Freude.
- Das Eltern-Ich ermöglicht es durch seine kritische und fürsorgliche Ausprägung Verantwortung wahrzunehmen und fürsorglich zu handeln.
- Das Erwachsenen-Ich ist notwendig zum Überleben. Es übermittelt Informationen und wertet die Möglichkeiten im Blick auf eine erfolgreiche Lebensgestaltung aus. Es nimmt eine kritisch-regulierende Funktion im Blick auf das Eltern-Ich und Kindheits-Ich wahr.

Alle drei Persönlichkeitsaspekte sind notwendige Bestandteile des menschlichen Kommunikationsprozesses. Darum ist es für die Entwicklung eines starken Erwachsenen-Ichs gut, das eigene Kindheits-Ich mit seinen Gefühlen, seinen Ängsten und Freuden und das Eltern-Ich mit seinen Geboten, Verboten und Erlaubnissen zu erkennen.

2.3 Das Hamburger Kommunikationsmodell (*Schulz von Thun*)

Für die Analyse von Störungen und für die Frage, wie die Kommunikation verbessert werden kann, ist das Gesamtmodell von Kommunikation, das der Hamburger Psychologe und Kommunikationsforscher *Friedemann Schulz von Thun* vorgelegt hat, ausgesprochen hilfreich. Ein solches Modell ermöglicht es, die kommunikativen Prozesse im beruflichen Alltag (am Krankenbett, bei Leitungsaufgaben, beim Umgang mit Konflikten) wahrzunehmen und Aspekte und »Techniken« ausfindig zu machen, die für eine Weiterbildung der kommunikativen Kompetenz wichtig sind.

2.3.1 Das Quadrat der Nachrichten

Dem Hamburger Kommunikationsmodell liegt die Beobachtung zugrunde, dass jede Äußerung oder Nachricht vier Aspekte enthält, die stets gleichzeitig wirksam sind. *Schulz von Thun* spricht daher von einem »*Quadrat der Nachrichten*« (2000:31–41; 1981:25–48, 97–253), bei dem es um vier Aspekte geht (*siehe* Abbildung 5).

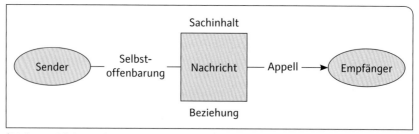

(*Friedemann Schulz von Thun*, Miteinander reden 1. Störungen und Klärungen. Allgemeine Psychologie der Kommunikation. © 1981 by Rowohlt Taschenbuch Verlag GmbH, Reinbek bei Hamburg, S. 30).

Abb. 5: Das Quadrat der Nachrichten.

(1) Sachinhalt

Jede Nachricht enthält eine sachliche Information. Dieser Aspekt steht in Gesprächen häufig im Vordergrund. Es kann sich dabei um eine Sachverhaltsdarstellung zu einem Thema oder um eine Meinungsäußerung handeln. Sachlichkeit und Verständlichkeit sind von daher Dimensionen, die mit darüber entscheiden, ob eine Nachricht ankommt oder nicht (*siehe* Kapitel 4.2.3).

(2) Beziehung

Immer geht aus einer Nachricht auch hervor, in welcher Beziehung die Gesprächspartnerinnen zueinander stehen. Die Signale zur Beziehung werden in der Regel implizit, »zwischen den Zeilen« gesendet. Der Tonfall und die Mimik spielen dabei eine große Rolle. Wenn eine persönliche Beziehung angespannt und belastet ist, ist eine Interaktion zwischen zwei Menschen in höherem Maße störanfälliger als beim Vorhandensein einer guten Beziehung.

Menschen sind eben in die Beziehungsebene »verstrickt« und müssen realisieren, dass neben der inhaltlichen Gesprächsführung (Sachebene) auch die zwischenmenschliche Dimension (Beziehungsebene) ungeheuer wichtig ist. Liegt auf der Beziehungsebene eine Störung vor, kann dies schlimmstenfalls bis hin zu einer Blockierung führen, die jedes sachliche Gespräch unmöglich macht.

(3) Selbstoffenbarung

Jede Nachricht enthält auch Informationen über die Person selbst. *Schulz von Thun* hat diesen Aspekt »*Selbstoffenbarung*« genannt. Dabei geht es sowohl um die eigene gewollte Selbstdarstellung als auch um die unbeabsichtigte Selbstenthüllung. Jede Senderin und jeder Sender geben mit einer Nachricht »Ich-Botschaften« und geben damit auch etwas von der eigenen Persönlichkeit preis.

(4) Appell

Jede Nachricht enthält weiterhin auch eine Absichtsseite. Sie will Wirkungen erzielen, einen neuen Zustand hervorbringen oder etwas verhindern, was einzutreten droht. Darum geht es bei der Appellseite einer Nachricht. Die sprechende Person möchte mit ihrer Nachricht und den Informationen, die sie weitergibt, etwas erreichen. Sie möchte Einfluss nehmen auf das Denken, Fühlen und Handeln der angesprochenen Personen. Diese Appelle können verbal oder nonverbal, direkt oder indirekt übermittelt werden.

Weiterhin kann man zwischen heimlichen und offenen Appellen (*Schulz von Thun* 1981:209–253) unterscheiden. Heimliche, d. h. **verdeckte Appelle,** kommen »auf leisen Sohlen« angeschlichen. Sie werden nicht direkt ausgesprochen, sind aber nichtsdestoweniger häufig intendiert. Man versucht eine Person, insbesondere dann, wenn man sie gut kennt, in verdeckter Form zu beeinflussen. Dies kann durch Anspielung auf ein schlechtes Gewissen, durch versuchtes Aktivieren des Verantwortungsbewusstseins oder anderer Charaktereigenschaften geschehen.

Schulz von Thun stellt heraus, dass der **offene Appell** ungleich aussichtsreicher ist als der verdeckte Appell. Das heißt, die Wünsche und Aufforderungen werden direkt geäußert. Diese Vorgehensweise ist Ausdruck einer klaren, ehrlichen Beziehung. Dies setzt allerdings voraus, dass die sendende Person sich selbst darüber im Klaren ist, was sie möchte. Eine nötige Grundhaltung ist dabei, dass man die andere Person offen und hinreichend informiert und dann selbst auch wissen möchte, was die andere Person ihrerseits wirklich meint. Diese hat dabei die Wahl, sich für ein Ja oder ein Nein zu entscheiden. Ein solch offener Umgangsstil garantiert zwar keine Harmonie, aber er begünstigt klare Lösungen und sorgt damit für eine »klare Luft«, in der sich besser leben und arbeiten lässt.

2.3.2 Der Vier-Ohren-Empfang

Dem Quadrat der Nachrichten entsprechen auf Seiten der Hörer die »**vier Ohren«,** mit denen die Nachrichten aufgenommen werden. Dabei entscheidet die »Gestimmtheit« der Ohren, wie und was bei den Hörenden wirklich »ankommt«. Diese vier Ohren sind:

- Das »**Sach-Ohr«.** Hiermit wird der sachliche Gehalt einer Nachricht aufgenommen: Wie ist das Gesagte zu verstehen?
- Das »**Beziehungs-Ohr«** nimmt wahr, was die Hörerin von der sprechenden Person hält, wie die Beziehung zwischen redender und hörender Person ist: Wie steht sie zu mir?
- Das »**Selbstoffenbarungs-Ohr«.** Mit diesem Ohr ist die Person bemüht herauszufinden: Was ist eigentlich mit der anderen Person los? Welche Gefühle und Motive, welches Selbstbild offenbaren ihre Äußerungen?
- Das »**Appell-Ohr«.** Damit wird die Aufforderung herausgehört, die die sprechende Person artikuliert: Was soll ich auf Grund ihrer Mitteilung fühlen, denken, tun? Was wird von mir erwartet?

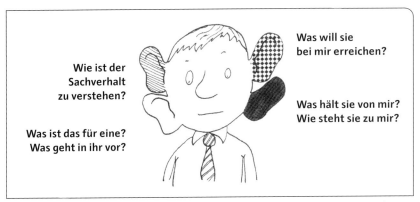

Wie ist der
Sachverhalt
zu verstehen?

Was ist das für eine?
Was geht in ihr vor?

Was will sie
bei mir erreichen?

Was hält sie von mir?
Wie steht sie zu mir?

(*Friedemann Schulz von Thun, Johannes Ruppel, Roswitha Stratmann*, Miteinander reden: Kommunikations-psychologie für Führungskräfte © 2000/2003 by Rowohlt Taschenbuch Verlag GmbH, Reinbeck bei Hamburg, S. 67.)

Abb. 6: *Schulz von Thun:* Vier-Ohren-Empfang

Bei vielen Personen sind nicht alle Ohren in gleicher Weise ausgebildet. Oft ist ein Ohr besonders gut ausgebildet. Zum Beispiel kann jemand besonders aufmerksam darauf hören, was andere Menschen von ihm halten (Beziehungsohr). Eine andere Person fühlt sich immer gleich zur Verantwortung gerufen (Appellohr). Eine dritte Person muss immer erst einmal richtig stellen und ergänzen, was gesagt wurde (Sachohr).

Das Vier-Ohren-Modell erklärt in nachvollziehbarer Weise, warum das, was gesagt wird, in unterschiedlicher Weise aufgenommen wird. Damit werden Missverständnisse ein Stück weit erklär- und nachvollziehbar.

Beispiele: So kann z. B. eine Nachricht, die ausschließlich als Information gedacht war, von der empfangenden Person als Aufforderung zum Handeln aufgefasst werden. Dies kann dazu führen, dass die hörende Person sich unter Erwartungsdruck gesetzt fühlt, selbst wenn die redende Person dies gar nicht intendiert hat. Dies kann dann das Gefühl hervorrufen: Ich werde unter Druck gesetzt.

Eine Angehörige einer kranken Person sagt zur Pflegekraft: »*Sie pflegen aber gut!*« Der Sachinhalt zielt auf die Qualität der Pflege, wobei das »gut« sicher noch weiter präzisiert werden kann. Auf der Beziehungsebene kann damit gemeint sein: »*Ich möchte auch gerne von Ihnen gepflegt werden.*« Auf der Selbstoffenbarungsebene zeigt sich Anerkennung und Freude über die Leistung der Pflegekraft. Als Appell kann rüberkommen: *»Machen Sie nur so weiter.«*

2.3.3 Stufen des »Empfangens«

Die vier genannten Aspekte (Sache, Beziehung, Selbstoffenbarung, Appell) können sowohl auf einzelne Sätze wie auf eine größere Zahl von Sätzen als auch auf eine einzelne Begegnung wie eine Folge von Begegnungen bezogen werden. Die Kommunikation ist deshalb so »störanfällig«, weil die Empfängerin der Nachricht frei ist auszuwählen, auf welche Seite der Nachricht sie reagieren will. Dies gilt eben auch für die zu pflegenden Personen. Auch sie haben die Wahl, nur auf eine Seite der Nachricht zu hören. Der äußere Vorgang des Hörens ist eines. Ein anderes ist, was bei der empfangenden Person im Inneren vor sich geht. Zur Klärung dieses Vorganges führt eine dreifache Unterscheidung weiter. *Schulz von Thun* (1981:72) unterscheidet bei der inneren Reaktion des Empfängers drei verschiedene Vorgänge: (1) etwas wahrnehmen, (2) etwas interpretieren und (3) etwas fühlen. Für die innere Klarheit des Empfängers ist diese Unterscheidung von großer Bedeutung. Sie ist zudem eine große Hilfe, um Rückmeldungen (Feedback, *siehe* Kapitel 4.6) zu formulieren.

Wahrnehmen heißt: etwas sehen (z. B. einen Blick oder eine winkende Hand) oder etwas hören (z. B. die Frage: *»Wie geht es Ihnen heute?«*).

Beim **Interpretieren** wird das Wahrgenommene mit einer Bedeutung versehen (z. B. ein Blick wird als »abfällig« oder als interessiertes Anteilnehmen gedeutet, die winkende Hand als freundliche Begrüßung interpretiert. Die Frage nach dem Wohlergehen wird als echte Anteilnahme oder als Routineäußerung gesehen). Eine Interpretation, die man vornimmt, kann richtig oder falsch sein.

Fühlen steht dafür, dass man auf das, was man wahrgenommen und gedeutet hat, mit einem eigenen Gefühl antwortet. Dieses Gefühl unterliegt nun aber nicht der Beurteilung, dass es richtig oder falsch sei, sondern es ist schlichtweg eine Tatsache.

Das Empfangen setzt sich also aus den drei Aspekten des Wahrnehmens, Interpretierens und Fühlens zusammen. Häufig werden aber Wahrnehmen und Interpretieren nicht scharf genug auseinander gehalten, sondern miteinander vermischt. Das geschieht deshalb, weil man, wenn man etwas wahrnimmt, sogleich damit beginnt, die gehörten Aussagen und die beobachteten Vorgänge zu interpretieren. Das ist durchaus in Ordnung. Die Unterscheidung von Wahrnehmen und Interpretieren ermöglicht es aber, in einem ersten Schritt zunächst einmal hinzuschauen und dann in einem zweiten Schritt die Frage nach der angemessenen Interpretation und der Wahrheit zu stellen. Im Gegensatz zum Interpretieren unterliegt das Fühlen nicht der Beurteilung »richtig« oder »falsch«, sondern es ist eine Gegebenheit.

Beispiel: Ich sehe, dass die Gesprächspartnerin die Augenbrauen hochzieht. – Ich interpretiere das als eine Unmutsäußerung. – Ich fühle, dass ich enttäuscht bin, weil meine Botschaft offenbar auf Widerstand stößt.

Die getroffenen Unterscheidungen im Empfangsvorgang machen deutlich erkennbar, wo meine eigene Verantwortung im Kommunikationsvorgang liegt; sie ermöglichen zugleich, ein genaueres Feedback zu geben (*siehe* Kapitel 4.6), das der Verbesserung der Kommunikation dient und künftig Missverständnisse vermeiden hilft.

Zusammenfassung

Das Modell von *Friedemann Schulz von Thun* bietet einen guten Gesamtrahmen zum Verständnis von Kommunikationsprozessen.
- Eine Nachricht hat stets die vier Aspekte des Sachinhalts, der Beziehung, der Selbstoffenbarung und des Appells.
- Dem entsprechen bei der empfangenden Person das
  - › Sach-Ohr (Wie ist das Gesagte zu verstehen?)
  - › Beziehungs-Ohr (Was hält er von mir?)
  - › Selbstoffenbarungs-Ohr (Wer ist sie eigentlich?)
  - › Appell-Ohr (Was soll ich auf Grund der Mitteilung tun, denken, fühlen?)
- Der innere Vorgang des Empfangens kann in die drei Stufen des Wahrnehmens, Interpretierens und Fühlens aufgeteilt werden. Es ist besonders wichtig, Wahrnehmen und Interpretieren auseinander zu halten.

2.4 Die stumme Sprache: Nonverbale Kommunikation

Kommunikation umfasst nicht nur die gesprochene Sprache, sondern schließt auch den Bereich des Nonverbalen und dabei insbesondere die Körpersprache ein. Nonverbale Kommunikation kann sich vor allem auf optischem Wege (sichtbare Sprache), akustische Weise (Sprechsprache) und mittels taktiler Modi (Berührungssprache) vollziehen. Ein Bewusstsein für Körpersprache ist wichtig, um die Kommunikation mit anderen verbessern zu können. Wenn Informationen gegeben werden und die Signale der Körpersprache der verbalen Botschaft entsprechen, ist der Kommunikationsvorgang eindrücklicher als ohne begleitende Körpersprache.

2.4.1 Dimensionen nonverbaler Kommunikation

Wenn wir die eigene Körpersprache beachten und »steuern« und die Körpersprache von Gesprächspartnerinnen beachten, können wir erfolgreicher kommunizieren. Die Körpersprache vollzieht sich auf verschiedenen Ebenen. In der Tabelle 1 wird (angeregt durch *Bönsch* 2002:179 ff.) in der linken Spalte eine Übersicht über die Art und Weise nonverbaler Kommunikation gegeben. In der rechten Spalte wird darauf hingewiesen, welche Funktionen durch die jeweilige Form nonverbaler Kommunikation wahrgenommen werden.

Die **Mimik,** d. h. das Mienenspiel des Gesichts, ist wohl der wichtigste Bereich. Durch die Mimik werden Empfindungen, Gefühle, Meinungen und Einschätzungen widergespiegelt. Das Blickverhalten mit Stirnrunzeln oder bestimmten Zügen in den Mundwinkeln ist hier wiederum von besonderer Bedeutung. Wenn ich mir auf die Lippe beiße, die Unter- oder Oberlippe vorziehe, den Mund offen oder verschlossen halte – dann sind damit bestimmte Signale der Ablehnung, Zustimmung, Skepsis, Einladung oder Abwehr gegeben.

In der Mimik gibt es über die Sprach- und Ländergrenzen sowie Kulturräume hinweg bei allen Unterschieden doch viele Gemeinsamkeiten. Bestimmte Affekte wie Freude, Trauer, Liebe, Hass, Zorn, Scham usw. sind häufig mit den gleichen mimischen Reaktionen gekoppelt.

Tabelle 1: Dimensionen nonverbaler Kommunikation.

Nonverbale Kommunikation	
Ausführungsart	Funktionen/Wirkungen
1. **optisch** (sichtbare Sprache) • Blickkontakt • Mimik • Gestik • Körperhaltung • räumliches Verhalten	• Sprache wird unterstrichen oder ersetzt (z. b. An die Stirn tippen, einen Vogel zeigen) • Kommunikation kann freundlicher gestaltet werden (z. b. kann ein Nein mit freundlichem Gesicht gesagt werden) • Als Problem taucht die Diskrepanz zwischen verbaler Sprache und Körpersprache auf (z. b. wenn man Ärger ausspricht mit lachendem Gesicht) usw.
2. **akustisch** (Sprechsprache) • Aussprache • Lautstärke • Tonhöhe • Tempo/Pausen/Sprechfluss • Dialekt/Hochdeutsche Sprache/Fachsprache • Klangfarbe/Stimme/Atmung	• Sprachbeiträge gliedern • Aussage herausheben oder mindern • Emotionen signalisieren • Temperament • Selbstbewusstsein • Problem: Widersprüchlichkeiten usw.
3. **taktil** (Berührungssprache) • Händedruck • Umarmen • Schulterklopfen • Streicheln	• Emotionen ausdrücken • Interpersonale Einstellungen signalisieren • Zuwendung verdeutlichen usw.
4. **Sonstiges** (Geruch/Modesprache) • negativ: Schweiß-, Mund-, Körpergeruch • positiv: Parfüm • Mode-Modus (Wahl der Kleidung, Haartracht, Accessoires)	• wenig beachtet, aber wirksam • Aufmerksamkeit erregen • wird bewusst eingesetzt: Aufmerksamkeit • z. B. Trauer, Protest ausdrücken

Die **Gestik** bezeichnet jene Ausdrucksformen, die mit den Armen, Händen, Hals, Kopf und Schultern vollzogen werden. Man kann mit den Händen oder mit einem Stift spielen, sich in den Haaren herumfahren, die Arme ausstrecken, verschränken oder aufstützen. Wir können den Kopf einziehen, ihn senken, schütteln, mit ihm nicken. All dies sind Signale, die deutliche Wirkungen haben.

Die **Körperhaltung** kann auch unterschiedlich sein: ängstlich abwehrend oder selbstbewusst herrschend. Die ständig in Hast befindliche, motorisch unruhige, aufdringliche, ängstliche Person – all dies spiegelt sich im Körperverhalten wider.

Auch das **Blickverhalten** ist ein intensiv genutztes Mittel der Kommunikation. Je mehr Blickkontakt besteht, umso mehr Akzeptanz wird signalisiert. Positiv wird taxiert, wer häufig angesehen wird. Zorn, Ärger, Widerspruch werden durch die Vermeidung von Blickkontakten erkennbar. Jemandem in die Augen sehen oder jemandem nicht in die Augen sehen können – das sagt sehr viel aus.

Der **akustische Modus** (auch »*auditiver Modus*« genannt) bezieht sich auf die Art und Weise, in der ich spreche: Lautstärke, Sprechgeschwindigkeit, Sprechpausen, Deutlichkeit der Aussprache, Tonhöhe usw. Auch dadurch wird der zuhörenden Person signalisiert, wie dieser Inhalt zu verstehen ist, welche Beziehungsangebote und Gefühle damit verbunden sind. Der akustische Modus ist besonders beim Telefonieren von Bedeutung. Da man das Gegenüber nicht sieht und von daher die Mimik nicht erkennbar ist, sind Deutlichkeit der Aussprache, Tonhöhe, Sprechpausen usw. von besonderem Gewicht. Hinzuweisen ist in diesem Zusammenhang auch auf kommunikationshinderliche Phänomene wie Hüsteln, schweres Atmen, ständiges Lachen, Zwischenvokalisationen (äh, hm, oh, ah usw.)

Der **taktile Modus** bezieht sich darauf, ob und in welcher Weise Formen der körperlichen Berührung eine Rolle spielen. In unserem Kulturkreis verwenden wir den Händedruck. Wir kennen das Auf-die-Schulter-klopfen, jemandem den Arm um die Schulter legen, den Begrüßungskuss, jemanden zum Abschied in den Arm nehmen. In der Pflege spielt der taktile Modus eine wesentliche Rolle.

Weiterhin ist auf den Geruchssinn hinzuweisen; man spricht auch vom **olfaktorischen Modus.** Hier geht es um die diversen »Gerüche«, die Distanz oder Interesse signalisieren können.

Schließlich ist noch der **modische Bereich** mit Kleidung, Haartracht und den Accessoires, mit denen man sich ausstattet, zu nennen. Auch dadurch kann man Aufmerksamkeit erreichen oder den Eindruck bewirken, dass einem das alles nicht wichtig ist.

2.4.2 Die Körpersprache anderer beachten

Dort, wo die Körpersprache stimmig ist, hilft sie, die Kommunikation zu unterstützen. Die Körpersprache kann aber auch auf Diskrepanzen und Probleme hinweisen. Wo eine Person zum Beispiel sagt: »*Das verbitte ich mir!*« und dazu lächelt, untergräbt sie ihre eigene Aussage, macht sie im ungünstigsten Falle wirkungslos. Daher ist es hilfreich, auf die Körpersprache anderer Menschen zu achten. Es gibt negative Signale (wenig Blickkontakt, in die Luft schauen, angespannte Körperhaltung, trommelnde Finger usw.), die eine Art Frühwarnsystem für Kommunikationsprobleme darstellen. Und es gibt positive Signale (offene Körperhaltung, Blickkontakt, entspannte Haltung, mit dem Kopf zustimmend nicken usw.)

Tabelle 2: Körpersignale.

Körpersignale	Mögliche Bedeutung
Arme vor der Brust gekreuzt	Wunsch nach Distanz, abwarten, nicht aufnahmebereit, verschlossene Person
Arme – offene Haltung	Offenheit, Aufnahmebereitschaft, Sicherheit, Selbstbewusstsein
Hände offen	entspannt, kommunikationsbereit
Hände geballt	Entschlossenheit, Wut und Zorn
Hand fest um einen Gegenstand gelegt	Angespanntheit, Verkrampfung
Hände in die Hüfte gestemmt	Arroganz, Selbstsicherheit
Fingertrommeln/häufige Beinbewegung	Gereiztheit, Nervosität, Unruhe
Erhobener Zeigefinger	Belehrung, Drohung
Wenig Blickkontakt	Desinteresse, Verlegenheit
Direkter Blickkontakt	Interesse, Sicherheit, Selbstbewusstsein
Ausweichender Blick	Unsicherheit, Verlegenheit
Beinhaltung in Richtung Gesprächspartner (auch übereinander geschlagen)	Interesse, Aufmerksamkeit, Zuwendung
Beinhaltung weg von Gesprächspartnerin (auch übereinander geschlagen)	Abwendung, Desinteresse
Oberkörper – leicht vorgebeugt	Interesse, Zuwendung, Anteilnahme
Oberkörper – leicht zurückgelehnt	abwarten, kritische Prüfung
Oberkörper – weit zurückgelehnt	Distanz, Ablehnung, Desinteresse
Aufrechte Körperhaltung	Sicherheit, Selbstbewusstsein

Diese Liste (angeregt durch *Pink* 2001:128) enthält Körpersignale, die mehr oder minder aus sich heraus verständlich sind. Die Aufstellung will nicht vollständig sein, sondern möchte helfen, den eigenen Blick zu schärfen.

2.4.3 Räumliches Verhalten

Das räumliche Verhalten bezieht sich einmal auf die Nutzung des Raumes und seiner Einrichtungen. Ein großer Schreibtisch schafft Distanz. Ein kleinerer Stuhl für den Kunden macht deutlich, wer »Herr bzw. Frau im Hause« ist. Ein runder Tisch, eine kreisförmige Tischanordnung sind Ausdruck des Wunsches nach Kommunikationsnähe.

Dazu kommt zum andern das individuelle Verhalten hinsichtlich der Nähe: Wie nahe gehe ich an jemand heran? Wie weit wahre ich die räumliche Distanz? Menschen schaffen zwischen sich einen flexiblen Raum, den sie sowohl durch Bewegung, durch Annäherung als auch durch Rückzug fortwährend verändern. Dieser Raum lässt sich hinsichtlich seiner symbolischen Bedeutung in vier Zonen unterteilen, die mit unterschiedlich gro ßen Distanzen zwischen den handelnden Menschen korrespondieren (*siehe Mühlen Achs* 2003:206 ff.).

Der kleinste Raum als Zone der **intimen Distanz** erstreckt sich in unserer westlichen Kultur bis etwa 45 cm. Daran schließt sich die Zone der **persönlichen Distanz** an, die dem eigenen Schutz und der Abgrenzung gegenüber anderen dient. Diese Zone reicht von 45 cm bis etwa 120 cm. Die **soziale Distanz**, die nächste Zone, erstreckt sich von 120 cm bis etwa 160 cm. Alle weiteren Entfernungen haben einen öffentlichen Charakter. Als **öffentliche Distanz** bezeichnet man einen Abstand von ungefähr 4 Metern. Hier läuft fast nur körpersprachliche Kommunikation ab. Die körperliche Distanz hat einen großen Einfluss auf die Kommunikation, weil sie die Möglichkeiten gegenseitigen Wahrnehmens festlegt. Nur innerhalb der intimen Distanz (bis 45 cm) stehen alle Modi der Körpersprache den Beteiligten uneingeschränkt zur Verfügung: die Modalitäten des Riechens, Spürens und Schmeckens und mit ihnen die emotionalen Inhalte und ihre Bedeutung für die Kommunikation. Mit wachsender Entfernung verringert sich der Ausdrucks- und Handlungsspielraum der Interagierenden. In intimer

Nähe sind Interaktionen möglich, in denen die Körpersprache voll zum Einsatz gebracht werden kann. Das heißt, dass aus geringer Distanz insbesondere Gefühle wesentlich eindrücklicher und differenzierter kommuniziert werden können – z. b. kann Mitgefühl nicht nur durch einen Blick oder Händedruck, sondern auch durch eine sanfte Berührung oder eine feste Umarmung zum Ausdruck gebracht werden. Hier wird deutlich, dass die Pflege dadurch, dass sie diesen intimen Bereich einschließt, auch eine besondere Kommunikationsstruktur mit umfasst.

Der intime, persönliche und soziale Raum ist insgesamt in seiner je spezifischen Struktur zu achten. Grenzüberschreitungen innerhalb der Zonen führen erfahrungsgemäß leicht zu Verstimmungen. Man fühlt sich unbehaglich, wenn jemand ohne Aufforderung in den intimen und persönlichen Bereich eindringt.

So wird auch an der Frage des Umgangs mit dem Raum noch einmal deutlich, in welch hohem Maße die Körpersprache Teil unserer Persönlichkeit ist und welch wichtige Rolle sie bei der Kommunikation spielt. Darum ist es notwendig, sich der Bedeutung der Körpersprache bewusst zu werden und auch an der eigenen Körpersprache zu arbeiten.

Zusammenfassung

Die nonverbale Kommunikation kann bei der Kommunikation unterstützend wirksam sein. Das ist insbesondere dann der Fall,

- wenn man die eigene Körpersprache bewusst mit einbezieht und auf die positiven und negativen Körpersignale der Anderen achtet;
- wo das gesprochene Wort und die Gestik, Mimik, Tonfall und Körperhaltung »stimmig« sind. Oft wird eine Information erst durch die begleitende Körpersprache eindeutig;
- wenn man im richtigen Winkel zum Gesprächspartner steht oder sitzt und dabei eine leicht nach vorne gebeugte Haltung einnimmt, um das eigene Interesse zu bekunden;
- wo man angemessenen Blickkontakt beim Zuhören und Sprechen hält;
- wenn man in seinem räumlichen Verhalten aufmerksam auf die Territorien anderer achtet;
- indem man sich bei schwerer Krankheit die Möglichkeiten des taktilen Kommunikationsmodus zunutze macht.

3 GESCHLECHTERGERECHTE KOMMUNIKATION

Kommunikation ist nicht geschlechtsneutral. Empirische Untersuchungen liefern dafür deutliche Belege. Geschlechtsspezifisches Verhalten und geschlechtsspezifische Kommunikation beruhen nicht auf biologischen Vorprogrammierungen. Eine »typisch weibliche« und »typisch männliche« Art und Weise der Kommunikation »an sich« gibt es nicht. Diese bildet sich vielmehr in der Sozialisation und Interaktion mit anderen Menschen heraus. Weil geschlechtsspezifische Kommunikationsstile Teil der Berufswirklichkeit sind, wird diese Fragestellung hier aufgenommen. Dabei ist es das Ziel, für diese Frage im Blick auf die Kommunikationsprozesse zu sensibilisieren.

3.1 Das neue Stichwort: Gender Mainstreaming

Die Kommunikationsfrage ist Bestandteil der umfassenderen Frage, wie in einer demokratischen Gesellschaft, die sich der Chancengleichheit verpflichtet weiß, Frauen und Männer sinnvoll miteinander kommunizieren und leben können.

Wenn von Gender Mainstreaming gesprochen wird, geht es darum, das Leben in allen seinen Facetten aus der Sicht von Frauen und Männern wahrzunehmen und die Sichtweisen von Frauen und Männern bei allen gesellschaftlichen Entscheidungen zur Geltung zu bringen und so für Chancengleichheit zu sorgen. Gender Mainstreaming geht es um die Verwirklichung von Geschlechtergerechtigkeit für Frauen und Männer.

3.1.1 Begriff und Perspektiven

In der deutschen Sprache verfügen wir nur über den einen Begriff »*Geschlecht*«. Die englische Sprache hat dagegen für diesen Bereich zwei Begriffe: »*sex*« und »*gender*«. »*Sex*« stellt die Bezeichnung für »*biologisches Geschlecht*« dar, während »*gender*« das »*soziale Geschlecht*« meint. **Gender** verweist auf die Normierungen, Rollen- und Aufgabenzuschreibungen, die Frauen und Männern in unserer Gesellschaft zugeschrieben werden. Diese sind nicht angeboren, sondern erlernt (sozialisiert) und damit auch veränderbar.

Mainstream ist der englische Ausdruck für »*Hauptstrom*«. Damit soll zum Ausdruck gebracht werden, dass die Gender-Perspektive zu einem zentralen Bestandteil bei allen gesellschaftspolitischen Planungen und Prozessen werden soll. Auf allen Ebenen und bei allen Entscheidungen sollen die Ausgangsbedingungen und Auswirkungen auf die beiden Geschlechter von Anfang an berücksichtigt werden. Ziel ist die tatsächliche Gleichstellung und Gleichwertigkeit von Frauen und Männern im gesellschaftlichen Leben.

Gender Mainstreaming wird folgendermaßen **definiert**: »*Gender Mainstreaming besteht in der Re-Organisation, Verbesserung, Entwicklung und Evaluation von Entscheidungsprozessen in allen Politikbereichen und Arbeitsbereichen einer Organisation. Das Ziel von Gender Mainstreaming ist es, in alle Entscheidungsprozesse die Perspektive des Geschlechterverhältnisses einzubeziehen und alle Entscheidungsprozesse für die Gleichstellung der Geschlechter nutzbar zu machen*« (Stiegler 2000:8).

Die Ursprünge dieses Konzeptes liegen in der internationalen Frauenbewegung. Auf der Vierten Weltfrauenkonferenz in Bejing/Peking 1995 erhielt die neue Strategie mit Gender Mainstreaming ihren Namen und wurde in den damaligen Dokumenten verankert. Das Konzept wurde von der Kommission der Europäischen Union im Jahre 1997 aufgegriffen und 1999 Bestandteil des Amsterdamer Vertrages. Die Mitgliedsländer der Europäischen Union verpflichten sich in diesem Vertrag, die Chancengleichheit der Geschlechter gesetzlich umzusetzen.

Laut Kabinettsbeschluss der deutschen Bundesregierung vom 23. Juni 1999 gilt die Chancengleichheit der Geschlechter als »*durchgängiges Leitprinzip*« der Politik. Inhaltlich geht es um die als veränderbar betrachteten Verhältnisse zwischen den Geschlechtern. Gesellschaftliche Unterschiede können nicht mehr durch die biologischen Geschlechterunterschiede gerechtfertigt werden. Soziale und kulturelle Geschlechterrollen von Frauen und Männern sind Ergebnis einer historischen Entwicklung. Sie sind daher grundsätzlich veränderbar und politisch gestaltbar.

Barbara Stiegler (2000:8) hat die Veränderung von einer Frauenförderungs- und Gleichstellungspolitik hin zum neuen Konzept des Gender Mainstreaming in einem Bild verdeutlicht. Sie vergleicht die Entscheidungsprozesse in politisch handelnden Organisationen mit dem Flechten eines Zopfes.

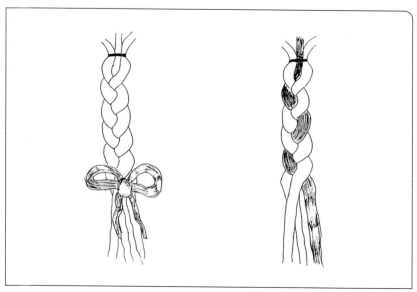

Abb. 7: Gender Mainstreaming (*Stiegler* 2000:8).

Früher wurden die Zöpfe mit den Strängen Sachgerechtigkeit, Machbarkeit und Kosten geflochten. In einigen Fällen wurde zum Schluss dann die Frage gestellt, in welcher Weise Frauen von den Entscheidungen betroffen sein könnten. Der fertige Zopf wurde am Schluss mit einer kleinen lila Schleife versehen (linke Seite der Abbildung 7). Beim Gender Mainstreaming wird die Frage der Geschlechterverhältnisse, d.h. die Verschiedenartigkeit und Ähnlichkeit von Männern und Frauen, von Anfang an zu einem wesentlichen Strang des Zopfes (rechte Seite der Abbildung 7). Der Genderansatz hat erhebliche Konsequenzen für den gesellschaftlichen und beruflichen Bereich, weil überall die doppelte Frage zu stellen ist: Was bedeutet das für Männer? Was bedeutet das für Frauen?

3.1.2 Gender – Gesundheit – Pflege

In unserem Zusammenhang ist die Frage zu stellen: Was bedeutet der Gender-Ansatz für den Bereich Gesundheit und Pflege? Die Beachtung der weiblichen und männlichen Sichtweisen, Erfahrungen und Gefühle bei den zu pflegenden Personen hat erhebliche Konsequenzen für die Angebote und Aktivitäten von Pflegeeinrichtungen, für die Pflegewissenschaft und die Organisation des Gesundheitswesens. Gender Mainstreaming ist ebenso relevant für die Kundenorientierung und das Qualitätsmanagement, damit die Angebote für die jeweiligen Zielgruppen passgenau gestaltet werden können:

- Männer und Frauen unterscheiden sich in ihrem Erleben und Empfinden von Gesundheit und Krankheit und in ihrem Verhalten gegenüber Gesundheit und Krankheit. Sie zeigen ein unterschiedliches Körper- und Krankheitsbewusstsein (*siehe dazu BMFSFJ* 2002:12f.).
- Frauen und Männer haben unterschiedliche gesundheitliche Probleme. Sie haben deshalb auch unterschiedliche Anforderungen an das Gesundheitssystem. Frauen gehen z. B. eher zum Arzt und nehmen ihre Gesundheit ernster als Männer.
- Schon bei Mädchen und Jungen fallen Unterschiede im Gesundheitsverhalten auf: Jungen äußern sich kaum über Krankheitssymptome und verdrängen diesbezügliche Ängste. Damit kommen auch unterschiedliche Kommunikationsverhaltensweisen in den Blick.

Andererseits zeigt sich bei genauerem Hinsehen, dass bestimmte geschlechtsspezifische Zuschreibungen überholt sind. So gilt der Herzinfarkt immer noch als typische Männererkrankung. In Wahrheit erleidet laut Angaben des Bundesgesundheitsministeriums jedes Jahr fast eine annähernd große Zahl von Frauen einen Herzinfarkt.

Es gilt, in der professionellen ambulanten und stationären Pflege die unterschiedlichen Bedürfnisse von Männern und Frauen, ihre Verschiedenartigkeit und Gleichheit, wahrzunehmen und zu berücksichtigen. Die Genderperspektive sollte in der professionellen Pflege ebenso eine Selbstverständlichkeit sein wie die Planung des Pflegeprozesses.

Das Pflegewesen ist nach wie vor ein weiblicher Gesundheits- und Sozial-
bereich. *»Sowohl die beruflich als auch die informell Pflegenden sind in der
Regel Frauen. Dieser Gesundheits- und Sozialsektor muss ausgebaut, profes-
sionalisiert und ergänzend aufgewertet werden, damit der geschlechtsspezifischen Besetzung dieser Tätigkeiten entgegengesteuert und die Unterstützung
für die ebenfalls in der Mehrheit weiblichen Pflegebedürftigen optimiert wird«*
(Achenbach 2004:417).

Frauengesundheit wurde bis vor zwei Jahrzehnten in der Gesundheitsfor-
schung vernachlässigt. Man verlegte sich auf die Männer als die Ernäh-
rer und Produzenten der Gesellschaft. *»Medizinische und gesundheitliche
Erkenntnisse wurden von den Männern erforscht und auf Frauen umgesetzt«*
(ebd.:419). Trotz der Erkenntnis, dass im Fühlen, Denken und Handeln
sowie der Erfahrung von Gesundheit und Heilung Frauen sich von Männern unterscheiden, hat es lange gedauert, bis die genderspezifischen Merkmale in Politik und Forschung wahrgenommen worden sind.

Zusammenfassung

- Die Zugehörigkeit zu einem Geschlecht ist nach wie vor eine der prä-
  gendsten und bedeutsamsten gesellschaftlichen Unterscheidungen.
- Gender Mainstreaming ist eine Strategie, welche die Anliegen, Erfah-
  rungen und Sichtweisen von Frauen und Männern von Anfang an in
  die gesellschaftlichen Entscheidungsprozesse (Geschlechterpolitik) als
  ein Leitprinzip einbezieht.
- Entsprechend dem Prinzip des Gender Mainstreaming ist bei allen Entscheidungen und Maßnahmen zu fragen:
  - › Wie wirkt sich das Vorhaben auf Frauen und Männer aus?
  - › Ist die Maßnahme dem Ziel der Chancengleichheit der Geschlechter
    förderlich?
- In der Pflege sind das unterschiedliche Verhalten und Empfinden von
  Frauen und Männern hinsichtlich von Gesundheit und Krankheit und
  die jeweiligen Kommunikationsmöglichkeiten wahrzunehmen und
  beim Pflegeprozess zu berücksichtigen.

3.2   Frauensprache – Männersprache

Empirische Forschungen belegen, dass Unterschiede im kommunikativen Verhalten von Frauen und Männern in unserer Gesellschaft eine Realität sind. *Renate Rogall* (2003:22–25; vgl. auch *Pink* 2001:40) stellt sechs Bereiche heraus, bei denen für Frauensprache ein eigenes Profil zu bemerken ist:

(1) Beziehungssprache versus Berichtssprache

Nach *Deborah Tannen* verwenden Männer eher eine »Berichtssprache«, d. h., sie sprechen öffentlich orientiert, während Frauen eher eine »Beziehungssprache« verwenden, die stärker privat ausgerichtet ist. Hintergrund dieser unterschiedlichen Sprache ist eine unterschiedliche Weltsicht, die Ergebnis der jeweiligen geschlechtsspezifischen Sozialisation ist. Die unterschiedlichen Sprachen und die spezifische Sprechweise haben einen erheblichen Einfluss auf die Kommunikation.

(2) Kooperativer, unterstützender Gesprächsstil

Frauen schaffen durch ihre Beiträge zwischenmenschliche Beziehungen. Sie gehen in Gesprächen auf andere Personen ein, stimmen öfter zu und beziehen sich auf vorherige Ausführungen, machen indirekte Komplimente. Sie »streicheln« verbal durch unterstützendes Gesprächsverhalten und Beipflichtungen durch »ah«, »so«, »aha«, »hmh«, »ja, ja«. Frauen sorgen dafür, dass andere zum Sprechen kommen und tragen dazu bei, dass ein Thema im Gespräch gemeinsam entwickelt wird. Frauen leisten die Gesprächsarbeit *(Trömel-Plötz)*. Männer achten dagegen weniger auf Kooperation und Gemeinschaft, sondern sind bemüht, die eigene Position zu etablieren.

(3) Tendenz zu vorsichtiger Ausdrucksweise

Frauen tendieren dazu, in ihren Aussagen häufig einschränkende Aussagen zu verwenden (*»eigentlich«*, *»vielleicht«*, *»ungefähr«*, *»ich glaube ...«*, *»ich denke ...«*, *»ich meine ...«*, *»könnte es nicht sein, dass ...«*, *»ich überlege, ob ...«* usw.). Solche Wendungen können leicht den Eindruck von Unsicherheit oder Unbestimmtheit hervorrufen. Jedenfalls verwenden Frauen eine indirektere Sprache.

(4) Beachtung im Gespräch

In der Interaktion sind Rederechte und -möglichkeiten zwischen Frauen und Männern ungleich verteilt. Frauen führen mehr Themen ein als Männer, bringen aber weniger Gesprächsthemen zu Ende. Sie unterbrechen Männer fast nie, während Männer Frauen deutlich ins Wort fallen. Sie haben bei Entscheidungen in der Gruppe mit einer vorgebrachten Meinung erkennbar weniger Einfluss als Männer.

(5) Frauen setzen andere Schwerpunkte

Sie sind im Gespräch beziehungsorientierter, während Männer sachorientierter sind. Frauen schaffen durch ihren Kommunikationsstil Beziehungen. Sie sind nicht so sehr am Austausch von Wissen interessiert, sondern legen mehr Wert auf die Anwendung. Sie nehmen ihr Gegenüber sensibel wahr und können gut zuhören. Sie berücksichtigen die Auswirkungen des Gesagten auf die anderen Personen. Sie sind aktive Zuhörerinnen, die sich um ein echtes Verstehen einer Sache und ihrer Hintergründe sowie der Motive der Menschen bemühen.

(6) Problemlösungsstrategien

Bei der Lösung von Problemen ist es für Frauen wichtig, dass ein Thema ausführlich dargestellt wird, während Männer eher Wert darauf legen, den eigenen Standpunkt einzubringen. Für Frauen steht der Lösungsprozess im Mittelpunkt, sie möchten ein Problem in seiner ganzen Komplexität bearbeiten, während Männer rasch den Kernpunkt finden und möglichst schnell zu einer Lösung kommen wollen.

Ziel der Nachfrage nach möglichem geschlechtsspezifischem Kommunikationsverhalten kann nicht sein, dass Frauen nun lernen sollen, wie Männer zu kommunizieren und umgekehrt. Vielmehr geht es um die Frage, wie Frauen und Männer so miteinander kommunizieren können, dass eine für beide Seiten befriedigende Kommunikationsweise herauskommt.

Zusammenfassung

Die Untersuchungen stellen insbesondere folgende Unterschiede im Kommunikationsverhalten von Frauen und Männern heraus:

- Frauen verwenden in Gesprächen einschränkende Formulierungen (vielleicht, irgendwie, eventuell) häufiger als Männer.
- Auf atmosphärische Störungen in Gesprächen reagieren Frauen intensiver.
- Frauen unterbrechen ihre Gesprächspartner seltener als Männer, sie agieren insgesamt höflicher und zurückhaltender.
- Frauen sind insgesamt kommunikativer, verfügen über eine größere soziale Gesprächskompetenz und sind weniger auf Durchsetzung ausgerichtet.

3.3 Frauen und Körpersprache

Die Körpersprache ist ein wichtiger Bestandteil der Kommunikation (*siehe* Kapitel 2.4). Gibt es in dieser Frage so etwas wie einen spezifisch weiblichen Kommunikationsstil?

Empirische Untersuchungen belegen, dass Frauen in der überwiegenden Zahl der Fälle im **Verstehen der nonverbalen Kommunikation** deutlich besser sind als Männer. Das gilt bereits für Mädchen. Auch sie sind in dieser Fähigkeit den Jungen deutlich überlegen.

Auch in anderer Hinsicht sind deutliche Unterschiede auszumachen (zum Folgenden *siehe Rogall* 2003:26–28). Unterschiedliche **Körperhaltungen** und die **Art des Betretens von Räumen** signalisieren eine unterschiedliche Raumergreifung. Von Kindheit an lernen Mädchen und Jungen schon in unterschiedlicher Weise, Räume für sich in Anspruch zu nehmen. Während die Mädchen mit wenig Raum auskommen, werden Jungen angeregt, auch Räume außerhalb der Wohnung in Anspruch zu nehmen. In der Öffentlichkeit beanspruchen sie mehr Platz als Mädchen.

Männer haben eine aufrechte, gelassen wirkende Körperhaltung und stehen breitbeinig und fest verankert auf dem Boden. Die Körperhaltung von

Frauen ist dagegen eher schmal, eng und in sich geschlossen. Frauen sitzen meist mit zusammengehaltenen Beinen, die Arme liegen eng am Körper, die Hände werden oft im Schoß platziert und die Fußspitzen zeigen nach innen. Sie beanspruchen beim Sitzen wenig Platz, nehmen oft nur einen Teil der Sitzfläche ein oder sitzen auf der Stuhlkante. Eine solche Art des Sitzens wirkt verlegen und unsicher.

Demgegenüber nehmen die Männer einen breiten Raum ein. Ihre häufigste Bein- und Fußhaltung im Sitzen sind Stellungen mit weit gespreizten Schenkeln und nach außen gerichteten Fußspitzen. Auch ihre Arme beanspruchen Platz: weit weg vom Körper. Sie stützen sich dabei oft auf und halten die Ellbogen nach außen (*Pink* 2001:134). Männer nehmen ihre Sitzflächen mit großer Selbstverständlichkeit ein. Im Flugzeug beanspruchen sie in die Regel die Armlehnen der Sitze. In der Gruppe sind sie in ihrer Körpersprache noch raumgreifender als sonst.

Das Sitz- und Stehverhalten ist insofern relevant, weil dadurch beim Betrachter bestimmte Assoziationen wie Unterwürfigkeit oder Hilflosigkeit hervorgerufen werden können. Durch die Art des Auftretens signalisieren Menschen, wie sie sich selbst sehen.

Birgit Schaufler (2000:90f.) weist im Blick auf die **körperliche Präsenz** darauf hin, dass wirklich selbstsichere Menschen eine natürliche Präsenz ausstrahlen, ohne viel Aufhebens um ihre Person zu machen. Bei Frauen sei der Zusammenhang zwischen Selbstsicherheit (Sicherheit nach innen) und selbstsicherem Auftreten (Sicherheit nach außen) nicht immer eindeutig gegeben. Zu lange hätten sie entmutigende Botschaften verinnerlicht. Selbst wenn sie wüssten, dass sie eine Aufgabe sehr gut erledigt haben oder sich in der Diskussion sicher sind, im Recht zu sein, käme es vor, dass ihre Sprache und ihr Körper Unsicherheit ausdrücken. Häufige Signale von Unsicherheit seien Verlegenheitsgesten (Kauen auf den Lippen, Herzumzupfen an den Fingern, Nesteln an der Kleidung), unsicheres Lächeln, missverständliches Kopfnicken, raumsparende Körperhaltung.

Sich selbst ins rechte Licht zu rücken, erfordere von Frauen viel Mut, da selbstbewusstes Auftreten im Widerspruch zu den Frauenbildern unserer Gesellschaft stehe. *»Frauen sollen eher bescheiden sein als stolz, zurückhal-*

tend statt laut, hilfebedürftig statt stark ... Der Zwiespalt zwischen ihrem Wissen um die eigene fachliche Qualifikation und Leistungsfähigkeit und dem Gebot der Zurückhaltung drückt sich auf der körpersprachlichen Ebene aus« (ebd.). Die Kenntnis der gesellschaftlichen und kulturellen Hintergründe könne Frauen motivieren, an ihren körpersprachlichen Unsicherheitssignalen zu arbeiten, damit sie vermieden werden und so innere Haltung und Ausstrahlung in Übereinstimmung gebracht werden. Glaubwürdigkeit und Überzeugungskraft entstünden durch positiven Blickkontakt, sinnstützende Gestik und ausdrucksvolle Mimik.

Diese notwendigen Elemente zählen zum entsprechenden Verhaltensrepertoire jeder Person. *Schaufler* empfiehlt, sich an eigene überzeugende Auftritte (bestandene Prüfung, erfolgreiche Beschwerde im Lokal, sportliche Leistung, erfolgreich durchstandene Konflikte mit den eigenen Kindern) zu erinnern, um sich das Gefühl von Mut, Durchsetzungskraft und persönlicher Willenstärke zu vergegenwärtigen. Sie schreibt: *»Sie werden (als Frau) nur ernst genommen, wenn Sie sich selbst ernst nehmen. Wer sich ernst nimmt, beansprucht Raum, nimmt sich Zeit und fordert Aufmerksamkeit. Diese drei Grundpfeiler selbstbewusster körperlicher Präsenz sind keine Geschenke des Himmels. Sie können an ihnen arbeiten und sie verbessern«* (*Schaufler* 2000:92).

Zusammenfassung

- Frauen entschlüsseln und verstehen nonverbale Kommunikation erheblich besser als Männer.
- Die Art der körperlichen Präsenz und die Art der Raumergreifung signalisieren das eigene Selbstbild.
- Selbstbewusste körperliche Präsenz wird dadurch ermöglicht, dass man sich selbst ernst nimmt und von daher Raum beansprucht, sich Zeit nimmt und Aufmerksamkeit fordert.

4 KOMMUNIKATION VERBESSERN – KOMPETENZEN IN DER GESPRÄCHSFÜHRUNG

Damit Kommunikation gelingt, kann man manches tun. Insbesondere kann man sich Kompetenzen für die Führung von Gesprächen aneignen. Darum geht es in diesem Kapitel. Den einzelnen Gesprächstechniken, die im Folgenden behandelt werden, liegen insgesamt kommunikative Haltungen zugrunde, die generelle Einstellungen einer Person darstellen.

4.1 Kommunikative Grundhaltungen

Kommunikative Grundhaltungen sind ein wesentlicher Faktor für das Zustandekommen eines guten Gesprächsklimas. *Carl R. Rogers* (1975:50 und 1979:51f.) geht davon aus, dass jede Person über die Fähigkeit zu guten zwischenmenschlichen Beziehungen verfügt, und dass eventuell verschüttete Fähigkeiten durch Gespräche wieder »freizulegen« sind. Für ihn ist die menschliche Natur vertrauenswürdig, konstruktiv und auf Reife hin angelegt. Das Wachstum der Persönlichkeit wird durch die Erfahrung einer vertrauensvollen Beziehung gefördert. Die drei Grundhaltungen der Echtheit, Wertschätzung und Empathie sind dabei für jede menschliche Beziehung grundlegend.

(1) Echtheit

(Es werden auch die Begriffe »Authentizität«, »Kongruenz« und »Wahrhaftigkeit« verwendet.) Bei Echtheit geht es darum, dass man mit sich selbst stimmig ist, sich so zeigt, wie man tatsächlich ist. Man kann dies auch als Frage formulieren: »*Stimmt das, was ich sage und tue, mit dem überein, was ich denke und fühle?*« Es geht also darum, sich und anderen nichts vorzumachen, sondern offen, ehrlich und wahrhaftig zu sein.

D. h. nun aber nicht, dass man alles sagen muss, was man denkt, und dass man ständig alle seine Gefühle aussprechen soll. Es gilt vielmehr die Regel: Alles, was gesagt wird, muss echt und wahrhaftig sein; aber nicht alles, was echt und wahrhaftig ist, muss auch gesagt werden. Man kann daher mit

Recht von »*selektiver Echtheit*« (*R. Cohn*), d.h. verantworteter Echtheit, sprechen.

(2) Wertschätzung

Wertschätzung ist der zweite Begriff, den *Rogers* benennt. (Es werden auch die Begriffe »*positive Wertschätzung*«, »*wertschätzende Annahme, Akzeptanz und Toleranz*« verwendet.) Wertschätzung ist Ausdruck einer Haltung, die Interesse an einer anderen Person hat und diese annimmt, so wie sie ist. Es geht also um die Fähigkeit, jemanden als ganze Person (Herkunft, äußeres Erscheinungsbild, Sprache, Intellekt usw.) wertzuschätzen und zu akzeptieren. Solche Akzeptanz führt in der Regel zu einer Steigerung des Selbstwertgefühls. Dies zieht wiederum eine Freiheit nach sich im Blick auf neue Wege und Veränderungen. Nichtannahme verschließt Menschen, gibt ihnen das Gefühl, sich in der Defensive zu befinden, ruft Unbehagen hervor, macht Angst.

Eine Annahme muss freilich kommuniziert werden. Dies kann ohne Worte durch Gesten, Körperhaltung, Gesichtsausdruck oder andere Verhaltensweisen geschehen. Schweigen, passives Zuhören kann eine überzeugende Botschaft in stiller Sprache sein. Gleichwohl ist die sprachlich übermittelte Annahme sehr wesentlich. Die Bedingungslosigkeit der Annahme wird zur Quelle von Vertrauen.

Es ist allerdings darauf hinzuweisen, dass Wertschätzung nicht heißen kann, einfach alles gutzuheißen. Zunächst geht es einmal um die positive Zuwendung zu und Annahme einer Person und ihres Erlebens. Die Frage der Bewertung steht hier nicht zur Debatte, diese liegt auf einer anderen Ebene.

(3) Empathie

(Es wird auch von »*Einfühlung*« und »*einfühlendem Verstehen*« gesprochen). Durch aktives Zuhören entsteht eine einfühlende Teilnahme, ein einfühlendes Verstehen, eine Anteilnahme an einer anderen Person und ihrer Lebenswelt. Bei Empathie geht es darum, die Welt so zu sehen, wie die andere Person sie sieht, und die andere Person so zu sehen, wie sie sich selbst sieht. Es geht also um die Bereitschaft und die Fähigkeit, sich in die Einstellungen anderer Menschen einzufühlen, sich in ihre Situation hineinzuversetzen.

Ein Kommunikationsstil, für den Echtheit, Wertschätzung und Empathie charakteristisch sind, kann zur Quelle von Vertrauen und Verständnis werden. Das dadurch geschaffene Klima wirkt befreiend und schafft eine gute Ausgangssituation für die Bearbeitung von Fragen, Problemen und Konflikten.

Zusammenfassung

- *Carl Rogers* hat Echtheit, Wertschätzung und Empathie als die drei zentralen Haltungen zwischenmenschlicher Kommunikation herausgearbeitet.
- Diese Grundhaltungen liegen den spezifischen Gesprächstechniken zugrunde und bestimmen in erheblichem Maße das Gesprächsklima.
- Diese Grundhaltungen schließen grundsätzlich bestimmte kommunikative Verhaltensweisen aus, die *Kris Cole* (2003:158–166) als *»Die zehn Todsünden der Kommunikation«* bezeichnet hat.

Die zehn Todsünden der Kommunikation

Sich herablassend benehmen

1. Bewerten (*»Sie sind hoffnungslos.« »Das kapieren Sie nie.«*)
2. Moralisieren (jemanden abkanzeln, Vorwürfe machen, alte Geschichten ausgraben).
3. Den »Psychologen spielen« oder »etikettieren« (*»Ihr Problem ist ...«*, *»Das behaupten Sie nur, weil Sie einen Autoritätskonflikt haben ...«*).
4. Ironische Bemerkungen machen (Ironie gehört in die gleiche Rubrik wie Beleidigen, Verspotten und Beschämen).

Signale setzen

5. Befehlen (*»Sie müssen ...«*, *»Das geht nur so ...«*, *»Sie sollten unbedingt ...«*).
6. Dem andern keine Wahl lassen (Eine andere Peron durch logische Argumente und Aussagen in eine bestimmte Richtung drängen).
7. Dem andern drohen (*»Es wäre besser, wenn ...«*, *»Wenn Sie dies nicht tun, dann ...«*).
8. Ungebetene Ratschläge erteilen (*»Ich an Ihrer Stelle würde ...«*, *»Sie müssten bedenken, dass ...«*, *»Wenn Sie auf mich hören, dann ... «*).

Vermeidung

9. Vage sein (*»Jeder weiß doch, dass …«,, »Viele Menschen sehen das so, dass …«, »Das kriegen wir schon hin«, »In Zukunft wird alles schon besser werden«*).

10. Ablenkungsmanöver (*»Mach dir keine Sorgen, es wird schon wieder werden«, »Morgen sieht alles schon wieder ganz anders aus«*).

4.2 Sachgespräche führen

Sachinhalte spielen im Zusammenhang der professionellen Pflege und der damit verbundenen Kommunikation eine ausgesprochen wichtige Rolle. Sachlichkeit ist zunächst einmal das, was man von Menschen, die beruflich miteinander zu tun haben, erwarten darf. Dies gilt unabhängig davon, ob sie einander mögen oder nicht.

Ein Sachgespräch (zum Folgenden *siehe* insgesamt *Crisand* 1997:9–24) ist dadurch definiert, dass Sachfragen geklärt und Informationen sowie Meinungen ausgetauscht werden. Entsprechend der Zielabsicht lassen sich verschiedene Gesprächstypen unterscheiden: Informationsgespräch, Entscheidungsgespräch, Problemlösungsgespräch. Im Gegensatz zum Personengespräch geht es beim zielorientierten Sachgespräch nicht um persönliche, sondern um sachlich-inhaltliche Fragen.

4.2.1 Vorbereitung des Gesprächs

Allerdings schließt ein Sachgespräch immer auch die Beziehungsebene ein. Bei der Übermittlung einer Information wird immer auch der emotionale Bereich, die Beziehungsebene mit angesprochen. Darum ist es für die Person, die das Gespräch führen will, hilfreich, bei der Vorbereitung des Gespräches das Kommunikationsquadrat der Nachrichten als Instrument zur Selbstklärung zu verwenden (*siehe Schulz von Thun* 2000:109f.) und zu überlegen:

- **Sachebene:** Wie sehe ich den Sachverhalt? Wie wird die Gesprächspartnerin ihn sehen? Welche Punkte sind in jedem Falle anzusprechen?

- **Appell:** Was ist mein Hauptziel? Was sind meine Nebenziele? Was erwartet die Gesprächspartnerin wahrscheinlich?
- **Beziehungsebene:** Wie stehen wir zueinander? Kritisch, vertrauensvoll, gereizt, indifferent?
- **Selbstkundgabe:** Welche Gedanken und Gefühle habe ich in Bezug auf das Gesprächsthema und die Gesprächspartnerin? Wie mag es ihr ergehen?

Die Überlegungen führen zu einer Festlegung der **Gesprächsziele**. Ich beantworte also die Fragen:
- Warum führe ich dieses Sachgespräch?
- Was sind meine Haupt- und Nebenziele?
- Welches sind die Inhalte, die unbedingt angesprochen werden müssen?

Der nächste Punkt ist die Klärung der **Rahmenbedingungen**. Hier geht es um die äußeren Faktoren des Gesprächs, die für die Gesprächsatmosphäre wichtig sind. Es ist zu fragen:
- Wer nimmt am Gespräch teil?
- Wo findet das Gespräch statt? Steht dort ein Telefon? Gibt es andere mögliche Störfaktoren (akustischer Art, Beleuchtung, Temperatur, Unterbrechungen)?
- Wann findet das Gespräch statt? Möglichst am Vormittag und nicht nach dem Mittagessen, wenn alle müde sind; psychische Verfassung der Gesprächspartnerin beachten.
- Welche Hilfsmittel benötige ich (Gesprächsunterlagen, visuelle Hilfsmittel)?
- Jetzt gilt es, eine **Verabredung zum Gespräch** zu treffen, wobei nicht nur die Bitte um einen Termin, sondern auch die Ankündigung des Themas zu erfolgen hat.

4.2.2 Durchführung des Gesprächs

Im Allgemeinen lässt sich die Durchführung eines Sachgespräches in vier **Gesprächsabschnitte** gliedern:
- Gesprächseröffnung (persönlichen Kontakt herstellen: persönliche Fragen, aktuelle Ereignisse)
- Darstellung des Gesprächsanlasses (Grund des Gespräches, Ziele)

- Kerngespräch (Sachthema wird besprochen: Klärung von Standpunkten und deren Hintergründen)
- Abschluss des Gesprächs (Abstimmung über das weitere Vorgehen, Zusammenfassung, Vereinbarungen, eventuell Verabredungen über weitere Gespräche, bei besonders wichtigen Gesprächen kann sich eine schriftliche Vereinbarung empfehlen. Je deutlicher und je präziser die getroffenen Absprachen sind, umso besser ist es für die Erfolgsaussichten des Gesprächs).

4.2.3 Exkurs: Verständlichkeit im Sprechverhalten

Ob ein Sachgespräch auch die beabsichtigten Ziele erreicht, hängt insbesondere auch von einer verständlichen Ausdrucksweise ab. Nach *von Langer* (1993: 15–22, *siehe* auch *Crisand u. a.* 1997:25–30) sind es vor allem vier Faktoren, die Verständlichkeit beim Sprechen bewirken: Einfachheit des Ausdrucks, Gliederung und Ordnung, Kürze und Prägnanz, anregende Zusätze/Anschaulichkeit.

(1) Einfachheit des Ausdrucks

Wenn man viele Fremdwörter und Fachbegriffe verwendet, in langen, verschachtelten Sätzen redet und abstrakt, statt konkret-anschaulich formuliert, besteht die Gefahr der Unverständlichkeit. Daraus resultieren leicht Missverständnisse. Kurze Sätze und einfacher Satzbau sind für die Einfachheit des Ausdrucks charakteristisch. Das bedeutet im Einzelnen, dass

- überflüssige Wörter vermieden werden (z. B. »im Rahmen des Möglichen« [besser:] »möglich«; »für den Fall, dass« [besser:] »wenn«; »auf Grund der Tatsache, dass« [besser:] »weil«; »der Tatsache ins Gesicht sehen« [besser:] »akzeptieren«);
- ein Stil gefunden wird, in dem wenig(er) Substantive verwendet werden (»Das wird für Sie beim Heilungsprozess von Nutzen sein« [besser:] »Das wird Ihnen beim Heilungsprozess nützen«);
- Schachtelsätze vermieden werden. Oft kann man so verfahren, dass man einen langen Satz in zwei oder drei kurze Sätze umformuliert. (»Dieses Problem haben wir im Mitarbeiterteam schon mehrfach besprochen, aber leider keine Lösung gefunden, sodass ich es noch einmal auf die nächste Tagesordnung setzen werde« [besser:] »Dies Problem haben wir

im Mitarbeiterteam schon mehrfach besprochen. Leider haben wir bisher keine Lösung gefunden. Ich werde die Thematik erneut auf die nächste Tagesordnung setzen.«);
- dass man im Gebrauch von Fremdwörtern sparsam ist.
- dass man Fachausdrücke erklärt.

(2) Gliederung und Ordnung

Die zuhörende Person muss einen roten Faden erkennen können. Dann kann sie den Ausführungen besser folgen. Dadurch werden Missverständnisse vermieden.

Die **innere Gliederung** sorgt dafür, dass Gedankengänge logisch aufgebaut sind und Informationen in einer sinnvollen Reihenfolge dargeboten werden.

Die **äußere Ordnung** hilft der Gesprächspartnerin, den Überblick nicht zu verlieren. Dies kann durch erkennbare Gliederungshilfen geschehen:
- beim Gesprächsbeginn einen Überblick schaffen (*»In unserer Besprechung geht es um folgende Punkte ...«*);
- zwischendurch strukturierende Hinweise geben (*»Wir kommen zu Punkt zwei«*);
- Sprechpausen einlegen und wichtiges hervorheben (*»In diesem Zusammenhang ist für uns besonders wichtig ...«*);
- Zusammenfassen (*»Ich darf noch einmal den bisherigen Gesprächsgang zusammenfassen ...«*).

(3) Kürze und Prägnanz

Die Länge einer Aussage sollte in einem angemessenen Verhältnis zu dem Inhalt stehen, den man übermitteln will. Ein Extrem wäre eine zu knappe Ausführung, das andere Extrem eine zu weitschweifige Darlegung. Eine kurze und präzise Ausdrucksweise entsteht dadurch, dass man:
- überflüssige Erläuterungen und umständliche Formulierungen vermeidet;
- nicht vom Sachverhalt abschweift;
- auf unnötige Wiederholungen verzichtet;
- keine Füllwörter verwendet (z. B. »also«, »sozusagen«, »äh«, »mhm«).

(4) Anschaulichkeit

Redet man farblos, unpersönlich, langweilig geht das zu Lasten der Aufmerksamkeit. Kommunikationsförderlich ist dagegen eine Sprechweise, die:

- interessant und persönlich ist (die hörende Person direkt ansprechen);
- die abwechslungsreich formuliert (Beispiele, Zitate, rhetorische Fragen verwenden);
- anschaulich ist (Bilder benutzen);
- die anregend ist (gelegentlich witzige und/oder humorvolle Formulierungen verwenden).

Zusammenfassung

- Ein Sachgespräch dient dem Ziel, Sachfragen zu klären und Informationen auszutauschen. Allerdings ist beim Führen des Gesprächs nicht nur die Sach-, sondern auch die Beziehungsebene zu berücksichtigen.
- Die Gesprächsvorbereitung umfasst die Zielklärung (Warum führe ich dieses Gespräch? Was sind meine Ziele und Inhalte?), die organisatorische Gesprächsvorbereitung (Wer? Wo? Wann? Welche Hilfsmittel?) und die Verabredung zum Gespräch.
- Die Gesprächsdurchführung umschließt die Gesprächseröffnung, die Darlegung des Gesprächsanlasses, das eigentliche Kerngespräch und den Gesprächsabschluss.
- Zu einem erfolgreichen Sachgespräch tragen insbesondere kommunikative Kompetenzen der Gesprächsteilnehmerinnen in folgenden Bereichen bei: Sprechverhalten/verständliche Ausdrucksweise, Fragetechnik, Zuhörverhalten und nonverbales Verhalten.
- Eine verständliche Sprechweise ist einfach, kurz und prägnant, gegliedert und geordnet, anschaulich und interessant.

4.3 Fragetechniken

In einem der Songs des Kinderprogramms Sesamstraße heißt es: »*Wer nicht fragt, bleibt dumm.*« Dieser Satz gilt nicht nur für Kinder, sondern auch für Erwachsene. Die Frage ist für die Kommunikation von besonderer Bedeutung. Darum gehört die Fragetechnik auch zu den wichtigsten Gesprächstechniken (zu diesem Abschnitt vgl. insgesamt *Simon* 2004:102–107 sowie *Cole* 2003: 134–150).

4.3.1 Funktionen von Fragen

Ein Gesprächsteilnehmer, der Fragen stellt, trägt in starkem Maße dazu bei, in welche Richtung ein Gespräch sich bewegt entsprechend dem Satz: *»Wer fragt, der führt.«* Die Fragen tragen somit dazu bei, ein Gesprächsziel zu erreichen. Fragen können dabei ganz unterschiedliche Funktionen haben. Indem man Fragen stellt,

- will man seine Neugierde befriedigen;
- beeinflusst man das Gesprächsklima;
- versucht man, sich Wissen anzueignen und Zusammenhänge zu verstehen;
- bringt man Prozesse in Gang;
- setzt man Impulse;
- signalisiert man seinem Gesprächspartner Interesse;
- will man seine eigenen Ziele voranbringen.

Zu viele Fragen können allerdings bei der Gesprächspartnerin Verunsicherung und Widerstand auslösen. Es ist wichtig, gute Fragen zu stellen und dies auch in dosierter Form zu tun. Mehrfachfragen sind nicht zielführend. Nun gibt es unterschiedliche Formen von Fragen, die auch jeweils ganz unterschiedliche Wirkungen auf der Sach- und Beziehungsebene nach sich ziehen. Es lassen sich verschiedene Arten von Fragen unterscheiden. Von besonderem Gewicht sind die offenen und geschlossenen Fragen.

4.3.2 Geschlossene Fragen

Stellt man eine geschlossene Frage, erhält man zumeist eine kurze Antwort von geringem Informationswert: Die Antwort lautet »ja« oder »nein«, »gut« oder schlecht« etc. Das Denkfeld, das durch diese Art von Fragen eröffnet wird, ist eng und begrenzt. Zum Beispiel:

- *»Hatten Sie in der letzten Nacht Schmerzen?«*
- *»Haben Sie irgendwelche Probleme?«*
- *»Geht es Ihnen heute gut?«*

Geschlossene Fragen sind geeignet, um rasch Auskunft über Fakten zu erhalten, kurze Informationen einzuholen, jemanden vor eine Entscheidung zu stellen. Betrachtet man die Sachebene, so ist deutlich: Geschlossene Fra-

gen erbringen wenig Informationen, die Antwortmöglichkeiten sind eingeschränkt, es besteht die Gefahr der Manipulation. Auf der Beziehungsebene
kann das Gefühl der Bevormundung aufkommen, was dann zu einer negativen Gesprächsatmosphäre führt.

Bei den geschlossenen Fragen kann man einige besondere Formen benennen. Dazu gehören u.a. die Alternativfrage, die Suggestivfrage, die Kontrollfrage.

Alternativfragen

Wenn man ein Gespräch kurz und knapp auf den Punkt bringen und
schnell ein Ziel erreichen will, wählt man die Alternativfrage. Es werden
zwei Möglichkeiten angeboten. Daher eignet sich diese Frageform gut dazu,
durch die angebotenen Alternativen eine rasche Entscheidung herbeizuführen. Zum Beispiel: *»Welcher Termin passt Ihnen besser: Montag um 10 Uhr
oder Mittwoch um 12 Uhr?«*

Kontrollfragen

Kontrollfragen werden z.T. auch als Bestätigungs- oder Rückkopplungs-
fragen bezeichnet. Sie geben Inhalte vorangegangener Aussagen des
Gesprächspartners wieder. Sie sichern gegenseitiges Verstehen und verhindern, dass aneinander vorbeigeredet wird. Sie wirken klimaverbessernd und
vermindern Missverständnismöglichkeiten. Die Kontrollfrage dient dazu
festzustellen, ob das, was besprochen und verabredet wurde, auch verstanden wurde. Deshalb hat diese Frageform ihren primären Ort am Ende eines
Gesprächsabschnittes oder am Ende eines Gespräches (*siehe* Kapitel 4.6):
*»Wir sind uns also einig, dass Sie ab morgen täglich eine Stunde das Bett
verlassen und aufstehen?«*

Suggestivfragen

Hierbei handelt es sich um eng geführte Fragen. Man drängt durch eine
solche Frage die Person in eine bestimmte Richtung, indem man die ge-
wünschte oder erwartete Antwort schon in die Frage legt und damit die
Gesprächspartnerin in die Richtung drängt, in der man eine Antwort gerne
hören möchte:
- *»Sind Sie nicht auch der Meinung, dass ...«*
- *»Sie halten es doch sicher auch nicht für nötig, dass ich ...«*

Suggestivfragen sind problematisch. Sie bringen in sachlicher Hinsicht keine neuen Erkenntnisse. Sie führen auf der emotionalen Ebene zum Aufbau von unguten Gefühlen und Widerstand. Auf diese Art der Fragestellung sollte man möglichst verzichten.

4.3.3 Offene Fragen

Im Gegensatz zu den geschlossenen Fragen (*»Gehen wir heute Abend ins Kino?«*) lassen offene Fragen (*»Was unternehmen wir heute Abend?«*) mehrere Antwortmöglichkeiten zu (*Simon* 2004:105f.). Sie laden zu einer ausführlichen Antwort ein. Die Gesprächspartnerin kann ihre Antwort frei gestalten. Offene Fragen eignen sich insbesondere, wenn es darum geht, neue Informationen einzuholen, schwierige Probleme zu diskutieren, die Meinung eines Gesprächspartners einzuholen.

Zum Beispiel: *»Wie ist es Ihnen in den letzten Tagen ergangen?« – »Im Ganzen war ich ziemlich schmerzfrei, nur heute morgen tat es ziemlich weh, der Schmerz ist aber bald wieder gegangen.«*

Offene Fragen können nicht einfach mit einem Ja oder Nein beantwortet werden. Offene Fragen beginnen mit einem Fragewort (wer, was, wann ...). Man bezeichnet sie daher auch als »W-Fragen«. Dabei lassen sich die Fragewörter und ihre Funktion mit *Simon* (2004:105) folgendermaßen charakterisieren:

Mit dem Fragewort wird erfragt		**Beispiel**
Wer?	– die Ziel-verantwortung	• Wer übernimmt die Aufgabe?
Wie? Wohin?	– der Zielweg	• Wie möchten Sie es haben?
Wann? Bis wann?	– die Zielfrist	• Wann passt es Ihnen am besten?
Wo? Wohin?	– der Zielort	• Wo nehmen Sie das Essen ein?
Wie viel?	– die Zielmenge, -höhe, -umfang	• Wie viel Papier und Stifte benötigen Sie für die Sitzung?
Wozu? Weshalb?	– der Zielgrund	• Wozu benötigen Sie Hilfe?
Wie lange?	– die Zielzeit	• Wie lange brauchen Sie Hilfe?
Was?	– der Zielinhalt	• Was möchten Sie von mir wissen?

Das Fragewort »Warum?« ist nicht aufgeführt, weil es sich in der Regel nicht für ein Gespräch eignet. Die Warum-Frage wirkt tendenziell inquisitorisch und die Gesprächspartnerin wird leicht in eine Position der Verteidigung und Rechtfertigung gedrängt. Dies ist besonders dann der Fall, wenn Warum-Fragen aneinander gereiht werden.

Offene Fragen wirken sich auf die Sachebene so aus, dass sie viele neue Informationen bringen. Es besteht aber auch die Gefahr, vom Thema abzuschweifen. Auf der Beziehungsebene wird dem Gesprächspartner durch offene Fragen Interesse signalisiert und sein Bedürfnis nach Anerkennung befriedigt. Auf diese Weise wird das Gesprächsklima positiv gefördert.

4.3.4 Sonstige Fragen

Nonverbale Fragen
Es gibt auch die Möglichkeit, sozusagen nonverbal eine Frage zu stellen. Wenn wir eine oder beide Augenbrauen hochziehen, uns leicht nach vorn lehnen und/oder ein »mmh« von uns geben, oder wenn wir beide Augen groß öffnen, kann das als Signal wirken, dass wir mehr hören möchten.

Rhetorische Fragen
Die rhetorische Frage ist keine echte Frage, sondern eine Scheinfrage. Die rhetorische Frage beantwortet sich entweder als gestellte Frage schon von selbst oder ist der Anlass und Aufhänger, dass die Fragestellerin selbst die Antwort gibt:
»Wer sollte das besser wissen als wir?« – »Was ist daraus zu folgern? Dreierlei: Erstens ... Zweitens ... Drittens.«
Die rhetorische Frage ist ein Stilmittel für einen Vortrag. Hier kann sie das Interesse der Zuhörenden wecken. Für das Gespräch im beruflichen Alltag ist sie kaum geeignet.

Gegenfragen
Diese Frageart kann verwendet werden, um zusätzliche Informationen zu einzuholen. Sie dient meist dazu, um der Beantwortung einer Frage auszuweichen, um Zeit zum Nachdenken zu gewinnen, um auf Einwände einzugehen.
»Wie meinen Sie das?« – »Wie bitte?« – »Was meinen Sie damit?«

Gegenfragen sind in der Regel nicht besonders kommunikationsförder-lich. Sie können vor allem in solchen Situationen eingesetzt werden, in denen man durch den Gesprächspartner in Bedrängnis gebracht worden ist. Gegenfragen stellen ein Mittel dar, um sich aus einer solchen Situation selbst wieder befreien zu können und im Gespräch selbst wieder aktiv wer-den zu können.

Zusammenfassung

- Die Techniken des Fragens sind ein wichtiges Instrumentarium für das Gelingen von Kommunikation.
- Gute Fragestellungen geben neue Impulse, helfen Sachverhalte klären, können motivierend wirken und beeinflussen das Gesprächsklima posi-tiv.
- Geschlossene Fragen sind hilfreich, um rasch Information über Fakten einzuholen und schnell zu Entscheidungen zu kommen.
- Offene Fragen eröffnen ein weites Denkfeld. Sie sind wichtig, um schwierige Probleme anzusprechen und die Meinung der Gesprächs-partnerin einzuholen.
- Kontrollfragen wirken klimaverbessernd und vermindern Missver-ständnismöglichkeiten.
- Stellen Sie nicht mehrere Fragen gleichzeitig.
- Formulieren Sie Ihre Fragen klar und kurz.
- Wer fragt, der führt! – Seien Sie daher behutsam im Fragenstellen, da auch die anderen Gesprächspartner zu Wort kommen sollen.

4.4   Ich-Botschaften geben

Ein wirksames Mittel in der Kommunikation stellen die so genannten »Ich-Botschaften« dar. Sie sind eine Form, jemandem etwas mitzuteilen statt zu befehlen. Eine Mitteilung in Form einer Ich-Botschaft ist sehr wirksam und ist oft erfolgreicher als ein Befehl oder eine Drohung.

4.4.1 Ich-Botschaften und Du-Botschaften

Das Konzept der Ich-Botschaften ist in den späten 1970er-Jahren durch *Thomas Gordon* entwickelt worden. Es geht dabei darum, wie wir als redende Person unsere Wünsche, Ideen, Vorstellungen und Meinungen anderer Menschen deutlich vermitteln können.

Bei den **Ich-Botschaften** geht es um das eigene Erleben. Ich-Botschaften beginnen daher in aller Regel mit »Ich«. Damit ist von vornherein deutlich, dass es sich um die persönliche, subjektive Seite einer Nachricht handelt. Aus diesem Grund ist auch kein Anlass gegeben, über das Gesagte in eine Debatte einzutreten.

Mit der Ich-Botschaft teilt man die eigene persönliche Sicht mit, überlässt aber der angesprochenen Person die Entscheidung darüber, ob sie diese annimmt oder ablehnt. Ich-Botschaften sind grundsätzlich offene Angebote. Wichtig ist dabei, dass die Botschaft keinen Schuldvorwurf und keine Schuldzuweisung enthält. Die angeredete Person kann zwar ihre eigene Sicht entgegensetzen, sie kann aber die übermittelte Botschaft nicht grundsätzlich bestreiten. Ich-Botschaften ermöglichen es, den eigenen Standpunkt in Ruhe und Gelassenheit auszudrücken, ohne jemanden zu beschuldigen. Sie bieten damit die Möglichkeit, offen und entspannt zu kommunizieren.

Demgegenüber enthalten die so genannten **Du-Botschaften** dezidierte Aussagen über die Gesprächspartner. Ihnen wird nicht die nötige Achtung entgegengebracht, sie werden vielmehr häufig angegriffen, herabgesetzt und bewertet. Eine Du-Botschaft kann beispielsweise lauten: *»Ihr Vorschlag ist inakzeptabel.«* Als Ich-Botschaft formuliert würde es heißen: *»Ich sehe die Angelegenheit folgendermaßen …«* Was als Du-Botschaft lautet: *»Ihre Lösung ist kein gangbarer Weg!«*, kann als Ich-Botschaft folgendermaßen formuliert werden: *»Ich kann mir noch eine andere Lösung vorstellen …«*

Menschen können akzeptieren, dass andere Personen eine unterschiedliche Sicht haben, sie können aber nicht hinnehmen, dass ihre eigene Sicht als »falsch« eingestuft und als Irrweg bezeichnet wird. Im Übrigen kommen Du-Botschaften häufig in der Verallgemeinerungsform (»man« usw.) daher.

4.4.2 Ich-Botschaften – praktisch

In der konkreten Gestaltung setzen sich Ich-Botschaften aus drei Bestandteilen zusammen (dazu *Cole* 2003:207f.):

1. Es wird zunächst das eigene Erleben, die **persönliche Erfahrung** beschrieben. Man sagt ohne Beschuldigungen, was man sieht oder hört. Man formuliert den eigenen Standpunkt klar und deutlich, aber mit wenigen Worten: *»Ich weiß ...«, »Ich sehe ...«, »Ich nehme wahr ... «*

2. Man teilt die **Auswirkungen des Verhaltens** auf sich selbst mit: Man sagt, was man empfindet und wie man sich dabei fühlt, nicht was man denkt: *»Ich habe das Gefühl ...«*

3. Man erläutert die **Konsequenzen des Verhaltens.** Man stellt keine Forderungen auf, sondern gibt Informationen. Man sagt nicht, was die Gesprächspartnerin tun soll, sondern nennt Gründe, über eine Verhaltensänderung nachzudenken: *»Das bedeutet ...«, »Ich mache mir Sorgen ...«.*

Ich-Botschaften haben ihren Platz am Anfang eines Gesprächs, nicht an dessen Ende. Wenn eine Sache eindeutig ist, kann man im dritten Teil eine direkte Bitte aussprechen (*»Was mir am Herzen liegt, ist ...«, »Wie wäre es mit ...?«*)

Ich-Botschaften sind für schwierige Angelegenheiten zu verwenden, aber man kann auch positives Verhalten damit verstärken. Mit ihnen kann Lob ausgesprochen werden.

Wenn man den starken Impuls einer Ich-Botschaft gesendet hat, ist es gut, auf »aktives Zuhören« (*siehe* Kapitel 4.5) umzuschalten. Der Gesprächspartner soll ermuntert werden, seine eigenen Vorstellungen zu äußern (vgl. *Cole* 2003:210).

Zusammenfassung

Ich-Botschaften:
- unterscheiden sich deutlich von Du-Botschaften;
- bestehen in aller Regel aus drei Teilen (eigenes Erleben, Aufzeigen der Auswirkungen eines Verhaltens, Konsequenzen des Verhaltens);
- helfen, das Verhalten von Kollegen und Patientinnen behutsam zu korrigieren;
- ermöglichen, die Kommunikation angenehmer zu machen;
- helfen, die Beziehungen zu den Kolleginnen und das Betriebsklima insgesamt zu verbessern;
- ermöglichen zu bitten statt zu befehlen;
- sind ein Weg, Lob und Anerkennung auszusprechen.

4.5   Aktives Zuhören

Das Zuhören ist ein wesentlicher Teil in der Kommunikation. Der folgende Abschnitt von *Michael Ende* (Momo 1973:15f.) stellt die Bedeutung des Zuhörens eindrücklich heraus: »*Was die kleine Momo konnte wie kein anderer, das war Zuhören. Momo konnte so zuhören, dass dumme Leute plötzlich auf sehr gescheite Gedanken kamen. Nicht etwa, weil sie etwas sagte oder fragte, was den andern auf solche Gedanken brachte, nein, sie saß nur da und hörte einfach zu, mit aller Aufmerksamkeit und Anteilnahme. Sie konnte so zuhören, dass ratlose unentschlossene Leute auf einmal ganz genau wussten, was sie wollten. Oder dass Schüchterne sich plötzlich frei und mutig fühlten. Oder dass Unglückliche und Bedrückte zuversichtlich und froh wurden ... So konnte Momo zuhören.*«

4.5.1   Zuhören: Vielfältige Formen und Stufen

Nun ist Zuhören nicht gleich Zuhören. Es gibt viele **Arten des Zuhörens**, die in den unterschiedlichen Situationen vorkommen:
- Man kann abschalten, wenn jemand einen langweiligen Vortrag hält oder Altbekanntes vorträgt.

- Man kann mit »halbem Ohr« zuhören, während man mit seinen Gedanken bei einem anderen Thema ist (beim letzten Urlaub, bei der Planung des nächsten Tages usw.).
- Man kann aus Höflichkeit zuhören, weil man bei einer Veranstaltung präsent sein muss, aber nicht wirklich interessiert ist.
- Man kann zu müde sein, um aufmerksam zuhören zu können.
- Manche Menschen hören zu, bis »ihr« Stichwort kommt, dann werden sie hellwach und erzählen von sich selbst.

Gut zuzuhören erfordert die volle Aufmerksamkeit. Dabei muss man etwas von sich selbst absehen und sich darauf konzentrieren, was die andere Person zu sagen hat. Gutes Zuhören bedeutet, dass wir uns bemühen, die Perspektive der Gesprächspartnerin zu verstehen. Zuhören ist wichtig, um richtige Informationen zu erhalten. Dadurch können Missverständnisse vermieden werden. Gutes Zuhören ist eine wesentliche Voraussetzung, um gute Beziehungen aufzubauen.

Es gibt viele Gründe, warum wir **nicht richtig zuhören** (können):
- Wir hören nur das, was wir hören wollen.
- Wir meinen, etwas besser zu wissen.
- Wir sind zu müde, um aufmerksam zuhören zu können.
- Wir ziehen voreilige Schlüsse.
- Wir sind voreingenommen usw.

Zuhören in der Pflege ist dann besonders wichtig, wenn Patienten das Bedürfnis haben, sich ihre Schwierigkeiten von der Seele zu reden. Dieses Bedürfnis ist umso größer, je massiver die Bewältigungsprobleme einer Krankheit sind (zum Folgenden vgl. *Albers* 1997:34f.). Der Patient beschreibt zunächst allgemeine Phänomene in Verbindung mit seiner Krankheit, bis sich daraus bestimmte, für ihn bedeutsame Themen herauskristallisieren. Beim Zuhören kann die Pflegekraft Klarheit über die persönlichen Deutungen der zu pflegenden Person gewinnen:
- Welche zentralen Themen stehen in Verbindung mit der Krankheit?
- Wie schätzt er seine Situation (Schwere der Krankheit, Herausforderungen durch diese, mögliche Konsequenzen für die weitere persönliche und berufliche Lebensgestaltung) ein?
- Welche Begründungen führt er für seine Befindlichkeit an?

- Welche Wünsche und Zielvorstellungen hat er?
- Wie hat er bislang seine Situation bewältigt?
- Welche anderen Bewältigungsstrategien könnten für ihn in den Blick kommen?

Ein rein passives Zuhören, bei dem man sich völlig neutral verhält, würde bald zu einem Abbruch der Kommunikation führen. *Kris Cole* (2003:125) verwendet den Ausdruck des »**bestätigenden Zuhörens**«. Da man sich beim Zuhören stets auch körpersprachlich äußert, sind nonverbale Signale und die Wiederholung wichtiger Wendungen hilfreich. Nonverbale Verhaltensweisen zeigen dem anderen, dass ihm interessiert und aufmerksam zugehört wird. Dadurch wird die Person ermuntert, weiter zu sprechen, ohne dass der Redefluss unterbrochen wird. Für solch bestätigendes Zuhören stehen als Repertoire zur Verfügung:

- vorgebeugte Haltung als Ausdruck der Offenheit und des Interesses;
- Nicken mit dem Kopf;
- Blickkontakt, Augenzwinkern;
- *»ah ja«, »oh«, »mmh«, »so?«, »aha«;*
- *»Ich verstehe.« »Wirklich?«*
- *»Und weiter?« »Können Sie darüber mehr sagen?«*

Das Zuhörverhalten beeinflusst also den Gesprächsverlauf, und das hat in erheblichem Maße Auswirkungen auf die Sach- und Beziehungsebene. Der zweite Grundsatz von *Paul Watzlawick*, dass jede Kommunikation eine Inhalts- und eine Beziehungsseite hat, ist auch beim **Zuhörverhalten** gültig. Wenn jemand das Gefühl bekommt, es wird ihm nicht zugehört (z. B. jemand schaut auf die Uhr, blickt aus dem Fenster, spielt mit Gegenständen), schlägt das unmittelbar auf die Sachebene durch: Die notwendigen Sachinformationen werden dann nicht oder nur teilweise aufgenommen. So können leicht Missverständnisse entstehen.

Wenn bei einem Gespräch der Eindruck entsteht, dass nicht zugehört wird, schlägt das auf die Beziehungsebene durch. Leicht entsteht ein negatives Gesprächsklima. Gesprächsteilnehmer, die ein geringes Selbstwertgefühl haben, können ein solches Verhalten leicht als Abwertung und Ablehnung der eigenen Person empfinden.

4.5.2 Aktives Zuhören: Die Perspektive des Anderen einnehmen

Die anspruchsvollste Form des Zuhörens stellt das aktive Zuhören dar. Das aktive Zuhören hat seinen »Sitz im Leben« in schwierigen Situationen. Der Begriff stammt aus der Gesprächspsychotherapie und wurde ursprünglich von *Carl Rogers* geprägt. Aktives Zuhören dient der Selbstklärung und hat seinen Ort dort, wo:

- es um ein beratendes Gespräch in persönlichen Fragen geht: Wenn ich z. B. meiner Gesprächspartnerin zu mehr Klarheit über den eigenen Standpunkt, die eigenen Wünsche und Empfindungen verhelfen will;
- es um ein Streitgespräch geht und ein falscher Schlagabtausch verhindert werden soll;
- ein Konfliktgespräch zu führen ist;
- ein Kommunikationspartner schwer aus sich herausgehen kann;
- in der Mitarbeiterrunde wichtige Grundsatzentscheidungen im Blick auf künftige Entwicklungen zu fällen sind.

Schulz von Thun (2000:70f.) hat das aktive Zuhören als »*einfühlendes Verstehen-Wollen*« beschrieben. Dabei kommen in besonderem Maße die kommunikativen Grundhaltungen der Echtheit, Wertschätzung und Empathie zum Zuge (*siehe* Kapitel 4.1). Beim aktiven Zuhören versucht man, sich in die Gefühls- und Gedankenwelt der Gesprächspartnerin einzufühlen, sie zu verstehen. Die zuhörende Person vermittelt, dass sie nicht nur verstanden hat, was gesagt wurde, sondern dass ihr auch deutlich ist, wie die Gesprächspartnerin es gemeint hat und wie ihr dabei zumute ist. Man versucht, die Fragen und Sachverhalte aus der Sicht der anderen Person zu sehen und vollzieht damit einen Perspektivenwechsel: Man nimmt die Perspektive der anderen Person wahr und versetzt sich so in ihre Lage und Situation.

Zuhören ist aber nicht gleichbedeutend mit zustimmen. Das wird oft missverstanden. Es geht zunächst darum, die andere Person mit und in ihren Vorstellungen, Gedanken, Absichten und Gefühlen zu verstehen. Das aktive Zuhören vollzieht sich gemäß den drei Stufen des Empfangens (*siehe oben* 2.3.3) und lässt sich mit *Schulz von Thun* (2000:72) visualisieren (siehe Abbildung 8).

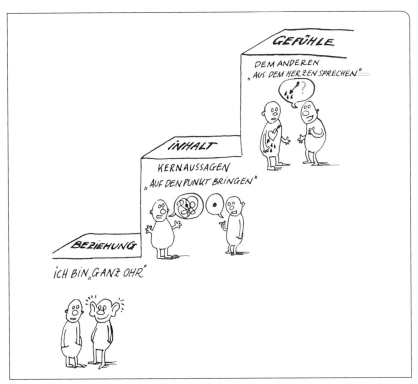

(*Friedemann Schulz von Thun, Johannes Ruppel, Roswitha Strathmann*, Miteinander reden: Kommunikationspsychologie für Führungskräfte. © 2000/2003 by Rowohlt Taschenbuch Verlag GmbH, Reinbek bei Hamburg, S. 72)

Abb. 8: Die drei Stufen des aktiven Zuhörens.

Die erste Stufe umfasst die **Beziehungsebene**. Hier geht es darum, der Gesprächspartnerin zu signalisieren, dass man »ganz Ohr« ist. Durch körperliche Signale gibt man der anderen Person zu erkennen, dass man ihren Äußerungen folgt (*siehe* Kapitel 4.5.1 »bestätigendes Zuhören«).

Die zweite Stufe bezieht sich auf das **inhaltliche Verständnis**. Die zuhörende Person sucht zu erfassen, was die »sendende Person« wirklich meint, fasst die Kernaussagen zusammen und überprüft damit das inhaltliche Verständnis. Dazu sind u. U. offene und zum Weiterdenken anregende Fragen notwendig.

Bei der dritten Stufe geht es darum, die **Gefühle** und Stimmungslage der Gesprächspartnerin zu erfassen und die vorhandenen Gefühle direkt anzusprechen. Die Verbalisierung der Gefühle stellt eine Art Spiegel dar, durch den die Gesprächspartnerin mehr Klarheit über sich selbst gewinnen kann. Deswegen wird diese Methode des aktiven Zuhörens häufig auch als »Spiegeln« bezeichnet.

Diese Stufe ist zwischen Vorgesetzten und Mitarbeiterinnen nicht immer angebracht, da sie ein Vertrauensverhältnis voraussetzt, wie es bei einem Arbeitsverhältnis nicht bestehen muss. Wichtig ist, dass nicht nur die »objektiven Seiten« einer Situation eine Rolle spielen, sondern dass auch der persönliche Standort einer Mitarbeiterin nachvollzogen und verbal auf den Punkt gebracht wird.

4.5.3 Techniken des aktiven Zuhörens

Für das aktive Zuhören gibt es verschiedene Techniken. Werden diese angewandt, wird dem Gesprächspartner verdeutlicht:
- Ich interessiere mich für dich und dein Anliegen.
- Ich bemühe mich, dich zu verstehen.
- Ich höre aufmerksam zu.

Wichtig sind vor allem die folgenden vier Gesprächstechniken: (1) Paraphrasieren, (2) Verbalisieren, (3) Zusammenfassen, (4) Abwägen. (Für das Folgende *siehe Crisand u. a.* 1997:85–88, zu den Beispielen *Albers* 1997: 36–38).

(1) Paraphrasieren

Unter Paraphrasieren versteht man, dass der Inhalt des Gesagten in eigenen Worten wiedergegeben wird. Dabei ist es das Ziel zu überprüfen, ob man recht verstanden hat. Die Gesprächspartnerin wird dadurch zum Weiterreden ermuntert.

Patientin: »*Ich habe mir soviel Mühe gegeben und trotz meiner Krankheit alles organisiert: Die Fahrten zum Arzt, die Betreuung meiner Kinder. Bald kann ich aber nicht mehr. Es ist einfach zu viel.*«

Pflegekraft: »*Es klingt für mich so, als ob sie sich allein gelassen fühlen und nicht genug Unterstützung bekommen.*«
Patientin: »*Ja, genau. Sie haben es erfasst. Ich …*«

(2) Verbalisieren

In jedem Gespräch ist auch die Gefühlsebene beteiligt. Wird diese explizit angesprochen, kann es der Gesprächspartnerin helfen, Klarheit über ihre eigenen Gefühle zu bekommen. Verbalisieren bezeichnet das Bemühen, die mit dem Gesagten verbundenen Gefühle der Gesprächspartnerin zu erfassen und direkt anzusprechen. Die Wiederholung der emotionalen Aussagen mit eigenen Worten hilft der Gesprächspartnerin, sich über die eigenen Gefühle klar zu werden.

Patientin: »*Seit sechs Tagen bin ich nun schon hier im Krankenhaus. Meine Tochter Elisabeth wollte eigentlich kommen. Gesagt hat sie das jedenfalls. Aber sie hat sich ja um die Kinder zu kümmern. Na ja, für eine alte Frau hat man heutzutage kaum noch Zeit …*«
Pflegekraft: »*Das klingt ja so, als seien Sie enttäuscht und traurig, dass noch niemand von Ihrer Familie zu Besuch hier war.*«
Patientin: »*Ja, leider ist das so. Ich hatte heute fest mit einem Besuch gerechnet.*«

(3) Zusammenfassen

Bei dieser Technik geht es darum, von Zeit zu Zeit verschiedene Gedanken zusammenzufassen und damit auch zu wiederholen. Der Gesprächspartnerin hilft es ebenfalls, sich über die eigenen Gedanken und Gefühle klar zu werden. Bei einem sehr langen Gespräch trägt das Zusammenfassen dazu bei, die wichtigsten Aussagen noch einmal zu verdeutlichen. Die Gesprächspartnerin behält so selbst den Überblick, bleibt beim Thema und erfährt somit, dass ihr zugehört wird.

(4) Klären

Hierbei geht es darum, die Aussagen der Gesprächspartnerin genauer abzuklären. Die Rückmeldungen werden so formuliert, dass die Gesprächspartnerin erfährt, ob ihre Aussagen richtig verstanden worden sind. Falls sie falsch verstanden wurde, kann sie sich präziser ausdrücken, um die Möglichkeit von Missverständnissen zu verringern bzw. auszuschließen. Auf diese Weise wird vermieden, dass die Gesprächspartner aneinander vorbeireden.

Zehn Anregungen für gutes Zuhören

1. Alle vier Ohren gleichmäßig auf Empfang schalten.
2. Durch Aufmerksamkeitsreaktionen zeigen, dass wir zuhören wollen.
3. Gegebenenfalls Zwischenfragen zur Vertiefung der Information stellen.
4. Um zusätzliche Erläuterungen bitten, z. B. zu Fremdwörtern und Fachausdrücken.
5. Geduld üben! Nicht unterbrechen!
6. Kurzfristig den Standpunkt des Senders beziehen, in seine Welt, so wie er sie sieht, eintauchen, seine »Brille« aufsetzen.
7. Bei Vorwürfen und Kritik Ruhe bewahren und weiter zuhören!
8. Eigene Deutungen (Interpretationen) als solche wahrnehmen und sie durch Feedback überprüfen.
9. Ehrlich zugeben, wenn man jetzt nicht mehr länger zuhören kann.
10. Wirklich zuhören, und nicht insgeheim das Gegenargument auf der Zunge haben. (*Elias; Schneider* 1999:68)

4.6 Feedback geben

Der englische Begriff des »*Feedback*« bedeutet so viel wie »*Rückkopplung*«. Er wird heute in sozialpsychologischen Zusammenhängen für den Vorgang »*Rückmeldungen geben*« verwendet. Im Alltag begegnen wir dem Feedback in Form von Lob und Tadel, Anerkennung und Kritik.

4.6.1 Bedeutung des Feedbacks

Im Kommunikationsprozess wird durch ein Feedback einer Person darüber Auskunft gegeben, in welcher Weise ihr Verhalten von anderen Menschen erlebt, wahrgenommen und gesehen wird. Demgemäß hilft ein Feedback dazu, dass Menschen sich selbst genauer wahrnehmen lernen und dadurch realistischer einschätzen können. Für die Kommunikation ist es – zumal wenn man in einer Leitungsposition tätig ist – wichtig, über eine einigermaßen zutreffende Selbsteinschätzung zu verfügen.

Das Feedback-Verfahren (vgl. *Simon* 2004:117 ff.) bietet die Möglichkeit, den hervorgerufenen Eindruck mit der Eigeneinschätzung zu vergleichen. Dadurch wird die gegenseitige Einstellung zueinander geklärt, das gegenseitige Verständnis gefördert und der Umgang miteinander verbessert.

Als **Vorteile des Feedback** sind anzusehen:
- Es hilft bei der Selbsteinschätzung.
- Es ermöglicht persönliche Lernprozesse.
- Es ermutigt, wo es positiv ist.
- Es gibt Gewissheit über Empfindungen und Gefühle.
- Es ist eine Chance zur Arbeit an sich selber, wenn es kritisch oder negativ ist.
- Es kann die Motivation verbessern.
- Es hilft Missverständnisse klären.
- Es ist eine Möglichkeit, das Arbeitsklima zu verbessern.

Der Feedback-Empfänger wird auf Fehler aufmerksam gemacht und kann sie in Zukunft vermeiden. Er erfährt mehr über Verhaltensweisen, die in der Umgebung als positiv wahrgenommen werden und kann so seine Stärken pflegen und ausbauen.

4.6.2 Selbst- und Fremdwahrnehmung: Das Johari-Fenster

Jeder Mensch hat ein bestimmtes Bild von sich selbst (Selbstbild). Dabei ist die Frage, ob dieses Selbstbild mit der Wahrnehmung durch andere Personen (Fremdbild) übereinstimmt. Dass man oft anders wirkt, als man beabsichtigt, ist eine Erfahrung, die wohl jede Person schon einmal gemacht hat. Die eigene Stimme auf dem Anrufbeantworter und das eigene Auftreten, das auf einem Video aufgenommen wurden, können hier ganz aufschlussreich sein.

Um Selbst- und Fremdwahrnehmung analysieren zu können, ist das so genannte Johari-Fenster hilfreich, das seit Jahrzehnten in der sozialpsychologischen Forschung anerkannt ist. Es handelt sich dabei um ein Instrument, das wahrnehmen hilft, inwieweit Eigenschaften einem selbst bzw.

dem jeweiligen Umfeld bekannt sind. Das grafische Fenster, welches das Verhältnis von Selbst- und Fremdwahrnehmung veranschaulicht, wurde von dem amerikanischen Sozialwissenschaftlern Joe Luft (= Jo) und Harry Ingham (= hari) entwickelt.

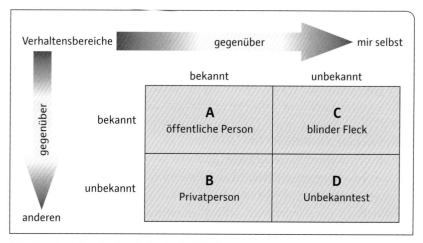

Abb. 9: Johari-Fenster (nach *Josuks* 2001:51).

Dabei werden die Verhaltensweisen einer Person in vier Bereiche, die als Quadranten bezeichnet werden, eingeteilt.

- Quadrant A: Der Bereich der **öffentlichen Person** betrifft Verhaltensweisen und Motivationen, die einem selbst und anderen bekannt sind. Unser Körperverhalten, unsere Sprachgewohnheiten, die Färbung unseres Dialektes u. a. Das Fenster ist von beiden Seiten einsehbar.
- Quadrant B: Im Bereich der **Privatperson** geht es um jene Verhaltensbereiche, die der Einzelperson selbst bekannt sind, die sie aber anderen Personen nicht bekannt gemacht hat oder bewusst nicht bekannt machen will. Von daher ist dieser Bereich des Verhaltens einer Person für andere verborgen oder versteckt. Hierhin gehören z. B. Ängste und Befürchtungen, die wir haben, Unzulänglichkeiten, die wir versteckt halten. Das Fenster ist von außen nicht einsehbar.
- Quadrant C: Der Bereich des **Blinden Flecks** bezeichnet den Bereich des Verhaltens, der für andere Personen sichtbar und erkennbar ist, der aber der eigenen Person selbst oft nicht bewusst ist. Von daher spricht man von einem »*blinden Fleck der Selbstwahrnehmung*«. Wenn wir in

bestimmten Situationen unruhig von einem Fuß auf den anderen treten, mit den Fingern nervös auf den Tisch trommeln, sprachliche Füllsel verwenden (»äh«, »oh«, »sozusagen« …), so ist das den Gesprächspartnern bewusst, uns selbst zumeist nicht. Das Fenster ist von außen einsehbar, von innen dagegen nicht.

- Quadrant D: Der Bereich der **unbekannten Aktivität** bezieht sich auf Vorgänge, die weder der einzelnen Person noch anderen Personen bekannt sind und die zum Bereich des Unbewussten und Unterbewussten gehören. Zweifellos ist dieser Bereich von erheblichem Einfluss auf die Kommunikation. Allerdings sind hier die Veränderungsmöglichkeiten begrenzt. Das Fenster kann von beiden Seiten her nicht eingesehen werden.

Was bedeutet das für die **Feedbackprozesse**? Bei Personen, die sich neu kennen lernen, ist der Bereich A zunächst sehr klein. Je mehr man miteinander kommuniziert, desto mehr vergrößert sich der Bereich A und desto mehr schrumpft der Bereich B. Wir empfinden es als weniger notwendig, Dinge, die wir wissen oder fühlen, zu verbergen. Das bezieht sich z. B. auf die beruflichen Einstellungen, private Gewohnheiten, politische Positionen, kulturelle Vorlieben und persönliche Grundeinstellungen (wie der eigene religiöse Glaube und die ethischen Standards, denen man sich verpflichtet weiß). In einer Atmosphäre wachsenden gegenseitigen Vertrauens besteht ein geringeres Bedürfnis, eigene Gedanken und Gefühle zu verbergen.

Der Bereich C »Blinder Fleck« nimmt langsamer an Umfang ab, weil es auch »gute« psychische Gründe gibt, dass wir gegenüber manchem, was wir fühlen und tun, blind sind (z. B. im Interesse des Selbstschutzes). Aber in einer Atmosphäre wachsenden Vertrauens verkleinert sich auch der Bereich C, weil wir selbst für das Feedback anderer offen sein können. Im Bereich D sind Änderungen nicht auszuschließen, aber doch am schwersten erreichbar.

Zusammenfassung

Die eigene Selbstwahrnehmung kann in dem Maße deutlicher und realistischer werden, wie sich Veränderungen in den Bereichen A, B und C vollziehen. Dabei sind Rückmeldungen von anderen Personen hilfreich, weil sie deutlicher erkennen lassen, welche Wirkung man auf andere Personen hat. Im offenen Austausch und durch ehrliche Feedbacks können die jeweiligen blinden Flecken zunehmend kleiner werden. An den »Ähs« und »Öhs«, auf die man aufmerksam gemacht wird, kann man arbeiten. Die Wirkungen des eigenen Verhaltens auf andere Personen können so deutlicher werden und gegebenenfalls bearbeitet werden. Fragen im Bereich des Quadranten D (Unbewusstes) sollte man allerdings nur mit fachlich-therapeutischer Hilfe bearbeiten. Die Differenzierungen des Johari-Fensters kann man sich im Sinne eines »Feedback-Fensters« als Hilfe zunutze machen, um die eigene Selbstwahrnehmung zu verbessern.

4.6.3 Feedback-Verfahren

Wie sind Feedbacks zu formulieren, um möglichst förderlich und akzeptabel für die Person zu sein, die das Feedback erhält? In der Formulierung sollte ein Feedback:

- konkret, auf ein begrenztes Verhalten bezogen sein;
- beschreibend, nicht wertend formuliert sein;
- klar und präzise und in der Ich-Form formuliert sein;
- konstruktiv, nicht Fehler aufzählend sein;
- unmittelbar bzw. zeitnah nach dem entsprechenden Vorgang erfolgen.

Besonders wichtig ist: Rückmeldungen dürfen nicht in (be)wertender Form gegeben werden, sondern sind als beschreibende Aussagen zu formulieren. Das sei an einem Beispiel verdeutlicht:

- »*Sie sagen ja nie etwas*« (wertendes Feedback).
- »*Sie haben bisher nichts gesagt. Mich würde auch Ihre Meinung zum Thema interessieren*« (beschreibende Rückmeldung).

Im ersten Falle kann die angesprochene Person fast nichts anderes tun als das Vorurteil der fragenden Person zu bestätigen. Es kann sein, dass ein

Gegenangriff erfolgt. Im zweiten Fall wird der angesprochenen Person Wertschätzung und Interesse an ihrer Meinung signalisiert. Die Wahrscheinlichkeit, dass sie dieser »Einladung« folgt, ist relativ hoch.

Es ist wichtig, dass das Feedback positiv formuliert wird. Dafür ist die »Sandwich-Methode« hilfreich. Bei diesem Verfahren wird die negative Nachricht zwischen zwei positive Aussagen eingepackt.

Für die Feedback empfangende Person gilt im Übrigen:
- Hören Sie zunächst bis zum Ende zu, bevor Sie antworten.
- Ein Feedback ist kein Angriff. Respektieren Sie es, aber verteidigen Sie sich nicht.
- Überlegen Sie, ob und was Sie aus dem Feedback lernen können und wollen.
- Seien Sie dankbar: Ein gutes Feedback bietet die Chance der eigenen Weiterentwicklung (vgl. *Simon* 2004:122f.).

Zusammenfassung

Ein Feedback:
- sollte in der Gesamtaussage konstruktiv und zukunftsorientiert sein;
- gibt kein Urteil ab, sondern einen persönlichen Eindruck wieder;
- beschreibt ein störendes, irritierendes Verhalten;
- gibt eine Rückmeldung über einen aktuellen Vorgang;
- ist in der Ich-Form formuliert;
- spricht auch die Ebene der Gefühle an;
- schließt auch Anerkennung und Lob ein.

4.7 In der Gruppe kommunizieren

In Pflegeeinrichtungen gehören Team- und Mitarbeiterbesprechungen zum beruflichen Alltag. Dabei zeigen Untersuchungen, dass im Krankenhaus die Gesprächskontakte in bevorzugtem Maße zwischen den Mitarbeitenden der gleichen Berufs- und Arbeitsgruppen bestehen. In der Pflegeeinrichtung sieht das anders aus, weil bei den Mitarbeiterbesprechungen in der Regel alle Mitarbeitenden ohne Ansehen ihrer beruflichen Position präsent sind.

Für eine effiziente Mitarbeiterrunde oder Dienstbesprechung (*siehe* Teil 6, Kapitel 2 und 3) ist es wichtig, dass die unterschiedlichen Interessen der Teilnehmenden zum Zuge kommen können. Dies bedeutet, dass eine Balance zwischen den jeweiligen Einzelinteressen und den gemeinsamen Belangen herzustellen ist. Dazu ist eine Struktur zu schaffen, die durch eine Diskussionsleitung mit Leben erfüllt wird. Es empfiehlt sich in jedem Falle, in der jeweiligen Einrichtung verbindliche Diskussions- und Verfahrenregeln zu entwickeln. Dabei wird allen Beteiligten deutlich zu machen sein, dass für das Gelingen von Sitzungen keineswegs die Gesprächs-/Diskussionsleitung allein verantwortlich ist, sondern dass eine Verantwortlichkeit der Gesamtgruppe gegeben ist.

Im Interesse eines guten Betriebsklimas und einer guten Kommunikationskultur ist es sinnvoll, gemeinsame Rahmenbedingungen festzulegen, innerhalb derer man sich bewegen will. Das ist insbesondere im Blick auf die Diskussion problematischer und kontroverser Themen, das Aushandeln von Konflikten und den Umgang mit Störungen wichtig. Auf diese Weise können unnötige Verletzungen persönlicher Art im Umgang miteinander vermieden werden. Die getroffenen Absprachen werden zu Regeln verdichtet, die – bis zu einer jederzeit möglichen Veranderung – für alle verbindlich sind.

4.7.1   Die drei Faktoren der Themenzentrierten Interaktion

Ruth Cohn hat mit ihrer Themenzentrierten Interaktion (TZI) ein Modell erarbeitet, das die Bearbeitung von Themen in Gruppen zum Gegenstand hat und das inzwischen vielfältig erprobt wurde. Ihre Vorschläge können als Ausgangspunkt für die Konzipierung eigener Regeln dienen. Ihre Regeln kann man dabei ganz oder zum Teil übernehmen und auch modifizieren und weiterentwickeln. Das Grundprinzip von TZI ist die Herstellung eines **»beweglichen Gleichgewichts«** zwischen den zu bearbeitenden Themen und den Beziehungen innerhalb der Gruppe.

Bei der Diskussion/Besprechung geht es hauptsächlich um drei Faktoren, die im TZI-Dreieck bildlich dargestellt sind: Ich, Wir und Es.

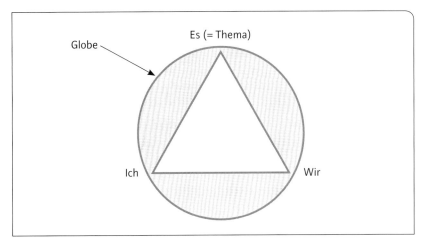

Abb. 10: Modell der TZI-Interaktion.

»**Ich**« steht für das einzelne Gruppenmitglied, die ganze Person mit ihren Bedürfnissen, Erwartungen, Befürchtungen sowie Hoffnungen. »**Wir**« ist die Gruppe bzw. das Team in der jeweiligen Zusammensetzung, die durch ein Netz von Interaktionen gekennzeichnet ist und Sympathien und Antipathien einschließt. »**Es**« steht für das Thema der Gruppe, d.h. die gemeinsame Aufgabe, für die die Gruppe, das Team gebildet wurde. Diese drei Größen werden durch alle denkbaren äußeren Gegebenheiten, den so genannten »**Globe**« umschlossen. Das wird durch den Kreis symbolisiert, der das Dreieck umschließt.

Ziel ist dabei, dass einerseits das Thema zum Zuge kommt und andererseits die Bedürfnisse und Wünsche der einzelnen Person wie auch der Gruppe zu ihrem Recht kommen. Die Balance ist ein ständiger Prozess. Die Mitglieder der Gruppe lernen es, die Gefühle, Stimmungen und Einstellungen aller beteiligten Personen wahrzunehmen und diese Wahrnehmungen zu verbalisieren. TZI will die Dreiheit von Ich, Wir und Es in dynamischer Balance halten. Dabei wird von einer »sanften Lenkung« ausgegangen. Der Diskussionsleitung kommt dabei die Verantwortung für die Einhaltung der Balance zu.

4.7.2   Die drei Grundsätze und die zwei Forderungen

Der TZI liegen **drei Grundsätze** (Axiome) zugrunde. Sie stellen die Ausgangsbasis dar und beinhalten ein positives Menschenbild (*Cohn* 1975:120–128), das den Menschen in seinem Zusammenhang mit dem Universum wie als Wesen der Freiheit sieht:

Nr. 1: *»Der Mensch ist eine psycho-biologische Einheit und darin Teil des Universums. Er ist deshalb sowohl autonom, d.h. eigenständig, als auch interdependent, eben Teil des Universums. Die Eigenständigkeit (Autonomie) der einzelnen Person ist umso größer, je mehr sie die eigene Interdependenz (Verbundenheit mit dem Universum) begreift.«*

Nr. 2: *»Ehrfurcht gebührt allem Lebendigen und seinem Wachstum.«*

Nr. 3: *»Die Freiheit des Menschen ist nicht unbegrenzt, sondern vollzieht sich innerhalb von inneren und äußeren Grenzen, deren Erweiterung aber möglich ist.«*

Aus diesen drei Grundsätzen ergeben sich die folgenden **zwei Forderungen** (Postulate):

Nr. 1: **Sei dein eigener Chairman (»Leiter«).**

Der Begriff *»Chairman«* ist laut Lexikon mit *»Vorsitzender, Leiter«* zu übersetzen. Aber die beiden deutschen Begriffe geben die doppelte Perspektive, die bei Chairman enthalten ist, nicht wirklich wieder. Chairman meint einerseits, dass man Leiterin der eigenen Interessen, Vorsitzende der eigenen Bedürfnisse und Bestrebungen ist. Man soll sich der eigenen Gegebenheiten und seiner Umwelt bewusst sein und soll für sich selbst verantwortlich handeln. In der Gruppe bestimmt jede Person für sich selbst, wann sie reden oder schweigen will. Jede Person macht sich die eigenen Gefühle bewusst und bedenkt die eigenen Möglichkeiten und Grenzen.

Zugleich gilt aber auch, dass man im Blick auf die anderen Personen der Gruppe verantwortlich handeln soll. *»Übe dich, dich selbst und andere wahrzunehmen, schenke dir und anderen die gleiche menschliche Achtung, respektiere alle Tatsachen, so dass du den Freiheitsraum deiner Entscheidungen vergrößerst«* (*Cohn* 1975:121).

Diese Doppelheit *»Leiterin meiner selbst«* und *»Vertreterin der Interessen aller in einer Gruppe«* ist mit Chairman gemeint.

Nr. 2: **Störungen haben Vorrang.**
Das meint: Störungen sind dazu da, dass sie bearbeitet werden. Störungen werden thematisiert, weil eine Gruppe erst dann wirklich offen und zielorientiert arbeiten kann, wenn Störungen beim einzelnen Mitglied oder in der Gruppe durch Aussprechen beseitigt werden. Damit kann ermöglicht werden, dass Entscheidungen auf der Basis von sachlichen Überlegungen und nicht unter dem Diktat von Störungen (z. B. Antipathien zwischen Teilnehmenden, unausgesprochenen Interessen, momentanen Stimmungen) getroffen werden.

4.7.3 Wichtige Regeln für den Umgang miteinander

Die drei Grundsätze und die beiden Forderungen finden ihre Konkretisierung in den Hilfsregeln. Diese Hilfsregeln sind das Ergebnis jahrelanger Beobachtungen von Gesprächsprozessen. Sie sind kontinuierlich weiter entwickelt und daher auch immer wieder neu formuliert worden (*Cohn* 1975:115f., 121–128; vgl. auch *Simon* 2004:92–99). Die Wiedergabe der Regeln erfolgt unter dem Gesichtspunkt der Verständlichkeit teilweise in leicht abgeänderter Form

1. »Vertritt dich selbst in deinen Aussagen;
sprich per ›Ich‹ und nicht per ›Wir‹ oder per ›Man‹.«
Verallgemeinernde Aussagen (*»Wir glauben«*, *»man tut«*, *»jedermann denkt«*) sind häufig persönliche Versteckspiele. Wer von seinen Aussagen überzeugt ist, braucht keine fiktive Unterstützung anderer.

2. »Frage nicht ohne Zufügung deiner Motivation.«
Diese Frage-Regel lautet in der Langform: *»Wenn du eine Frage stellst, sage, warum du fragst und was deine Frage für dich bedeutet. Sage dich selbst aus und vermeide das Interview.«* Diese Regel macht darauf aufmerksam, dass echte Fragen Informationen verlangen, die nötig sind, um etwas zu verstehen. Dabei werden solche authentischen Informationsfragen durch die Angabe der Gründe persönlicher und klarer.

3. »Sei authentisch und selektiv in deiner Kommunikation.«
Diese Authentizitäts-Regel lautet in der Langform: *»Sei authentisch und selektiv in deinen Kommunikationen. Mache dir bewusst, was du denkst und*

fühlst, und wähle, was du sagst und tust.« Nur wenn ich verantwortungsvoll spreche und handle, ermögliche ich Vertrauen und Verständnis. Ich mache mir also selbst klar, was ich denke und fühle und wähle dann aus, was ich sagen und tun will. Wenn ich lüge oder manipuliere, verhindere ich Annäherung und Kooperation. Wenn ich authentisch und selektiv bin, ermögliche ich Vertrauen und Verständnis.

4. »Halte dich mit Interpretationen anderer möglichst lange zurück.«

Cohns ursprüngliche Formulierung lautete: *»Halte dich mit Interpretationen von anderen so lange wie möglich zurück. Sprich stattdessen deine persönlichen Reaktionen aus.«* In Kapitel 2.3.3 wurde auf den Unterschied von Wahrnehmen und Interpretieren hingewiesen. Hier geht es um den Umgang mit Interpretationen. Deutungen zur falschen Zeit erregen Abwehr und verlangsamen den Kommunikationsprozess. Direkte, persönliche Interaktionen zum Verhalten anderer führen zu spontaner Interaktion. (Statt: *»Du redest, weil du immer im Mittelpunkt stehen willst«* besser: *»Bitte rede jetzt nicht, ich möchte nachdenken«* oder *»Ich möchte selbst reden.«*).

5. »Sei zurückhaltend mit Verallgemeinerungen.«

Verallgemeinerungen unterbrechen den Gruppenprozess. Sie sind am Platz, wenn ein (Unter-)Thema ausreichend diskutiert ist und der Übergang zu einem anderen Thema angezeigt ist.

6. »Wenn du etwas über das Benehmen oder die Charakteristik eines anderen Teilnehmers aussagst, sage auch, was es dir bedeutet, dass er so ist, wie er ist (d. h., wie du ihn siehst).«

Die Aussage darüber, wie ich eine andere Person sehe, ist stets meine persönliche Meinung. Ich kann daher nicht mit dem Anspruch auf Allgemeingültigkeit auftreten, sondern kann nur meine Ansicht über die andere Person formulieren und aussprechen.

7. »Seitengespräche haben Vorrang.«

Diese Regel überrascht zunächst; sie wird aber verständlich, wenn bedacht wird: Seitengespräche *»stören und sind meist wichtig. Sie würden nicht geschehen, wenn sie nicht wichtig wären.«* Wer sich zur Nachbarin wendet und mit ihr redet, ist mit großer Wahrscheinlichkeit am Gesprächsverlauf stark beteiligt. Es kann sein, dass jemand etwas sagen möchte, aber sich scheut, es zu tun. Mit der Aufforderung: »*Vielleicht wollt ihr uns erzählen, was ihr miteinander sprecht?*« kann man versuchen, die Redenden in den Gesamtprozess hereinzuholen und die Seitengespräche in die Gruppe einzubringen.

8. »Nur eine Person zur gleichen Zeit, bitte.«
Man kann nur einer Äußerung mit Aufmerksamkeit folgen. Für ein fruchtbares Gespräch ist aber die Aufmerksamkeit füreinander unerlässlich.

9. »Wenn mehrere Gruppenmitglieder gleichzeitig sprechen wollen, verständigt euch in Stichwörtern, über was ihr zu sprechen beabsichtigt.«
Die Anliegen derer, die sprechen möchten, werden auf diese Weise kurz zur Sprache gebracht und durch die Stichwortkommunikation wird ein Überblick über die Vielfalt der Gesprächsfäden erreicht. Dann kann überlegt werden, wie der weitere Gesprächsverlauf strukturiert werden soll. Wird diese Regel ignoriert, kann ein verstärktes Rollenverhalten entstehen, so dass scheue Personen noch weniger aus sich herausgehen und dominante Personen noch mehr das Sprechfeld beherrschen.

10. »Beachte deine Körpersignale und die der anderen.«
Eine ganzheitliche Sicht des Menschen lässt auf den Organismus achten und beispielsweise eine Pause erbitten, wenn die Aufmerksamkeit aller wegen der Sitzungsdauer nicht mehr gegeben ist.

11. »Bitte um ein Blitzlicht, wenn dir die Situation in einer Gruppe und der Gesprächsverlauf nicht mehr transparent sind« (nach *Brunen/Herold*: 2001, 133).
Jedes Gruppenmitglied soll kurz und präzise über seine gegenwärtigen Gefühle Auskunft geben. Auf dieser Basis kann eine Entscheidung über die Weiterarbeit getroffen werden.

Diese Regeln zeigen konkret, wie die einzelne Person Verantwortung übernehmen kann für alles, was sie sagt. Die Gesprächsleitung, aber auch die einzelnen Mitglieder achten darauf, dass die Balance zwischen den drei Eckpfeilern – der eigenen Person, dem Gruppenprozess und dem Thema – gewahrt bleibt. Diese Regeln sind keine absoluten Gesetze; sie können vielmehr jederzeit modifiziert und ergänzt werden.

Die TZI-Methode eignet sich gut dazu, die Sitzungen in einer Pflegeeinrichtung zu strukturieren. Die Mitarbeitenden benötigen eine gewisse Zeit,
bis sie sich mit dem Instrumentarium vertraut gemacht haben. Aber dieses
ermöglicht ihnen, einen fairen Umgang miteinander zu pflegen und eine
Kommunikationskultur zu entwickeln, bei der sowohl die zu verhandelnden
Fragen als auch die beteiligten Personen zu ihrem Recht kommen können.

Zusammenfassung

Die Methode der Themenzentrierten Interaktion ist ein geeignetes Instrumentarium, um die Kommunikationskultur in einer Pflegeeinrichtung
wirksam zu gestalten:

- Für die Besprechungen (Arbeitsteam, Mitarbeiterbesprechung) ist es
  wichtig, eine Balance zwischen den berechtigten Interessen der Mitarbeitenden einerseits sowie den Erfordernissen und Aufgaben der
  Pflegeeinrichtung andererseits zu finden.
- TZI stellt mit dem Dreieck der lebendigen Balance von Ich, Wir, Es und
  der realistischen Sicht des Menschen in Freiheit und Gebundenheit
  dafür grundlegende Einsichten zur Verfügung.
- Die beiden grundlegenden Forderungen (*»Sei dein eigener Chairman«*
  und *»Störungen haben Vorrang«*) finden ihre praktische Umsetzung in
  den Regeln zum kommunikativen Umgang miteinander.
- Im Sinne eines situativen Leitungsstiles obliegt der Gesprächsleitung
  die Aufgabe, die Balance von Ich, Wir und Es praktisch zu gestalten.

TEIL 2

DIE KOMMUNIKATION MIT PFLEGEBEDÜRFTIGEN

Hannelore Josuks

1 DIE BEDEUTUNG DER KOMMUNIKATION IN DER PFLEGE

Der Satz: »*Jede Pflegehandlung ist Kommunikation oder die Chance zu einer Begegnung von Mensch zu Mensch oder von Subjekt zu Subjekt*« (*Grond*, 2000:47) stellt eindrücklich die Bedeutung der Kommunikation für die Pflege heraus. Dabei gilt es, weiterhin auch die Aussage von *Watzlawik*, dass nicht wahr ist, was A sagt, sondern das, was B versteht, im Kommunikationsprozess in der Pflege zu bedenken.

Innerhalb der Pflegehandlung verrichten Pflegende täglich beim Patienten folgende Tätigkeiten:
• Sie kommunizieren mit dem Patienten und dessen Angehörigen.
• Sie verrichten Handlungen am Körper des Patienten (z. B. waschen).
• Sie arbeiten mit Gegenständen (Betten machen).

In all diesen Situationen kommt es zu Handlungen, die sowohl vom Patienten als auch von der Pflegenden unterschiedlich interpretiert werden können. So kann die Äußerung einer Pflegenden: »*Wir machen Sie jetzt mal fertig*« vor einer Ganzwaschung des Patienten positiv oder negativ gesehen werden. Positiv wäre z. B. die Sichtweise, dass die Pflegenden etwas Gutes für mich tun; negativ wäre die Einschätzung, dass sie mich grob behandeln. In diesen Situationen spielt neben der verbalen Kommunikation die nonverbale eine ausschlaggebende Bedeutung. Pflegende sind somit gefordert, die verbalen Äußerungen und die nonverbalen Signale der Patienten schnell zu deuten, um adäquat handeln zu können. Zudem müssen sie bei Patienten mit Kommunikationsstörungen in Bezug auf z. B. die Sprache, das Gehör, das Sehen oder auch auf die Hirnleistung (Demenz) eine Form der Verständigung finden, um die Bedürfnisse des Patienten erfassen und eine Beziehung aufbauen zu können. Die Fähigkeit zur Kommunikation stellt somit eine Schlüsselqualifikation für Pflegende dar. Im Folgenden werden daher der Aufbau und die Gestaltung von Pflegebeziehungen, die Kommunikation mit den Patienten und eventuelle Störungen sowie besondere Situationen in der Kommunikation mit zu Pflegenden und deren Angehörigen behandelt.

1.1   Pflege als Beziehungsprozess

Eine Beziehung liegt dann vor, wenn eine Verbindung zweier Menschen zustande kommt, die aktiv in ein Verhältnis zueinander treten. Um die Art und Ausprägung der Beziehung zu charakterisieren, bedarf es einer näheren Beschreibung derselben. So kann es sich z. B. handeln um:

- mitmenschliche, persönliche Beziehungen,
- persönliche, partnerschaftliche Beziehungen,
- professionelle, helfende, therapeutische Beziehung (vgl. *Schlettig; von der Heide* 1993:11).

Bei der Pflege handelt es sich eindeutig um eine professionelle, helfende, therapeutische Beziehung. Hierzu bedarf es der Fähigkeit, die Welt des anderen Menschen zu betreten und eine gemeinsame Ebene herzustellen, was auch als Beziehungsmanagement bezeichnet wird. So kann das für eine Beziehung unverzichtbare Vertrauensverhältnis zwischen der Pflegekraft und dem Patienten aufgebaut werden.

Beziehungsmanagement ist in der heutigen Pflege ein qualitätsrelevanter Faktor. Innerhalb des Beziehungsmanagements gilt es, dem Patienten auch in schwierigen Situationen das Gefühl zu vermitteln, ein gleichwertiges, mündiges und selbstbestimmtes Individuum zu sein. Pflegekräfte sind von daher gefordert, während des Kontaktes mit dem Patienten gemeinsam die Prioritäten in der Pflege zu ermitteln und dabei den Bedürfnissen des Patienten Rechnung zu tragen (vgl. *Müller; Thielhorn* 2000:161).

Die Pflege als Beziehungsprozess wird erstmalig im Pflegemodell von *Hildegard Peplau* beschrieben. *Peplau* entwickelte in den 1950er-Jahren ein psychodynamisches Pflegemodell, das flexibel auf die sich verändernden psychischen Situationen des Patienten eingeht. Den Schwerpunkt ihrer Arbeit bilden die Beschreibung psychodynamischer Pflege sowie die verschiedenen Phasen der Interaktion zwischen Patient und Pflegekraft. Weiterhin beschreibt sie die Rollen, die Patient und Pflegefachkraft in der Beziehung einnehmen (vgl. *Steppe* 1990:768). Die Kommunikation spielt in den verschiedenen Phasen des Modells eine große Bedeutung. Der Prozess der Pflege kann durch das Beherrschen von kommunikativen Grundlagen (*siehe* Teil 1, Kapitel 2) professionell gestaltet werden.

Unter psychodynamischer Pflege versteht *Peplau*: »*Erkennen, klären und ein Verständnis dafür entwickeln, was passiert, wenn eine Krankenschwester sich hilfreich einem Patienten zuwendet, das sind die wichtigen Schritte psychodynamischer Krankenpflege; Pflege ist hilfreich, wenn beide Patient und Krankenschwester, aus dieser Situation etwas lernen und sich weiterentwickeln können*« (*Peplau* 1988, in: *Steppe* 1990:769).

Die Phasen der Interaktion beschrieb *Peplau* folgendermaßen:

1. Orientierungsphase

In dieser Phase findet vorrangig eine Orientierung im Rahmen der Beziehung zwischen Pflegefachkraft und Patient statt. Priorität hat hierbei die Einschätzung der Probleme aus Patientensicht. Der Patient bedarf hier der Unterstützung der Pflegekraft, z. B. auch mit Hilfsmitteln zur Orientierung wie Informationsbroschüren (vgl. *Peplau* 1995:41 ff.).

Die Anwendung der Gesprächsregeln (*siehe* Teil 1, Kapitel 4) ist gerade für diese Phase von eminenter Wichtigkeit. Folgende Fragen können für die Orientierung der Patienten von Bedeutung sein:
- Was verändert sich jetzt in meinem Tagesablauf?
- Wer wird mich versorgen, was denkt die Pflegeperson von mir, wie sieht sie mich?
- Welchen Einfluss habe ich auf die Pflege?
- Darf ich meine Gewohnheiten beibehalten?
- Was muss ich selbst noch tun?

2. Identifikationsphase

Hier kommt es zur Identifikation mit der Pflegekraft als Symbol für reichhaltige und bedingungslose Fürsorge. Die Patienten können hier Haltungen wie z. B. Heiterkeit und Zuversicht in der Problembewältigung von der Pflegefachkraft übernehmen (vgl. *Peplau* 1995:55 ff. und *Steppe* 1990:768). In dieser Phase stehen den Patienten drei Möglichkeiten der Reaktion auf die angebotene Pflege zur Verfügung:
1. Die Patienten nehmen die wechselseitige Beziehung zwischen sich und der Pflegekraft an. Sie können ihre Gefühle wie Angst, Unsicherheit, aber auch Heiterkeit zeigen. Die Pflegekraft kann darauf eingehen und mit ihnen über ihre Gefühle sprechen.

2. Eine weitere Form der Reaktion kann sein, dass die Patienten sich unabhängig und isoliert zeigen. Diese Patienten vertrauen nicht auf die Hilfeleistungen der Pflegekraft.

3. Die dritte Art der Reaktion kann darin bestehen, dass sich die Patienten vollständig mit der Pflegekraft identifizieren, jede Verantwortlichkeit ablegen und darauf warten, dass ihre Wünsche erfüllt werden.

Bei all diesen Reaktionsmöglichkeiten kommt der Pflegekraft eine führende Rolle zu. Führung bedeutet in diesem Sinne, den Patienten zu motivieren, seine Fähigkeiten zu entdecken und zu entwickeln, um sich aktiv an der Lösung der Situation zu beteiligen. Die Pflegefachkraft übernimmt somit nicht die totale Verantwortung (vgl. *Doubra* 1997:8).

In dieser Phase ist das aktive Zuhören der Pflegekraft von eminenter Wichtigkeit. Darüber hinaus sollten die Patienten lernen, ihre Gefühle und Gedanken auszudrücken und Verantwortung für ihre eigene Situation zu übernehmen.

3. Nutzungsphase

In dieser Phase nutzen die Patienten alle ihnen zuvor angebotenen Dienstleistungen. Je nach Situation ziehen sie den Nutzen aus vergangenen Erlebnissen (z. B. kennen sie die Vorgehensweise beim Verbandwechsel und können diesen selbstständig durchführen oder sie finden sich im Klinikalltag zurecht) (vgl. *Peplau* 1995:62f.). In dieser Phase ist schwerpunktmäßig das Sachgespräch gefordert. In der ambulanten und in der stationären Altenpflege bleiben die Pflegebedürftigen häufig in dieser Phase, da eine totale Ablösung vom Pflegedienst nicht mehr möglich ist. Nur in Teilbereichen können sich die Pflegebedürftigen von der Pflegekraft lösen und wieder selbstständig agieren.

4. Ablösungsphase

Das Kennzeichen dieser Phase ist die Ablösung der Patienten von der Pflegekraft. Die Bedürfnisse der Patienten in Bezug auf den Klinikaufenthalt sind befriedigt, und er plant Ziele für die Zukunft (vgl. *Peplau* 1995:64ff. und *Steppe* 1990:768). In dieser Phase benötigten die Patienten ein Feedback von der Pflegekraft (*siehe* Teil 1, Kapitel 4.6) über ihre aktuelle Situation, bereits erreichte Ziele und den weiteren Verlauf.

In dieser Phase können z. B. folgende Fragen aufkommen:

- Was muss ich nach dem Krankenhausaufenthalt oder nach dem Ende der Pflege im häuslichen Bereich noch für mich und meinen Körper tun?
- Was muss ich an meinem Lebensstil verändern?
- Mit welchen Einschränkungen muss ich leben?
- Wie reagieren meine Angehörigen, Freunde usw. jetzt auf mich?

Innerhalb dieser Phasen werden vom Patienten und der Pflegekraft verschiedene Rollen eingenommen, die exemplarisch in der Abbildung 11 dargestellt sind.

Im psychodynamischen Pflegemodell wird die Beziehung zwischen Patient und Pflegekraft in den Vordergrund gestellt. Die Einteilung der Person nach Krankheitsbildern oder Grundbedürfnissen ist nachrangig. In diesem Modell geht es um eine wechselseitige Beziehungsgestaltung, die durch einen gegenseitigen Lernprozess gekennzeichnet ist. *Peplau* fordert deshalb von den Pflegenden folgende Fähigkeiten, um eine effektive Kommunikation gestalten zu können:

- die Fähigkeit zuzuhören;
- die Fähigkeit offen und vertrauensvoll mit dem Patienten zu sprechen;
- die Fähigkeit offene, klärende, erweiternde und hypothetische Fragen zu stellen (*siehe* Teil 1, Kapitel 4.3).

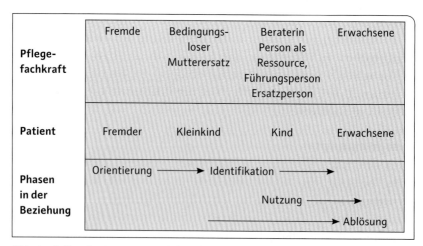

Abb. 11: Rollen des Patienten und der Pflegekraft (vgl. *Steppe* 1990:769).

Die Anwendung der Pflegeprozessmethode auf der Grundlage des Modells von *Peplau* sieht vier Interaktionsphasen vor:

1. Orientierungsphase = Einschätzung: Die Pflegenden sammeln Informationen und erstellen eine Pflegediagnose.

2. Identifikationsphase = Planung: Die Pflegenden setzten gemeinsam mit dem Patienten Prioritäten (wenn möglich), dokumentieren die Pflegeziele und erstellen die Pflegeplanung.

3. Nutzungsphase = Durchführung der Pflege.

4. Ablösungsphase = Bewertung der Pflege (vgl. *Grond* 2000:19).

1.2 Beispiel eines Pflegefalles

Herr X, der aufgrund eines Apoplexes nach einem Krankenhausaufenthalt erneut vom ambulanten Pflegedienst betreut werden muss, ist bekannt für seine vielen Forderungen und Wünsche. Pfleger Z, der Herrn X von der letzten Versorgung durch den ambulanten Pflegedienst kennt, ist entschlossen, ihm freundlich zu begegnen, jedoch nicht auf seine Extrawünsche und Forderungen einzugehen. Dieser Entschluss von Pfleger Z lässt sich jedoch selten realisieren, da Herr X häufig die Versorgung ablehnt, weil er vermeintlich mit anderen, für ihn wichtigeren Tätigkeiten beschäftigt ist. Wenn Pfleger Z auf die Einhaltung der vereinbarten Leistungen drängt, fängt Herr X an zu schimpfen und zu schreien.

Nach *Peplau* könnte der Fall wie folgt analysiert werden.
• Was will Herr X mit seinem Verhalten erreichen?
• Frühere Erfahrungen mit Pfleger Z bestimmen die Zielsetzung von Herrn X und verhindern eine offene Beziehung. Das Ziel wurde ausschließlich von Pfleger Z bestimmt.
• Die Ziele von Herrn X stimmen nicht mit den Zielen von Pfleger Z überein, es besteht ein Zielkonflikt.
• Das Beharren von Pfleger Z auf Einhaltung der Erbringung der Pflegeleistung verursacht Aggressionen bei Herrn X, die er nicht anders äußern kann.
• Die Priorität der selbstgesetzten Ziele von Herrn X zeigt sich in seiner unbeherrschten Reaktion, wenn ihm deren Realisierung verweigert wird.

- Zu den selbstgesetzten Zielen von Herrn X könnten zählen: Das Bedürfnis, respektiert und anerkannt zu werden. Das Verständnis für die Situation, dass auch durch die wiederholten Hilfeleistungen seitens des ambulanten Pflegedienstes seine Gesundheit nicht vollständig wiederherzustellen ist.

Die primäre Unterstützung und Hilfeleistung durch die Pflege besteht demnach bei Herrn X in der Klärung seiner emotionalen Situation. Erst danach können die weiteren Schritte besprochen und geplant werden. Wenn Herr X sich in seiner Situation verstanden fühlt, wird er bereit sein, die Pflege zu akzeptieren. Wenn Pfleger Z seine Vorerfahrungen mit Herrn X reflektieren und aufarbeiten kann, wird er bereit sein, sich offen auf die neue Situation einzulassen.

Übertragung des Ansatzes der »psychodynamischen Pflege« auf die geschilderte Situation

Auf die Sicht der Pflegekraft:

Pfleger Z ist traurig, dass Herr X schon wieder vom ambulanten Pflegedienst betreut werden muss. Er weiß, dass Herr X sich nie wieder ganz allein versorgen kann. Er will versuchen, Herrn X soviel Entscheidungsfreiheit einzuräumen wie möglich.

Auf die Gestaltung des Gespräches:

Herr X: »*Jetzt muss ich schon wieder von Ihnen versorgt werden.*«
Pfleger Z: »*Ich kann mich noch gut an Sie erinnern. Wie ist es denn für Sie, von uns versorgt werden zu müssen?*«
Herr X: »*Ganz furchtbar, es hilft doch alles nichts mehr, ich bin zu alt.*«
Pfleger Z.: »*Sie fühlen sich ganz hoffungslos?*«
Herr X: »*Ja, ich möchte mich wieder so schnell wie möglich selbst versorgen können.*«
Pfleger Z.: »*Ich bin ganz Ihrer Meinung. Ich hoffe auch, dass Sie sich bald wieder fast allein versorgen können. Was ich hierzu tun kann, will ich gerne tun. Wie möchten Sie Ihren Tag außerhalb der Versorgung durch den ambulanten Pflegedienst gestalten?*«

Diese Form des Gesprächs ermöglicht einen anderen Umgang miteinander. Er geht in einfühlsamer Weise auf den Patienten ein. Dieser kann jetzt selbst bestimmen, wann der Pflegedienst kommt und welche Tätigkeiten dann ausgeführt werden.

1.3   Die emotionale Situation der Pflegenden im Kommunikationsprozess

Die emotionale Situation der Pflegenden ist im Kommunikationsprozess ebenfalls mit zu berücksichtigen. Untergründige, oft unbewusste Emotionen können den Kommunikationsprozess in der Pflege und die sachgerechte Pflege beeinflussen. Diese Emotionen können z. b. auf frühkindlichen Krankheits- und Beziehungserfahrungen der Pflegenden beruhen (vgl. *Teising* 2004:312 ff.).

Die Pflegetätigkeit verlangt eine hohe Sozialkompetenz und auch emotionale Belastbarkeit. Dazu kommt, dass Pflegekräfte häufig die wichtigsten, ja sogar einzigen Bezugspersonen für Pflegebedüftige sind. Ihnen werden daher alle Frauden, aber auch Sorgen weitergegeben. Solch ein enger Kontakt erfordert ein hohes Maß an Empathie und emotionaler Unterstützung. Zudem können aufgrund der körpernahen, ja intimen Tätigkeiten sich ambivalente Gefühle einstellen und es kann zu Gefühlen von Angst und Aggression, bis hin zu Peinlichkeiten kommen.

Die emotionale Grundstimmung der Pflegeperson bestimmt daher ihre eigene Befindlichkeit während der Kommunikation und die Ausgestaltung der jeweiligen Situation. Dazu kommen Sympathie und Antipathie als weitere wesentliche Faktoren im Kommunikationsprozess. Daraus lässt sich ableiten, dass das fachliche Wissen der Pflegefachkraft im Beziehungsprozess zum Patienten eine sekundäre Rolle spielen kann.

Der Umgang mit den eigenen Emotionen ist daher ein wichtiger Aspekt der Pflege, der im beruflichen Alltag oft nicht hinreichend beachtet wird. Man spricht ja von professioneller Gefühlsarbeit oder auch Emotionsarbeit. Um sich der eigenen Emotionen bewusst zu werden, ist es hilfreich, seine eigenen Trigger, d. h. Auslöser starker Emotionen, zu kennen. Folgende Fragen können sich Pflegekräfte hierzu stellen:

- Was muss ein anderer tun, damit ich in die Luft gehe?
- Was ist mir peinlich?
- Was belastet mich?
- Was macht mir Angst?
- Was verletzt mich?
- Wie können andere mich kränken?
- Womit können andere mir schmeicheln?

Die folgenden Fragen können in solchen Situationen eine hilfreiche Unterstützung darstellen und helfen, die eigene Aktionsfähigkeit zu behalten bzw. wieder zu gewinnen:

- Welche »Rettungsboote« (Auswege) benutze ich in unangenehmen Situationen?
- Wie gewinne ich meine Fassung wieder? (vgl. *Josuks; Lerche* 2001:15)

Die Fülle der Gefühle, die zu bearbeiten sind, führt nicht selten zu berufsbedingten Auswirkungen (Nachlassen der Motivation, Aggressivität, Erkrankungen) bis hin zu einem möglichen Burn out. Daher ist hier ein sorgsamer Umgang mit sich selbst und seinen Emotionen wichtig.

2 DER AUFBAU VON BEZIEHUNGEN

Der Beginn einer jeden Pflegebeziehung ist die erste Begegnung zwischen Patient und Pflegekraft. Der erste Eindruck ist auch hier bestimmend für den Verlauf der Beziehung. Im Vordergrund der gegenseitigen Wahrnehmung stehen Gestalt, Aussehen und Ausstrahlung. Es kommt zu den ersten positiven oder negativen Empfindungen und Gefühlen. Hieraus entwickeln sich Antipathie oder Sympathie.

Lesen Sie sich die nachfolgenden zwei Beschreibungen von zu Pflegenden durch und nehmen Sie den ersten Eindruck der Schilderung wahr.
- Weiblich, 18 Jahre alt, langer schwarzer Rock, schwarze Jacke, Springerstiefel, Halsband mit Nägeln, schwarze Rastalocken, beide Ohren mit Ohrringen übersät, Nasen- und Augenlidpiercing. Beim Sprechen im Jargon der Jugendsprache Kaugummi kauend mit sichtbarem Zungenpiercing.
- Weiblich, 74 Jahre alt, sauber gekleidet im dunkelblauen Kostüm, spricht ein wohl artikuliertes Hochdeutsch.

Welchen Eindruck hat die Schilderung bei Ihnen hinterlassen? Welche der beschriebenen Personen gefällt Ihnen besser? Die Punkerin oder die ältere Dame? Wo könnte es Vorurteile geben? Wo empfinden Sie Sympathie oder wo kommt Antipathie auf? Welche Vorerfahrungen haben Sie mit vergleichbaren Personen gemacht? Hätten Sie die junge Frau gern als Tochter oder die ältere Dame gern als Großmutter? Was verbinden Sie mit den beiden Personen? Die Punkerin, unkonventionell, frei, kann sich daneben benehmen, erlebt viel? Die ältere Dame, finanziell abgesichert, sozial angesehen, bürgerlich, Liebling der Kinder? Entstehen solche oder ähnliche Sätze bzw. Bilder, Gedanken in ihrem Kopf? Im Moment der ersten Begegnung ist alles möglich, von der großen Liebe bis zur großen unüberwindbaren Abneigung.

Dies hört sich banal an, ist aber für die Begegnung und Beziehungsgestaltung in der Pflege von immenser Bedeutung. Die Empfindungen, die in der ersten Begegnung mit den Patienten entstehen, reichen oft schon aus, um die Pflege auf einer rein mechanischen Ebene, sprich dem Abarbeiten von Pflegetätigkeiten ohne jeglichen Bezug zu den Patienten, zu beginnen. Werte- und Glaubenssysteme des Einzelnen haben hierauf einen großen Einfluss (vgl. *Bauer* 1997:23 ff.).

2.1 Die Besonderheit der professionellen Beziehung

Beziehungen können persönlich intim, freundschaftlich, zwischenmenschlich und professionell sein. Jeder von uns ist in Beziehungsnetze eingebunden. Soziale Beziehungen werden von Menschen freiwillig eingegangen und es besteht in der Regel kein körperliches oder psychisches Abhängigkeitsverhältnis zum Gegenüber.

Fischer und *Brown* stellen als Kennzeichen einer guten Beziehungen heraus, dass beide Kommunikationspartner:
- sich akzeptieren und wertschätzen;
- sich bemühen, den anderen zu verstehen;
- ein Gleichgewicht zwischen Gefühl und Vernunft suchen;
- Gefühle ehrlich, echt und authentisch mit »Ich« ansprechen;
- vertrauenswürdig, transparent und berechenbar sind;
- durch Argumente überzeugen, ohne Druck auszuüben;
- Zugeständnisse machen, nicht die Meinung des anderen übernehmen;
- vorbehaltlos konstruktiv kooperieren statt miteinander zu rivalisieren (vgl. *Grond* 2000:10).

Eine solche Idealbeziehung ist zwischen Patient und Pflegekraft aufgrund der unterschiedlichen Machtverhältnisse kaum realisierbar. Die Pflegekraft kann jedoch versuchen, eine Haltung einzunehmen, in der die Beziehung zum Patienten partnerschaftlich gestaltet wird und die Kommunikation einigermaßen symmetrisch verläuft.

Als Besonderheiten in der Beziehung zwischen Pflegekraft und Patienten sind festzuhalten:
- Die Begegnung ist nicht freiwillig, sondern ebenso wie das geführte Gespräch in der Begegnung, zweckgebunden und strukturiert.
- Inhalte der Pflege, Pflegeziele sowie das Verhalten bei Pflegetätigkeiten sind zu einem großen Teil vorgegeben.

- Die Sichtweise der Pflegekräfte ist oft auf ihren Bereich eingeengt; Patienten werden generell als Hilfebedürftige gesehen. Speziell bei der pflegerischen Versorgung älterer Menschen findet sich bei der Pflegekraft häufig ein reduziertes Menschenbild. Bei der Pflegetätigkeit werden häufig nur die Defizite gesehen.
- Die Pflegebeziehung bringt den Pflegekräften häufig einen Selbstgewinn, sich stark und mächtig gegenüber dem schwachen und hilflosen Kranken zu fühlen und Dankbarkeit zu ernten.

Die Rollenbeziehungen zwischen Pflegekraft und Patient sind häufig einseitig bestimmt und asymmetrisch gestaltet (vgl. *Grond* 2000:10 ff.). Insbesondere ist noch einmal hervorzuheben, dass es sich bei der professionellen gegenüber der sozialen Beziehung nicht um eine freiwillige Beziehung handelt, sondern dass die Patienten von den Pflegekräften abhängig sind.

2.2 Kontaktaufbau und Kommunikationsregeln

Eine Beziehung aufzubauen ist die hohe Kunst im Umgang mit Menschen. Hierzu ist es wichtig, den anderen anzuerkennen und ihm das Gefühl zu geben, wichtig genommen zu werden (vgl. *Seßler* 2003:15).

2.2.1 Kontaktaufbau in der professionellen Beziehung

Der Aufbau einer jeden Beziehung beginnt mit der Kontaktaufnahme. Hierbei sind folgende Punkte zu beachten:
- Herstellen eines Blickkontaktes;
- dem Patienten zugewandte Körperhaltung einnehmen;
- ggf. Körpersprache und Haltung des Patienten spiegeln;
- Verändern der Körpersprache zur gleichen Zeit;
- auf eine Ebene gehen:
  - ‣ körperlich (z. B. in gleicher Höhe sitzen);
  - ‣ sprachlich (evtl. in der gleichen Art und Weise sprechen oder ähnliche Worte verwenden) (*siehe auch* Teil 4, Kapitel 4.1);
  - ‣ evtl. gleiche Stimmlage und gleiche Geschwindigkeit in Sprache und Bewegung;

- Respekt entgegen bringen;
- Aufmerksamkeit schenken und
- Interesse an der Person zeigen.

Diese Punkte sind selbstverständlich patientenindividuell anzuwenden. Ausnahmen bestehen bei krankheitsbedingten Störungen oder Problemen des Patienten wie z. B. emotionale Entgleisungen (Schreien, Weinen) und Sprach- und Verhaltensstörungen (*siehe* Kapitel 3).

2.2.2 Kommunikationsregeln nach *Dörner*

Weiterhin bieten die zwölf Kommunikationsregeln von *Dörner* eine Hilfe zur Beziehungsgestaltung:

- Die Pflegekraft muss die Begegnung wollen, d. h., die Pflegekraft fühlt sich bereit, Patienten zu begegnen und mit ihnen eine Beziehung aufzunehmen.
- Die Pflegekraft muss auf die Einzigartigkeit neugierig sein, d. h. neugierig sein auf den Menschen, seine Einzigartigkeit und nicht die Krankheit in den Vordergrund stellen.
- Die Pflegekraft muss in dem allerelendsten, verzweifelsten, kränksten, behindertsten oder bösesten Menschen den Menschen schlechthin sehen, d. h., jeder Mensch ist wichtig, egal wie sein Zustand bzw. seine momentane Verfassung ist.
- Die Pflegekraft muss das Gesagte des Patienten respektieren, d. h., es ist wichtig, seine Realität als Teil der Realität der Pflegekraft ernst zu nehmen.
- Die Pflegekraft muss die Wahrnehmung anderer über den Patienten und über sich selbst respektieren, d. h., jeder hat seine selektive Wahrnehmung, die subjektiv richtig und seine Realität ist. In jeder Beziehung spiegeln sich nur ein Teil der Wahrheit und ein Teil der Realität wider.
- Die Pflegekraft muss den Patienten als Teil seiner materiellen und sozialen Welt sehen, d. h., jeder ist ein Teil seiner Familie oder ein Teil einer Gruppe von Freunden und seines sozialen Umfeldes.
- Die Pflegekraft muss ihre Ersatzfunktion erkennen und akzeptieren, d. h., Pflegekräfte sind nur »Ersatzspieler«, bis sich der Patient wieder zurechtfindet.

- Die Pflegekraft muss akzeptieren, dass der Patient etwas anderes will als sie. Die Pflegekraft darf nicht der Faszination der Symptome erliegen.
- Die Pflegekraft sagt nicht, dass sie den Patienten versteht, d. h., Aufgabe der Pflegekraft ist es, dass der Patient sich wieder selbst versteht, seine Situation akzeptiert und versucht, sie zu bewältigen.
- Die Pflegekraft will den Patienten nicht ändern, d. h., keiner kann den Patienten ändern, nur er selbst kann das tun. Die professionelle Beziehung muss hierfür den Freiraum bieten.
- Die Pflegekraft redet nicht mit dem Patienten über seine Krankheit, sondern sie redet mit ihm als Person, d. h., der Patient wird nicht als Symptomträger sondern als Person angesprochen. Pflegekräfte sollten mit dem Patienten über seine Interessen, wie z. B. Familie, Beruf oder Wünsche, reden.
- Pflegekräfte sollten den Patienten nicht »nackt« ausfragen, d. h., das Erstgespräch sollte nicht während einer Untersuchung stattfinden, sondern in einem Gespräch bei einer gemeinsamen Tätigkeit, wie z. B. dem Kaffeetrinken (vgl. *Grond* 2000:106 ff.).

Das Anwenden der Kommunikationsregeln von *Dörner* erwartet von den Pflegekräften ein Pflegeverständnis, das von gegenseitiger Akzeptanz, eigenverantwortlichem und selbstbestimmtem Handeln des Patienten gekennzeichnet ist. Dies fällt Pflegekräften oft noch schwer, da sich die Wünsche des Patienten häufig nicht mit den professionellen Werten decken. Für die professionelle, patientenorientierte Pflege sind bestimmte Grundhaltungen wesentlich, die den einzelnen Kommunikationsregeln und -techniken zugrunde liegen.

2.2.3 Biografische Kommunikation

Neben den Kommunikationsregeln von *Dörner* ist die biografische Kommunikation, d. h., das Wissen um und das Anwenden des zeit- und schichtspezifischen Wortschatzes der Patienten, ein weiterer wesentlicher Bestandteil der Gestaltung einer professionellen Beziehung. Der Ansatz dazu findet sich in der Soziolinguistik, einer relativ neuen wissenschaftlichen Disziplin. Diese erforscht das Verhältnis von Sprache und Gesellschaft (vgl. *Wingchen* 2000:24).

In unterschiedlichen Sozialschichten werden verschiedene Sprachkodes angewendet. Dies wies der englische Soziologe *Basil Bernstern* auch für den deutschen Sprachraum nach. Diese Sprachkodes weisen auf verschiedene Lebensbedingungen und unterschiedlich verlaufene Sozialisationsprozesse hin (vgl. *Wingchen* 2000:24). Für die Kommunikation im Pflegealltag bedeutet das, dass sich eine Pflegekraft auf den jeweiligen Sprachkode der zu Pflegenden einstellen sollte. Dieses könnte die Akzeptanz der Pflegekraft erleichtern und eine bessere Verständigung auf partnerschaftlicher Ebene fördern.

Für die konkrete Pflegesituation heißt dies, dass die verbale und die nonverbale Kommunikation in Anlehnung an den Beruf, den gesellschaftlichen Status und das Lebensalter des zu Pflegenden eingesetzt werden.

Die Kommunikation mit einer 80-jährigen Gymnasiallehrerin (höhere Mädchenschule) gestaltet sich somit anders als mit einer 80-jährigen ehemaligen Verkäuferin aus dem Fleischwarenhandel. Werden die o. g. Personen durch eine 23-jährige Pflegekraft betreut, muss diese einen Abgleich zwischen den Begrifflichkeiten und den nonverbalen Gesten der Vergangenheit und der Gegenwart vornehmen, um Missverständnisse zu vermeiden.

Dazu ein Beispiel: Die junge Pflegekraft sagt zur ehemaligen Gymnasiallehrerin: *»Sie sehen ja heute voll fett aus!«* Die alte Dame empfindet diesen Ausspruch als Beleidigung und antwortet empört: *»Was fällt Ihnen ein, so mit mir zu reden!«*

Was war passiert? Die junge Pflegekraft wollte der alten Dame ein Kompliment über ihr Aussehen machen und verwendete ihren aktuellen Sprachkode, in dem *»voll fett«* gleichbedeutend mit *»richtig gut«* ist. Leider war der alten Dame dieser Sprachkode nicht bekannt und sie war verständlicherweise ungehalten.

Neben den o. g. Regeln der Kommunikation sind darüber hinaus bestimmte Grundhaltungen beim Aufbau von Beziehungen von wesentlicher Bedeutung.

2.3   Grundhaltungen beim Aufbau von Beziehungen

Carl Rogers hat als die drei wesentlichen kommunikativen Grundhaltungen Wertschätzung (oder Akzeptanz), Echtheit (oder Authentizität) und Empathie herausgearbeitet (*siehe* Teil 1, Kapitel 4.1). Dies gilt es, im Hinblick auf den Beziehungsaufbau in der Pflege, noch näher zu bedenken.

2.3.1   Wärme und Respekt

Riley stellt zusätzlich die »*Wärme*« heraus. Als Wärme kann die Zuwendung oder professionelle Nähe zum Patienten bezeichnet werden, die als besonderes Ingredienz oder sogar als Katalysator für die Gestaltung von menschlichen Beziehungen zu sehen ist. Personen, die Wärme ausstrahlen, vermitteln ein Gefühl von Willkommensein und ermöglichen eine entspannte, ggf. froh gestimmte Gesprächssituation.

Auch wenn Patienten nicht in der Lage sein mögen, Zertifizierungen und fachliche Qualifikationen beurteilen zu können, so können sie doch Zuwendung beurteilen aufgrund der Achtsamkeit und der Wärme, die sie empfangen. Wärme im Pflegealltag beinhaltet, den Patienten wahr zu nehmen, mit ihm in Kontakt zu treten und eine freundliche Atmosphäre zu gestalten. Wärme im Pflegealltag beinhaltet aber auch, den Patienten je nach situativer Gegebenheit zu berühren, ihm die Hand zu halten oder ihn sogar in den Arm zu nehmen (vgl. *Riley* 2000:99 ff.).

Als weiterer Begriff führt *Riley* den des »*Respekts*« an. Respekt zeigt sich in der Kommunikation durch die Anerkennung (Akzeptanz) der Ideen, Gefühle und Erfahrungen der Patienten. Das Entgegenbringen von Respekt gegenüber den Patienten und Kollegen signalisiert: »*Ich wertschätze Sie und Sie sind für mich wichtig.*« Wärme und Respekt zusammen formen das, was *Carl Rogers* als unbedingte, positive Wertschätzung bezeichnete. Wenn Pflegekräfte zeigen, dass sie sich in einer nicht besitzergreifenden Weise um den Patienten sorgen, dann vermitteln sie die unbedingte positive Wertschätzung, die von bestimmten Verhaltensweisen oder besonderen Vorzügen des Patienten unabhängig ist.

Respekt empfangen bewirkt, dass Patienten das Gefühl entwickeln, wichtig und wertvoll zu sein und dass man sich um sie sorgt. Das Entgegenbringen von Respekt muss von der Pflegekraft in einer für den Patienten verständlichen Art und Weise praktiziert werden. Folgende Verhaltensweisen können dabei hilfreich sein:

- Den Patienten ansehen und sich selbst namentlich vorstellen.
- Ihn mit seinem Namen ansprechen.
- Ihm die ungeteilte Aufmerksamkeit schenken.
- Mit ihm Augenkontakt halten.
- Ihn anlächeln, wenn es angemessen ist.
- Sich ihm zuwenden.
- Ihn mit dem von ihm bevorzugten Namen ansprechen (vgl. *Riley* 2000: 113 ff.).

2.3.2 Echtheit

Weiterhin hat *Carl Rogers* die Echtheit innerhalb der Kommunikation als eine wesentliche Basis zur Gestaltung der Situation bezeichnet. Ein wesentliches Merkmal von Echtheit ist die Präsentation der wahren Gedanken und Gefühle, sowohl in verbaler als auch in nonverbaler Hinsicht. Dies bedeutet, dass das gesprochene Wort mit Körperhaltung, Mimik und Gestik übereinstimmen sollte (vgl. *Riley* 2000:123 ff.) (*siehe auch* Teil 1, Kapitel 2.4).

2.3.3 Empathie

Bei der Grundhaltung der Empathie, die auch als einfühlendes Verstehen bezeichnet wird, geht es um die Fähigkeit eines Menschen, sich in die Situation eines anderen Menschen hineinzuversetzen und seine Sichtweise einzunehmen (*siehe* Teil 1, Kapitel 4).

Die folgenden sechs Verhaltensweisen können zur Entwicklung von Empathie unterstützend eingesetzt werden:

1. Die Pflegekraft sollte in der Lage sein, sich völlig auf die professionelle Pflegesituation zu konzentrieren, d. h., persönliche Sorgen und Belas-

tungen in den Hintergrund zu stellen und dem Patienten die uneingeschränkte Aufmerksamkeit und Zuwendung zu schenken.

2. Die Pflegekraft sollte aktiv zuhören können und sich ggf. durch Nachfragen versichern, dass sie den Sinn des gesprochenen Wortes aus Patientensicht wahrgenommen hat.

3. Die Pflegekraft sollte auch auf die nonverbalen Äußerungen des Patienten achten und diese mit den verbalen Äußerungen vergleichen.

4. Die Pflegekraft sollte versuchen herauszufinden, welche Gefühle und Emotionen den Patienten am stärksten bewegen, um ihre empathische Antwort angemessen gestalten zu können, z. B. Wahrnehmung der Körperhaltung.

5. Die Pflegekraft sollte eine empathische Antwort erwidern, in welcher sie die Gefühle und Emotionen des Patienten spiegelt, z. B. Gestaltung der Wortwahl nach den Äußerungen des Patienten.

6. Die Pflegekraft sollte anhand der Patientenreaktion überprüfen, ob sie die richtige empathische Antwort erwidert hat, z. B. verbale Zustimmung oder nicken mit dem Kopf.

Wärme, Respekt, Echtheit und Empathie bilden wesentliche Grundlagen in der professionellen Beziehung zwischen Pflegekraft und Patient. Eine besondere Bedeutung kommt diesen Grundhaltungen in der Kommunikation mit demenzkranken Personen zu, da diese nicht mehr über kognitives Wissen erreichbar sind.

2.4 Die Bedeutung von Humor und Lachen

Immanuel Kant schrieb schon im 18. Jahrhundert, dass der Mensch gegenüber den Widrigkeiten des Lebens drei Dinge zum Schutz hat: die Hoffnung, den Schlaf und den Humor (vgl. *Duden* 2002:755).

Für den Begriff Humor gibt es keine einheitliche Definition. Der *Duden* definiert Humor als die Fähigkeit und Gabe eines Menschen der Unzulänglichkeit der Welt und der Menschen, den Schwierigkeiten und Missgeschicken des Alltags mit heiterer Gelassenheit zu begegnen, sie nicht tragisch zu nehmen und über sie und sich lachen zu können (*Duden* 1982:316). Humor ist hiernach eine Gabe, eine Fähigkeit, die jeder Mensch, ob gesund oder krank, erleben kann. Zudem werden Schwierigkeiten und Missgeschicke erwähnt, die bei Patienten in verschiedenster Form vorhanden sein können. Humor ist somit kein Privileg des gesunden Menschens (vgl. *Bischofberger* 2002:28 ff.).

Eine Kurzdefinition liefert der amerikanische Komiker *Groucho Marx*: *»Humor is reason gone mad«* (*»Humor ist Vernunft, die verrückt wurde.«*). Humor kann als Grenzphänomen bezeichnet werden, das die Welt des Erwachsenen mit der des Kindes verbindet, um eine Synthese zu schaffen, die lustig und gewitzt ist (vgl. *Tietze* 2005:10 ff.).

Wie wichtig Humor in der Pflege sein kann, sei an einem Beispiel verdeutlicht.
Ein älterer, krebskranker Mann möchte zum Sterben nach Hause. Dort wird er von seiner Tochter und einem ambulanten Pflegedienst versorgt. Die Tochter wirkt bei der Ankunft der Pflegekraft angespannt, denn der nahe Tod, die Infusion und das Sauerstoffgerät sind für sie ungewohnte und verunsichernde Anblicke im Wohnzimmer. Zudem hat der Hausarzt dem Vater ein Abführmittel verordnet. Sie geht in die Küche, um dieses vorzubereiten. Die Pflegekraft erkennt, dass jetzt die Tochter mehr Unterstützung benötigt als der Vater und geht zur Tochter in die Küche. Dort füllt diese in einen kleinen Plastikbecher braunen Feigensirup und oben darauf ein wenig dickflüssiges weißes Agarol°. Plötzlich geht der Pflegekraft ein Gedanke durch den Kopf: *»Wissen Sie, dieses Säftchen sieht aus wie ein Glas Guinness-Bier.«* Die Tochter schaut zunächst verdutzt, beginnt aber dann zu schmunzeln und meint: *»Ah, Sie bringen mich auf eine Idee. Mein Vater ist Italiener und dieses Gemisch wird für ihn wohl eher wie ein Cappuccino aussehen. Deshalb streue ich noch ein wenig Schokoladenpulver oben drauf.«* Sie streut also zur Dekoration auf das Abführmittel ein wenig Schokoladenpulver. Pflegekraft und Tochter beginnen beim Anblick des neckisch gestalteten Abführmittels herzhaft zu lachen und vergessen für einen Augenblick die tragische Situation. Mit Tränen in den Augen wird dem Vater das Abführmittel gebracht. Sie erklären dann ihr Lachen in der Küche und dem sterbenden Vater huscht ein Lächeln über sein Gesicht.

Dies Beispiel verdeutlicht, dass Lachen auch in spannungsgeladenen Momenten befreien, Gefühle lösen und ein Dammbruch sein kann, zumindest für einen kurzen Augenblick. Im geschilderten Beispiel wird der Tochter ermöglicht, die Sorgen und Ängste um den Vater mit positiven Erinnerungen zu verbinden (vgl. *Bischofberger* 2002:28 ff.). Die Kommunikation spielt bei der Vermittlung von Humor eine entscheidende Rolle. Wie das Beispiel verdeutlicht, entsteht Humor im Zusammenspiel von Sprache und Handlung in Verbindung mit einer Alltagssituation und der menschlichen Lebensgeschichte. Dies macht deutlich, dass Humor an die Biografie der betreffenden Personen gebunden ist. D. h., jeder Mensch hat einen individuellen Humor, der von seiner Umgebung, seinem Intellekt, seinem Alter und seinem Geschlecht geprägt ist.

Die so genannten Witze sind nur ein Teil des Humors. Sie entstehen meist auf der Grundlage intellektueller Wortspiele und werden häufig von Menschen, die Spaß an jeglicher Art von Normverletzung haben, geschätzt. Der Witz beinhaltet oft logische Brüche bzw. Kontraste zwischen dem normalen und dem absurden Denken.

Dazu folgendes Beispiel: Ein 80-jähriger Patient möchte bei der Ganzwaschung nicht, dass seine Füße gewaschen werden, da sie erst am Vortag gewaschen worden sind. Die Pflegekraft versucht, den Patienten davon zu überzeugen, dass die tägliche Fußwäsche sinnvoll sei. Dieses Bemühen kommentiert der 80-Jährige mit den Worten: *»Wenn ich meinen Po so oft gewaschen hätte wie mein Gesicht, dann hätte der auch so viele Falten.«*

Humor ist jedoch nicht gleich Lachen. Lachen wird zunächst *»nur als eine körperliche Reaktion«* auf einen äußeren humorvollen Reiz, z. B. einen Witz oder eine komische Situation, verstanden. Humor hingegen ist einerseits ein Persönlichkeitsmerkmal und andererseits eine Geistes- und Lebenshaltung. Eine Unterscheidung zwischen Humor und Lachen ist nur dann notwendig, wenn gezielt mit Humor gearbeitet werden soll (vgl. *Bischofberger* 2002:28 ff.).

Humor und Witz bewirken durch ihre positiven Eigenschaften u. a. die Stärkung des Immunsystems und das Freisetzen von Glückshormonen (Endorphinen), sodass Menschen sich wohl fühlen. Humor und Witz werden häufig noch nicht genügend wertgeschätzt.

2.5 Anregungen für die Praxis

Es stellt sich die Frage, welche Möglichkeiten den Pflegekräften zur Verfügung stehen, um den Humor und das Lachen im Team und mit den Patienten zu fördern. Dazu werden einige Beispiele aus der Praxis aufgeführt, die zur Förderung der Humorkultur und des Lachens Anwendung finden können.

Mit einem Lächeln geht manches leichter

Humorkultur
- Humor in Gestalt von Bildern, Sprüchen etc.;
- Literatur, Hörbücher, DVD's oder Videos, je nach Alter und Neigung der Patienten, z. B. Loriot, Mister Bean, Karl Valentin, Otto, Heinz Erhardt, Eugen Roth, Peter Frankenfeld;
- Besuch von Fortbildungen zum Thema Humor durch die Pflegekräfte;
- Engagieren von CliniClowns.

Förderung von Lachen
- Streiche am 1. April;
- Witze erzählen. Dabei sind Region, Alter und Geschlecht zu bedenken, da Witze durch den Menschen geprägt sind. Nicht jede Blondine kann über einen Blondinenwitz lachen; nicht jeder Mann findet einen Handwerkerwitz lustig.

3 DIE GESTALTUNG DES KOMMUNIKATIONSPROZESSES

Die Gestaltung des Kommunikationsprozesses ist ein multidimensionales Geschehen, bei dem auch Kommunikationsstörungen von Seiten der Pflegekräfte und der zu Pflegenden Berücksichtigung finden müssen.

3.1 Bewusste Gestaltung

Die bewusste Gestaltung des Kommunikationsprozesses kann die zwischenmenschlichen Beziehungen wesentlich beeinflussen. Pflegekräfte bringen mit Worten und Gesten ihre Beziehung zum Patienten zum Ausdruck. Deshalb sind die Gestaltung des Kommunikationsprozesses und das Wissen um mögliche Störungen von großer Bedeutung. Eine detaillierte Erhebung der Erwartungen und Wünsche der Patienten (verbal oder nonverbal) durch die Pflegekraft ist hilfreich, um die Patienten entsprechend den vorhandenen Möglichkeiten zu betreuen und zufrieden zu stellen. Die folgende Gegenüberstellung von Aussagen verdeutlicht, wie die eigene Wortwahl den Aufbau einer Beziehung positiv oder auch negativ beeinflussen kann:

Tabelle 3: Formulierungen.

Negativ: »Killerformulierungen«	Positiv: »Beziehungsorientierte Formulierungen«
Da haben Sie mich falsch verstanden!	Da muss ich mich wohl unklar ausgedrückt haben.
Da täuschen Sie sich aber!	Könnte es sein, dass ...?
Das ist ja unmöglich!	Sie überraschen mich!
Das gibt's doch nicht!	Wäre es möglich, dass ...?
Sie müssen doch einsehen ...	Können Sie sich vorstellen, dass ...?
Moment, ich kann nicht hexen!	Einen kleinen Augenblick bitte, Sie werden gleich bedient.
Wir bieten ...	Sie erhalten ...
Ich erkläre Ihnen ...	Sie erfahren jetzt ...

(vgl. Seßler 2003:19)

Wie bedeutsam die Wahl der Worte im Kommunikationsprozess ist, sei an einer orientalischen Geschichte »*Der Traum und sein Sinn*« dargestellt:

Der Traum und sein Sinn

»*Ein orientalischer König hatte einen beängstigenden Traum. Er träumte, dass ihm alle Zähne ausfielen. Beunruhigt rief er seinen Traumdeuter herbei. Dieser hörte sich den Traum sorgenvoll an und eröffnete dem König:* »*Ich muß Dir eine traurige Mitteilung machen. Du wirst genau wie Deine Zähne alle Deine Angehörigen verlieren.*« *Die Deutung erregte den Zorn des Königs. Er ließ den Traumdeuter in den Kerker werfen. Dann ließ er einen anderen Traumdeuter kommen. Der hörte sich den Traum am und sagte dann:* »*Ich bin glücklich, Dir eine freudige Mitteilung machen zu können: Du wirst älter werden als alle Deine Angehörigen.*« *Der König war erfreut und belohnte ihn reich. Die Höflinge wunderten sich sehr darüber:* »*Du hast doch nichts anderes gesagt als Dein armer Vorgänger. Aber wieso traf ihn die Strafe, während Du belohnt wurdest?*« *Der Traumdeuter antwortete:* »*Wir haben beide den Traum gleich gedeutet. Aber es kommt nicht nur darauf an, was man sagt, sondern auch wie man es sagt.*« (Peseschkian 1983:9)

3.2   Kommunikationsstörungen von Seiten der Pflegekraft

Kommunikationsstörungen können durch Fehlinterpretation der Situation durch die Pflegekraft entstehen. Wird ihr Fühlen und Handeln durch Vorurteile geleitet, sind Missverständnisse und Beziehungsstörungen die Folge. *Grond* befasst sich in seinem Buch »*Altenpflege als Beziehungs- oder Bezugspersonenpflege*« ausführlich mit den Ursachen von Kommunikationsstörungen und sucht nach Möglichkeiten, diese zu beseitigen. Im folgenden Abschnitt wird darauf Bezug genommen.

3.2.1   Personenbedingte Kommunikationsstörungen

Zu den Kommunikationsstörungen, die ihren Ursprung in der Pflegekraft haben können, zählen z.B. Störungen in der Selbstwahrnehmung, in der Interpretation infolge von Vorurteilen und im Fühlen und Handeln. Diese behindern oft die Erfüllung der Pflege in der Weise, dass die Routine unbewusst zu einer Form der Abwehr wird.

Eine gestörte Selbstwahrnehmung kann sich z. B. in folgenden Verhaltensweisen äußern:

- Demonstration von »Macht« über den Patienten, indem seine Wünsche nicht respektiert werden und die Pflegekraft über seine Wünsche bestimmt, z. B. wird dem Patienten mit liegendem Blasenverweilkatheter der Wunsch auf das Anziehen einer Unterhose generell verwehrt.
- Negierung von eigenen Schwächen und Fehlern und generelle Schuldzuweisung an eine andere Person.

Eine gestörte Interpretation infolge von Vorurteilen kann sich z. B. in folgenden Verhaltensweisen äußern (*siehe auch* Teil 2, Kapitel 1).

- Eine nach Alkohol riechende Person wird prinzipiell als Alkoholiker abgestempelt.
- Patienten mit Demenz realisieren nicht, wie mit ihnen umgegangen wird.

Eine Störung im Fühlen und Handeln kann sich z. B. in folgenden Verhaltensweisen äußern:

- Aus der eigenen Angst heraus Fehler zu machen, wird der Patient versachlicht.
- Aus einem starken Gefühl des Mitleids für den Patienten wird dieser überversorgt und in seinen eigenen Aktivitäten eingeschränkt.

Störungen in der Kommunikation, die in der eigenen Person begründet sind, beinhalten auch die Gefahr des »Burnouts«, da das Wünschenswerte mit der Realität nicht deckungsgleich ist.

3.2.2 Kommunikationsstörungen als Sender

Die Pflegekraft kann als Sender innerhalb des Kommunikationsprozesses in den unterschiedlichen Situationen zu Störungen beitragen. Folgende Situationen können z. B. auftreten:

- *Mangelnde Kommunikation:* Wenn wortkarge Patienten wenig Feedback geben, halten Pflegekräfte zunächst eine einseitige verbale Kommunikation aufrecht, bis sie aufgrund fehlender Rückmeldung letztendlich schweigend pflegen. Der Patient als Empfänger fühlt sich dann nicht mehr wahrgenommen, schaltet ab und zieht sich apathisch (teilnahmslos) zurück. Eine mangelnde Kommunikation zeigt sich auch in der Situation, in der die Pflegekraft dem Patienten einen bestimmten Sachverhalt kurz und knapp im »Fachjargon« mitteilt. So kann die Information: »*Morgen müssen Sie nüchtern bleiben*« in der Form interpretiert werden, dass kein Alkohol getrunken werden darf, und der Patient für einen längeren Zeitraum nachdenken muss, was damit gemeint war. Auch kann die fehlende oder ungenügende Erläuterung zur Einnahme bestimmter Medikamente (z. B. Suppositorien) zur Falschanwendung durch den Patienten führen.

- *Wechselnde Kommunikation:* Ein häufiger Wechsel der Pflegekräfte kann den Patienten verwirren, da jede Pflegekraft einen eigenen Sprachkode besitzt und dieser dann jedes Mal von den Patienten neu entschlüsselt werden muss.

- *Ausweichende Kommunikation:* Verallgemeinernde und wenig konkrete Antworten auf direkte Fragen des Patienten können diesen verunsichern, z. B.: »*Wird schon nicht so schlimm werden!*« »*Hat bislang jeder geschafft!*«

- *Widersprüchliche Kommunikation:* Diese liegt vor, wenn sich verbale und nonverbale Signale widersprechen. Eine Pflegekraft sagt z. B. zum Patienten: »*Ich tue doch alles für Sie*«. Sollten hierbei die Stimmlage, die Betonung und die Körperhaltung der Pflegekraft nicht übereinstimmend mit dem Sachverhalt sein, könnte der Patient interpretieren, dass die Pflegekraft es widerwillig oder abweisend meint. Sie kann so den Patient verwirren oder eine bedrückte Stimmung aufkommen lassen. Ein weiterer Widerspruch kann bestehen, wenn die Aussage der Pflegekraft nicht mit ihrem Handeln übereinstimmt. Sie fordert z. B. den Patienten zu vermehrter Aktivität auf und nimmt ihm zugleich jede Tätigkeit ab. Der Patient ist jetzt in einer so genannten »Beziehungsfalle«, d. h., unabhängig davon wie er handelt, kann es von der Pflegekraft als mangelnde Kooperation gedeutet werden.

- *Mangel an kommunikativer Resonanz im Feedback:* Dieser liegt vor, wenn der Patient durch die Äußerungen der Pflegekraft das Gefühl entwickelt, dass seine Gefühlsäußerungen und seine Situation von der Pflegekraft nicht verstanden werden (*siehe auch* Kapitel 3.3).

3.2.3   Kommunikationsstörungen als Empfänger

Eine der häufigsten Ursachen für diese Form der Kommunikationsstörung liegt darin, dass Pflegekräfte aus Zeitmangel nicht richtig zuhören können und somit das Einfühlen in die konkrete Situation des Patienten erheblich erschwert wird.

Eine erschwerende Situation ist ebenfalls anzutreffen, wenn die Pflegekraft den Patienten aus nicht erklärlichen Gründen unsympathisch findet. Ihre Wahrnehmung ist dann eingeschränkt und kann zu einer unrealistischen Einschätzung der Patientensituation führen und sich auf die Berichterstattung auswirken, wie z. B.: *»Herr X ist ein schwieriger Patient«*. Dies wiederum kann die Bildung von Vorurteilen bei den Teamkollegen begünstigen und sich generell auf die Beziehungsgestaltung in der Pflege auswirken. Kennzeichen für diese Störung können sein:

- Befehlen anordnen, auffordern: *»Ich erwarte, dass Sie dieses tun!«*
- Warnen, mahnen, drohen: *»Sie hätten besser dieses getan«* oder *»Wenn Sie das nicht tun, dann …«*
- Moralisieren, predigen, beschwören: *»Sie sind verpflichtet …«*, *»Sie müssen es machen …«*
- Urteilen, kritisieren, widersprechen: *»Sie haben das falsch gemacht«*, *»Sie haben unrecht«*
- Beschimpfen: *»Sie sind zu nachlässig.«*

Derartige Situationen sollten frühzeitig erkannt und reflektiert werden, da sie ein hohes Konfliktpotential in sich tragen.

Eine weitere Störung kann sich darin zeigen, dass Pflegekräfte sich nicht in die Biografie und die Wertvorstellungen des Patienten einfühlen können, weil ihnen der zeitgeschichtliche Hintergrund und die Biografie des Patienten nicht bekannt sind (*siehe dazu* Kapitel 2.2.3).

3.3 Kommunikationsstörungen von Seiten der Patienten

Neben den allgemeinen Kommunikationsstörungen (*siehe auch* Teil 1) ist die Kommunikation mit den Patienten häufig durch krankheitsbedingte Veränderungen zusätzlich erschwert.

3.3.1 Kommunikationsstörungen als Sender

Die Kommunikation kann durch allgemeine und spezielle, krankheitsbedingte Sprachstörungen empfindlich gestört werden. Dies führt häufig zu Kodierungs- und Verschlüsselungsproblemen. Einige Störungen seien exemplarisch vorgestellt.

- Beim Vorliegen einer *amnestischen Aphasie* (Störung des Sprachverständnisses bei Erhaltung der Funktion des Sprechapparates und des Gehörs, bedingt durch organische Veränderung in der Großhirnrinde) hat der Patient Wortfindungsstörungen und versucht die Worte, die ihm nicht einfallen, zu umschreiben (z. B. mit »Dingsda«). Ein an einem Korsakow-Syndrom erkrankter Patient konfabuliert häufig, d. h., er füllt Gedächtnislücken mit spontanen Einfällen aus und wird demzufolge oft beschuldigt, nicht die Wahrheit zu sagen.
- Eine *motorische Aphasie* ist häufig durch eine Apraxie gekennzeichnet (Apraxie = Unfähigkeit, sinnvolle und zweckentsprechende Bewegungen auszuführen, trotz erhaltener Funktionstüchtigkeit des Bewegungsapparates als Folge zentraler Störungen), sodass der Patient Bewegungen nicht mehr gezielt ausführen und sich auch nonverbal durch Gesten oder Fingersprache nicht mehr verständlich machen kann.
- Beim Auftreten *psychischer Störungen* verändert der Patient seine verbale und nonverbale Kommunikation. Bei depressiven Patienten ist die Stimme meist monoton und leise; sie sind antriebsarm und die Körperhaltung ist gebeugt. Das Feedback bleibt bei depressiven Patienten oft aus. Manische Patienten sind voller Energie und Tatendrang.
- Patienten mit *Wahnerkrankungen* und Patienten im Endstadium einer *Demenz* können sich so weit in selbst zurückziehen, dass sie nur noch schweigen (Mutismus) und eine Kommunikationsaufnahme schwer bzw. nicht mehr möglich ist.

3.3.2 Kommunikationsstörungen als Empfänger

- Bei *sensorischer Aphasie* und bei *Agnosie* (= das Unvermögen, Sinneswahrnehmungen als solche zu erkennen, trotz erhaltener Funktionstüchtigkeit des betreffenden Sinnesorgans, durch lokale Störung in der Hirnrinde bedingt) kann der Patient die Bedeutung des Gesehenen (Seelenblindheit = Agnosia optica) nicht mehr verstehen oder nicht lesen (Alexie).
- Bei *Seh- und Hörstörungen* wird die Kommunikation immer schwieriger. Pflegekräfte sollten bei hörbehinderten Patienten langsam, mit Pausen, deutlich artikuliert, kurz und prägnant und mit tiefer Stimme sprechen. Die Anwendung von Dialekten ist zu prüfen. Pflegekräfte sollten das Mundablesen ermöglichen und bei Anwesenheit mehrerer Personen darauf achten, dass immer nur eine Person spricht. Wenn ein schwerhöriger Patient zusätzlich einen Schlaganfall mit globaler (gesamter, völliger) Aphasie erlitten hat, kann die körperliche Berührung die einzige Kommunikationsmöglichkeit sein. Bei *Sehstörungen* ist darauf zu achten, dass jede Handlung angekündigt wird und speziell bei emotionalen Botschaften mit Körperkontakt, wie z. B. dem Halten der Hand, gearbeitet wird.
- Bei *psychischen Störungen* empfängt der Patient die Nachricht verzerrt. Bei Angst ist die Wahrnehmung eingeengt und nicht realitätsgerecht. Der depressive Patient nimmt selektiv nur das Negative des Gesagten wahr; der an Wahnvorstellungen erkrankte Patient glaubt im Gehörten seinen Wahn bestätigt zu erleben. Der an einer Demenz erkrankte Patient kann zunehmend abstrakte Worte nicht mehr entschlüsseln und ihre Bedeutung erkennen. Verheiratete Frauen, die an einer Demenz erkrankt sind, reagieren oft nicht mehr auf den angeheirateten Namen und sollten mit ihrem Mädchennamen oder dem Vornamen angesprochen werden (vgl. *Grond* 2000:138 ff., *Tiedemann* 2004).

3.4 Anregungen für die Praxis im Umgang mit Patienten

Aphasiker brauchen viel Zeit, um sich verständlich zu machen. Es ist von immenser Bedeutung, dass man versteht, was gemeint ist. Es ist daher notwendig, ihnen die nötige Zeit und den entsprechenden Freiraum für eine ihren Bedürfnissen angemessene Kommunikation zu gewähren. Ruhe und Geduld zu bewahren, sind unverzichtbare Regeln für die Pflegekraft in der Pflege von Patienten mit einer Aphasie. Jegliche Korrekturen in der Ausdrucksweise von Patienten mit einer Aphasie führen häufig zu unnötigen starken Verunsicherungen. Es kann auch sein, dass die Betroffenen die Aussagen des Gegenübers schlechter verstehen können als sie vorgeben.

Aphasien – das sollten Sie wissen

Bei Patienten mit *globaler Aphasie* (Sprechen unmöglich, Verstehen gestört) ist es für Pflegekräfte sinnvoll:
- geduldig zuzuhören;
- dem Patienten Zeit für die Antwort lassen;
- nicht im Telegrammstil oder der »Babysprache« sprechen;
- nicht dauernd korrigieren;
- einfache Zeichen verwenden, z. B. Kopfnicken als Ja;
- einfache Sätze formulieren (vgl. *Grond* 2000:138 ff.).

Bei Patienten mit *motorischer Aphasie* (Sprechen gestört, Verstehen ugestört) sollten Pflegekräfte den Patienten:
- ermutigen, seine Wünsche aufzuschreiben, evtl. Schreiben üben;
- mehrere Begriffe vorschlagen, Wortketten üben (z. B. Üben von Wochentagen);
- für Sprechversuche loben und zum Lesen anregen;
- ermuntern, Kontakte aufzunehmen und zu fördern.

Bei Patienten mit *globaler und sensorischer Aphasie* (Sprechen ungestört, Verstehen gestört) sollten Pflegekräfte den Patienten Hilfsmittel zur Kommunikation anbieten wie z. B.:
- Sprechtafeln (vgl. *Juchli* 1994: 452, *Brunnen; Herold* 2001:448 ff.);
- Communicator, eine Kleinschreibmaschine, die um den Hals gehängt oder an den Unterarm gebunden werden kann;.
- Alltak, ein programmierbarer Computer zur akustischen Wiedergabe von eingegebenem Text des Patienten;
- Elektronische Tastaturgeräte zur direkten Übermittlung von Botschaften über eine Leuchtschriftanzeige.

Bei Patienten mit *sensorischer Aphasie* (Sprechen ungestört, Verstehen gestört) ist es für die Pflegekraft sinnvoll:

- Begriffe aufzuschreiben, wenn Lesen noch möglich ist;
- die Sprache durch Bilder aus dem Alltag anzuregen (wenn möglich, keine Kinderbücher verwenden).

Bei Patienten mit *amnestischer Aphasie* (Wortfindungsstörungen beim Sprechen, Verstehen ungestört bei an Alzheimer erkrankten Patienten) sollte die Pflegekraft dem Patienten:

- durch das Vorschlagen von Anfangsbuchstaben oder Umschreibungen helfen;
- durch das Beschriften von Gegenständen mit deren Bedeutung für den Alltagsgebrauch Unterstützung geben;
- jede Pflegehandlung erläutern.

4 KOMMUNIKATION MIT AN DEMENZ ERKRANKTEN PERSONEN

Die Kommunikation mit an Demenz erkrankten Personen stellt an die Pflegekraft hohe Anforderungen und verlangt spezielle Kenntnisse, um diese Situationen angemessen bewältigen zu können.

4.1 Gespräche mit an Demenz erkrankten Personen

Gespräche bzw. die Kommunikation mit demenzkranken Personen wird von Pflegenden allgemein als sehr schwierig empfunden. Das Hauptproblem in der Kommunikation mit demenzkranken Personen ist der zunehmende Verlust des kognitiven Wissens. *Erwin Böhm* (Österreich) weist in seinem psychobiographischen Pflegemodell darauf hin, dass der Mensch, der an einer Demenz leidet, nur noch auf der Gefühlsebene (Thymopsyche) agieren kann. Von daher ist es wichtig, beim ersten Kontakt mit einer an Demenz erkrankten Person in der ersten Phase des Gespräches ein Gefühl von Wärme, Akzeptanz und Nähe zu vermitteln (*siehe auch* Kapitel 2.3). Um den Kommunikationsprozess im weiteren Verlauf positiv zu entwickeln, bedarf es der Kenntnisse über die Biografie der Person. So wird es für die Pflegenden leichter, die Handlungen und Kommunikationsmuster der an Demenz erkrankten Person zu verstehen.

Fallbeispiel 1:
Eine ältere Dame sagt der Pflegekraft immer wieder: »*Ich muss mal auf den Hof.*« Die Pflegekraft reagiert auf der kognitiven Ebene und sagt: »*Es regnet aber, Sie können jetzt nicht nach draußen auf den Hof.*« Die Pflegekraft verlässt die Patientin. Nach kurzer Zeit stellt die Pflegekraft fest, dass die ältere Dame auf das Sofa uriniert hat. Hätte die Pflegekraft den Satz aus der Biografie der älteren Dame deuten können (die Toilette war früher auf dem Hof), hätte sie gewusst, dass die ältere Dame zur Toilette möchte, um Urin zu lassen.

Fallbeispiel 2:

Ein älterer Herr bedankt sich jeden morgen nach dem Duschen dafür, dass er noch am Leben ist. Eine Erklärung ergibt sich hier aus der Biografie. Es stellte sich heraus, dass der ältere Herr in den 40er-Jahren in einem Konzentrationslager gewesen war und mit dem Begriff Dusche den nahenden Tod in Verbindung brachte. Somit befürchtete er täglich, durch das Duschen getötet zu werden. Nachdem die Pflegekräfte diesen Zusammenhang herstellen konnten (Konzentrationslager und Dusche) wurde der ältere Herr am Waschbecken gewaschen.

Laut *Grond* sind Demenzkranke in den krankheitsbedingten Symptomen (Gedächtnisverlust, Wortfindungsstörungen, Urteilsvermögen usw.) nicht beeinflussbar. Bei 70 % der Demenzkranken können jedoch Verhaltensstörungen (wie z. B. der Patient ist unruhig, ängstlich und läuft umher oder weg, ist depressiv, apathisch oder schreit dauernd, bis hin zum Wahn) durch den Beziehungs- und Kommunikationsprozess positiv beeinflusst werden (vgl. *Grond* 2000:108 ff.).

Wie kann die Kommunikation mit an Demenz erkrankten Personen verbessert werden?

- Pflegekräfte geben Nähe mit Blicken, belohnen richtiges Verhalten mit einem Lächeln, Berührungen oder Umarmungen; sprechen weich, ruhig und warm und zeigen ihre eigenen Gefühle echt und wahrhaftig und erspüren die Gefühle der Person.
- Pflegekräfte erklären jede Pflegehandlung klar, einfach, langsam und wiederholen die Erklärung, bis die Person sie verstanden hat.
- Pflegekräfte fragen so, dass die Person im Rahmen ihrer Möglichkeiten antworten kann. Wenn erforderlich, sind die Fragen so konzipiert, dass die Person mit Ja oder Nein antworten kann.
- Pflegekräfte geben auf die Reaktion der Person immer ein Feedback, kritisieren sie aber nicht. Sie sprechen kongruent (deckungsgleich) und authentisch (echt), verwenden die »ICH-Form« und vermeiden Begriffe wie:
  - › »man« – das wirkt belehrend;
  - › »wir« – das vereinnahmt;
  - › »Sie«, »Du« – das kann eine Projektion sein;
  - › »er«, »sie« – das ist unpersönlich und verobjektiviert;
  - › »es« – das macht den Patienten passiv.

- Pflegekräfte sollten keinen Widerspruch zwischen verbaler und nonverbaler Kommunikation aufkommen lassen, d. h. keine Beziehungsfallen bzw. widersprüchliche Kommunikation anwenden.
- Pflegekräfte sollten immer überprüfen, ob das, was sie sagen, im Einklang mit dem steht, was sie tun (vgl. *Wiedemann* 2003:4 ff.).

4.2 Gesprächsgestaltung in Abhängigkeit zu den Interaktionsstufen nach dem psychobiografischen Modell von *Böhm*

Böhm hat in seinem psychobiografischen Pflegemodell Interaktionsstufen festgelegt, die die Abbaustufe einer an einer Demenz erkrankten Person kennzeichnen. Je nach Interaktionsstufe, in der sich die Person befindet, kann die Kommunikation unterschiedlich gestaltet werden. Im Folgenden werden die Interaktionsstufen und mögliche kommunikative Verhaltensmuster exemplarisch aufgeführt.

Erreichbarkeitsstufe 1: Sozialisation
(Erlebtes in der eigenen Sozialisation). In diesem Stadium besteht noch kein kognitives Defizit und das Gespräch mit der Person kann nach den Regeln der Kommunikation erfolgen (*siehe* Teil 1).

Erreichbarkeitsstufe 2: Mutterwitz
(Je nach Region und Milieu, wie man spricht, z. B. Dialekt und der Humor, der laut Böhm schon immer von den Frauen während der Kindererziehung geprägt wurde). Hier besteht jetzt ein leichtes kognitives bzw. mnestisches Defizit (Erinnerungslücken). Die Person ist in diesem Stadium zum Teil über die normalen Kommunikationsregeln erreichbar und über den Humor ihrer Zeit. Eine große Bedeutung hat in dieser Phase auch der Dialekt.

Erreichbarkeitsstufe 3: Emotionale Grundbedürfnisse
(Aus dem Leben Verinnerlichtes, wie z. B. das Daheim-Gefühl bei dem Geruch von Holz.) In diesem Stadium besteht bei der Person ein leichter kognitiver Ausfall. Die Person ist in diesem Stadium gut über den Dialekt, die Muttersprache zu erreichen. Weiterhin kann in den Gesprächen mit ihr mit Sprüchen oder Reizsätzen gearbeitet werden, wie z. B.: *»Vor den Essen*

Hände waschen nicht vergessen« oder: *»Es wird gegessen was auf den Tisch kommt«.*

Erreichbarkeitsstufe 4: Prägungen

(Verhaltensnormen, Rituale). Die Person leidet an einem mäßigen kognitiven Defizit und ausgeprägten Defiziten in den folgenden Bereichen: Sie ist über das aktuelle Geschehen schlecht informiert, hat Erinnerungslücken und Konzentrationsschwächen und kann komplexe Aufgaben nicht mehr bewältigen. Dies entspricht etwa dem Entwicklungsstand eines Kindes vom dritten bis sechsten Lebensjahr. Um Gespräche mit der Person führen zu können bieten sich hier emotionale Gesprächseinstiege an, wie z. B. mit der Person über die erste »Hausschlachtung« zu sprechen, das erste eigene Fahrrad beschreiben zu lassen oder über das Ansehen von Lieblingsfotos, alten Briefen und Ansichtskarten. Eine weitere Möglichkeit in dieser Stufe ist die Anwendung der Prägungssprache der Person, wie z. B. das Geben kurzer und knapper Befehlsanweisungen bei einem General a. D., wenn er eine Tätigkeit ausführen soll.

Ein Beispiel aus der Praxis: Eine ehemalige OP-Schwester wollte sich nicht selbstständig die Haare kämmen, obwohl sie hierzu in der Lage gewesen wäre. Freundliche Aufforderungen wurden von ihr ignoriert. Als die Pflegekraft die Aufforderung in der damals in einem OP üblichen Sprechweise formulierte (knapp, kurz und energisch) kämmte sich die OP-Schwester ohne Kommentar die Haare.

Erreichbarkeitsstufe 5: Höhere und niedere Triebe

(Essen, Macht, Hass, Liebe, usw.) Entspricht etwa dem dritten bis sechsten Lebensjahr. Es besteht ein mittleres kognitives Defizit, mit beginnender Demenz. In der Kommunikation ist es jetzt wichtig, sich nonverbal und verbal gemäß der Prägungszeit der Person in dieser Altersstufe zu verhalten. Gespräche und Rituale (z. B. 12:00 Uhr Mittagessen) sind einzuhalten, um die Person zu fordern, ohne sie zu überfordern.

Erreichbarkeitsstufe 6: Intuition

(Mythen, Aberglaube, Volkstum, Brauchtum usw.) Entspricht etwa dem Säuglingsalter bis zum Kleinkind. Die Person leidet an einem schweren kognitiven Defizit und befindet sich in der Phase der mittleren Demenz.

Hier kann die Person über die Ansprache mit ihrem Vornamen, über das Vorlesen von Märchen, gemeinsames Beten usw. auf der kommunikativen Ebene erreicht werden. Der Tonfall der Pflegekraft ist in diesem Stadium für das Aufbauen einer vertrauensvollen Beziehung wichtig.

Ein Beispiel: Ein 80-jähriger Mann berichtet der Pflegekraft: *»Meine Schwester zieht um die Häuser. So etwas macht man doch nicht. Ich werfe sie raus!«* (Die Schwester ist schon seit 15 Jahren verstorben.) Bestätigende Reaktion der Pflegekraft: *»Das ist ja schlimm!«* Darauf folgt das Erteilen der Absolution bzw. der Erlaubnis: *»Das ist in Ordnung, wenn Sie ihre Schwester raussetzen, bei dem Verhalten!«*

Erreichbarkeitsstufe 7: Urkommunikation

Entspricht der Säuglingsstufe. Schweres kognitives Defizit. Um hier eine Kommunikation herstellen zu können, wird z.B. eine Anregung der Sinne empfohlen und zwar: taktil (z.B. Berührung durch Massagen), visuell (z.B. Bilder an die Decke, Mobile über dem Bett), akustisch (z.B. Musik, Geräusche), aromatisch (z.B. Düfte wie Lavendel, Mottenpulver), motorisch (z.B. Anwendung des Schaukelstuhls). Hier kann die basale Stimulation gezielt eingesetzt werden.

Beispiel: Eine Patientin erleidet nach einem Apoplex noch zusätzlich einen zerebralen Krampfanfall und reagiert danach nicht mehr auf Ansprache. Anzuwendende Impulse könnten sein: Radiomusik (Regionalsender), belebende Ganzkörperwäsche, Ansprache mit Vornamen, ruhig, sanft (vgl. *Böhm* 1999:67 ff.; *Josuks* 2003:25 ff.).

Die Einteilung in diese Interaktionsstufen erfolgt, um den Menschen psychisch besser erreichen zu können und verstehen zu lernen, um einer Regression und einem weiteren Abbau entgegenwirken zu können. Für die Anwendung der Interaktionsstufen im Pflegealltag ist es sinnvoll, eine umfassende Schulung zu absolvieren.

4.3 Die ABC-Methode

Die ABC-Methode zur De-Eskalation kann in Pflegesituationen angewendet werden, in denen der an einer Demenz leidende Mensch zu schreien oder wütend zu werden beginnt. Ziel dieser Methode ist es, dass die Person sich nicht in ihrer Selbstständigkeit in Frage gestellt fühlt.

Erläuterung zur ABC-Methode:

A = Vermeide Konfrontation (Avoid confrontation)

Personen mit einer Demenz sollten nicht mit ihren Fehlern konfrontiert werden, da dies eine unangenehme Atmosphäre zur Folge haben kann. Fehlerhafte Aussagen der Person sollten mit unverbindlichen Reaktionen im Sinne von z.B: »*Ach, wirklich*« oder: »*Ich weiß nicht*« beantwortet werden. Diese Aussagen können von Pflegekräften genutzt werden, um lange Diskussionen zu vermeiden oder um die Person korrigieren zu müssen. Bei dieser Reaktionsform ist es wichtig, die Person nicht in die Irre zu führen, in dem absichtlich falsche Informationen gegeben werden.

B = Handle zweckmäßig (Be practical)

Falls die Pflegekraft eine kritische Situation voraussehen kann, sollte sie versuchen, diese zu vermeiden.

C = Formuliere die Gefühle der Person und spende Trost (falls sie ängstlich oder aufgeregt ist) (Clarify the feelings and comfort).

Die Pflegekraft formuliert die Gefühle der demenzkranken Person, wenn sie z.B. ängstlich oder aufgeregt ist. Diese Vorgehensweise kann helfen, die Person zu beruhigen. Bei ängstlichen Personen kann es auch sinnvoll sein, in dieser Phase mit ihnen zu singen, da dies angstlösend ist (vgl. *Rückert* 2004:24 ff.).

Beispiel: Auf einer Station im Pflegeheim nimmt ein Bewohner ständig den Mülleimer, trägt ihn in die andere Ecke des Zimmers und leert ihn dort auf dem Boden aus. Der Pflegekraft ist bekannt, dass der Bewohner früher bei der »Müllabfuhr« gearbeitet hat. Sie analysiert die Situation und vermutet, dass der Bewohner das Gefühl hat, etwas Praktisches tun zu müssen, und dass er in seiner Gedankenwelt der Meinung ist, wie früher bei der »Müllabfuhr« zu arbeiten. Die Unangemessenheit seiner Handlung kann er nicht mehr beurteilen.

Eine angemessene Reaktion gemäß der Methode C (Formuliere die Gefühle des Patienten und spende ihm Trost) könnte folgendermaßen aussehen:

»Sie haben ja früher bei der Müllabfuhr gearbeitet, das war wahrscheinlich eine harte Arbeit. Kommen Sie, wir heben das jetzt gemeinsam auf« (vgl. *Rückert* 2004:28 ff.).

Für die Kommunikation mit an Demenz erkrankten Personen ist es von grundlegender Bedeutung, ihnen verbal und nonverbal das Gefühl zu geben, dass sie sich wertgeschätzt, geachtet, akzeptiert, sicher, verstanden und autonom fühlen können.

4.4   Validation

Eine weitere Methode der Kommunikation mit an Demenz erkrankten Personen ist die Validation. Sie wurde von *Naomi Feil* in den USA als erweiterte Form der Gesprächstherapie nach *Rogers* entwickelt (*siehe* Teil 1, Kapitel 4.1). Validation heißt in der Übersetzung so viel wie: *»Wertschätzen, für gültig erklären* (vgl. *Müller* 1999:62).

Mit der Methode der Validation erkennt die Pflegekraft die Gefühle der Person an und versucht ihr zu sagen, dass ihre Gefühle wahr sind. Es wird bei dieser Methode der Versuch unternommen, in den »Schuhen des Anderen zu gehen«, d. h., die demenzkranke Person so anzunehmen wie sie ist, sie in ihrer eigenen Realität zu belassen und sie dort zu begleiten (vgl. *Feil* 1992:11; *Müller* 1999:62 ff.).

Dieser Form der Kommunikation mit desorientierten alten Personen liegen laut *Feil* folgende Annahmen zugrunde:

Es handelt sich um Menschen, die:
- kein flexibles Verhaltensrepertoire besitzen;
- an überholten Rollen festhalten;

- mit unbewältigten Gefühlen ringen müssen;
- sich aus der Gegenwart zurück ziehen, um überleben zu können;
- signifikante kognitive Leistungseinbußen aufweisen und nicht mehr zu intellektueller Einsicht fähig sind (*Feil* 1992:28).

»Die Methode der Validation wurde nicht einwickelt für Menschen, die:
- *orientiert sind*
- *ein geistiges Handicap aufweisen*
- *eine Geisteskrankheit hatten*
- *ein organisches Trauma erlitten haben (d.h. Aphasie nach einem Schlaganfall oder Sturz)«* (*Feil* 1992:31).

Feil hat zur Einschätzung des Schweregrades der Desorientiertheit vier Stadien entwickelt und für die Kommunikationstechnik Grundhaltungen für Pflegekräfte herausgearbeitet:

Stadium 1 nach Feil:
Merkmale: Mangelhaft/unglücklich an der Realität orientiert
Grundhaltung:
- Nichts anzweifeln!
- Betont Respekt ausdrücken!
- Eher wenig bis keine Nähe und Berührung!

Stadium 2 nach Feil:
Merkmal: Zeitverwirrtheit
Grundhaltung:
- Nähe, Berührung empfohlen!
- Auf der Gefühlsebene kommunizieren!
- Symbolik in aktuellem Verhalten und Sprache im Kontext der Biografie verstehen!

Stadium 3 nach Feil:
Merkmal: Sich wiederholende Bewegungen
Grundhaltung:
- Nähe, Berührung notwendig!
- Kurze Konzentrationsfähigkeit beachten!
- Auf allen Sinneskanälen stimulieren!

Stadium 4 nach Feil:
Merkmal: Vegetieren
Grundhaltung:
* Intensive Nähe und Berührung notwendig!
* Nicht immer deutlich erkennbare positive Reaktion! (*siehe Müller* 1999: 64 ff.).

Ziel dieses Verhaltens im Rahmen der Validation ist es, das Selbstwertgefühl der desorientierten Person wieder herzustellen und somit das Aufkommen von Stress zu vermeiden. Dies dient der Rechtfertigung des gelebten Lebens und der Lösung von Konflikten aus der Vergangenheit. Hierdurch wird in der Regel die Gabe von Medikamenten zur Sedierung reduziert und die Kommunikation verbessert (vgl. *Feil* 1992:12).

4.5 Anregungen für die Praxis

Für den Umgang und die Kommunikation mit an Demenz erkrankten Personen sind nachfolgende Empfehlungen zu beachten.

Kommunikation – das sollten Sie wissen

Allgemeine Kommunikationsregeln:
* Keine geschlossenen Fragen stellen (Ja-/Nein-Antworten).
* Wenn W-Fragen (wer, was, wann, wo, warum, wie) nicht möglich sind, die Fragen umformulieren (Aussagen, offene Fragen: z. B.: *»Erzählen Sie mal ...«);*
* Einfache, kurze Sätze.
* Nicht zu viele Wahlmöglichkeiten geben.
* Möglichst häufig mit Namen anreden (je nach Reaktion mit Vornamen, Nachnamen oder Spitznamen).
* Beim Reden ansehen (Augenkontakt).
* Berührungen sind nicht tabu (Hand anfassen, in den Arm nehmen).
* Zeit zum Antworten geben, nicht drängen.
* Versuchen Symbole zu deuten (man darf nicht erwarten, dass nur »vernünftig« gesprochen wird) (vgl. *Müller* 1999:54 ff.).

Nonverbale Techniken:

- Das Verhalten der demenzkranken Person zu unerfüllten menschlichen Grundbedürfnissen in Beziehung setzen.
- Ehrlicher, intensiver Augenkontakt.
- Gefühlslage wahrnehmen und körpersprachlich spiegeln.
- Klar, sanft, liebvoll sprechen.
- Berühren.
- Bewusste Mehrkanalstimulierung einsetzen (Blick, Stimme, Berührung).

Verbale Techniken:

- Wiederholen des Gehörten.
- W-Fragen, nicht wertende Wörter verwenden, um Vertrauen herzustellen.
- Erinnerung, Vergangenheit ansprechen.
- Gegenteil des Gehörten ansprechen.
- Polarität, Extreme einsetzen.
- Bevorzugtes Sinnesorgan erkennen und ansprechen.
- Gefühle verbalisieren.
- Mehrdeutigkeit ansprechen und klären.
- Musik oder Gesang als Reiz einsetzen (vgl. *Müller* 1999:66 ff.).

Neben all den aufgeführten Punkten ist speziell im Umgang mit demenzkranken Personen auch ein Schwerpunkt auf die Berücksichtigung der Genderperspektive zu legen. So kann es sein, dass sich ein älterer Herr leichter nach den Anweisungen einer männlichen Pflegekraft richtet. Weibliche Pflegekräfte könnten im Gegenzug eher mit einem weniger autoritären und eher »weiblich« geprägten Verhalten (Beschützerrolle aktivieren) die Person erreichen. An Demenz erkrankte ältere Damen lassen sich z. B. häufig durch Komplimente der männlichen Pflegekräfte aktivieren. Pflegerische Maßnahmen, wie z. B. die Körperpflege, werden häufig eher durch weibliches Pflegepersonal toleriert. Darüber hinaus sollten biografische, kulturelle, zeitgeschichtliche und soziale Aspekte der demenzkranken Person bei der Pflegekraft bekannt sein, um auch hier die Genderperspektive angemessen berücksichtigen zu können.

TEIL 3

ÜBER LEBENSSINN KOMMUNIZIEREN

Gottfried Schleinitz

Im Sinne der ganzheitlichen Pflege gesunder wie kranker Menschen kommt dem Aspekt »*Über Lebenssinn kommunizieren*« große Bedeutung zu. Neben einem fachlich-pflegerischen Blickwinkel gibt es noch jene Sicht, die sich auf das Leben des Menschen in seiner Ganzheit bezieht. Insbesondere in persönlichen Lebenskrisen taucht die Frage nach dem Sinn des Lebens, nach dem Sinn von Leiden und Sterben auf (zum Kapitel insgesamt *siehe Barz* 1979; *Hicklin* 1898; *Schnell* 2004). Pflegekräfte haben in ihrem beruflichen Alltag in unterschiedlicher Weise seelsorgerliche Begleitung zu leisten und zu gestalten. Pflege als seelsorgerliche Begleitung zu verstehen, setzt Rahmenbedingungen voraus: z. B. Verständigung über diese Aufgabe im Team sowie finanzielle und organisatorische Gegebenheiten, um diese Art der Gespräche zu führen, und Fortbildung, um die eigene Kompetenz zu erweitern.

In diesem Kapitel werden grundlegende Aspekte aufgenommen, und es wird das Besondere der einzelnen Gesprächsformen beschrieben. Damit soll für die Dimension »*Über Lebenssinn kommunizieren*« sensibilisiert und zur Kooperation mit anderen Gruppen und Personen angeregt werden (z. B. Hospizgruppen, Pastorinnen und Pastoren, Besuchsdienste), um für die konkrete Begegnung einen größeren Handlungsspielraum zu bekommen.

Es handelt sich bei all diesen Impulsen nicht um Rezepte. Vielmehr geht es in diesem Artikel um die Entwicklung und Erweiterung von Kompetenz, um das **Sensibelwerden und Sensibelbleiben für die Sinnfrage im pflegerischen Alltag.**

Auf einen Sachverhalt sei vorab hingewiesen: Die **Genderfrage** – die Frage also nach einer unterschiedlichen Einstellung oder nach einem typischen Verhalten von Frauen und Männern in der Auseinandersetzung mit Fragen des Lebenssinns – ist bisher wenig reflektiert worden. So bleibt nur der Impuls an alle Pflegekräfte, sensibel zu werden für ihre eigenen Wahrnehmungen in dieser Sache. Es gilt die Wahrnehmung im Blick auf diesbezügliche Fragestellungen zu schärfen und zu fragen:

- Gibt es möglicherweise Unterschiede zwischen Frauen und Männern hinsichtlich bestimmter Vermeidungsstrategien oder hinsichtlich eines bestimmten Abwehrverhaltens?

- Lassen sich bei Männern andere Berührungsängste beobachten als bei Frauen?
- Gehen Frauen mit der Empfindung des Ausgeliefertseins anders um als Männer?
- Sind Frauen leichter ansprechbar auf religiöse Themen oder Gefühle?
- Ist das Engagement von Pflegekräften gegenüber anders geschlechtlichen oder gleichgeschlechtlichen Patienten unterschiedlich?

Zwei Veröffentlichungen in dieser Fragerichtung sind zu nennen:

Elisabeth Levang, eine promovierte Italienerin, die in der psychologischen Beratung von Unternehmen tätig ist, hat sich schwerpunktmäßig mit der Bewältigung von Trauer- und Verlustsituationen befasst. In dem Buch »*Männer trauern anders*« (2002) kommt sie zu interessanten Ergebnissen. Männer kommen zu Wort, die von schweren Schicksalsschlägen berichten und darüber, wie sie zunächst ungern, dann aber durchaus sehr intensiv ihre Gefühle zu äußern begannen. Diese authentischen Berichte geben einen Einblick in die Prozesse des Wahrseinlassens von schmerzlichen Realitäten und der Umorientierung in eine neue Zukunft. Und es wird offenbar, wie Partnerschaften von Schmerz, Verlust und Trauer beeinträchtigt werden können.

Sally Cline, Wissenschaftlerin an der Universität Cambridge, zeigt in ihrem Buch »*Frauen sterben anders*« (1997) anhand vieler Befragungen von Frauen und aufgrund von Fallstudien die Art und Weise, wie Frauen mit Sterben, Tod und Trauer umgehen. Die Autorin bricht mit den Tabus in dieser Sache. Und sie spricht ausdrücklich von »*weiblicher Geistesstärke*«, vom »*weiblichen Kummer*«, von »*weiblichen Verlustgefühlen*«, vom »*weiblichen Leid*«. Sie bringt zur Sprache, wie spezifisch gerade manche Krebsformen (Brust, Unterleib) die weibliche Seele erschüttern. Ihre Untersuchungen gehen so weit, dass sie sogar das Verhalten weiblicher Bestattungsunternehmen kritisch beleuchtet.

Die Sinnfrage wird nie von ungefähr gestellt. Die Gründe dafür sind in der Regel lang angestaute Defiziterfahrungen. Wenn dann aber die Sinnfrage schließlich zur Sprache gebracht wird, scheinen alle anderen Versuche einer Lebensbewältigung vergeblich gewesen zu sein. Die Frage nach Sinn ist die tiefste und letzte Frage, die sich Menschen stellen. Bis in die Medienland-schaften hinein gibt es den leisen wie den lauten Schrei nach Sinn. Von Ein-zelnen ist er zu hören, aber auch Gruppen tragen diesen Ruf in die Öffent-lichkeit. Politische Parteien und religiöse Gemeinschaften schreiben ihn auf ihre Fahnen und in ihre Programme.

Unter Lebenssinn ist zu verstehen: sich über Erlebtes freuen, auf Erfolge stolz sein, sich auf neue Möglichkeiten einstellen, schlimmen Erfahrun-gen ihren Platz geben, Selbstwert gewinnen und behalten, eigene Grenzen akzeptieren, Leben einordnen in einen größeren Zusammenhang, kritischer Umgang mit der Vergangenheit, Schönes bewundern können, zur Partner-schaft fähig sein, sich in einer Gemeinschaft zurecht finden, aus Fehlern lernen wollen, ins Gleichgewicht kommen zwischen Geben und Nehmen, gelingender Wechsel von aktiver und passiver Lebensgestaltung, zu guten Kompromissen finden, mit Ambivalenzen umgehen, Ziele stecken, immer wieder den nächsten Schritt wagen, zufrieden sein, mit sich selbst allein sein können und wollen, zur Ruhe gelangen.

Wer nach dem Lebenssinn fragt, sucht nach dem, was bleibt und trägt. Wer nach dem Lebenssinn sucht, rechnet mit etwas, was es vor ihm bereits gege-ben hat und nach ihm auch noch geben wird. Wer mit Lebenssinn rechnet, lässt sich auf etwas ein, was er nicht selbst erwirtschaftet oder ausgehandelt hat. Lebenssinn kommt uns Menschen von außerhalb entgegen. Lebenssinn wird oft erst in der Rückschau als solcher erkannt, bewertet und im Laufe der weiterführenden Biografie verinnerlicht. Dieser gewonnene Erfahrungs-schatz wird schließlich zum Instrument der künftigen Lebensgestaltung.

1 LEBENSSINN – FÜNFFACH BEDACHT

In den folgenden Überlegungen soll »Lebenssinn« unter fünf Aspekten betrachtet werden (zu diesem Abschnitt *siehe Wagner* 2002; *Wohlrab-Sahr* 2002).

1.1 Leben ohne Sinn wird zum zufälligen Dasein

Gegenwärtiges Zeitempfinden ist eher pragmatisch. Es wird weniger gefragt, was wichtig ist, sondern was möglich ist. Nicht die Sinn-Frage, sondern die Zweck-Frage wird gestellt. Das hat Folgen. Lebensplanung geschieht kaum langfristig. Anfang und Ende des Lebens kommen ohne besondere Anlässe nur selten in den Blick. Zukunft und Vergangenheit haben der Gegenwart, dem Augenblick Platz zu machen. Dasein wird weithin als Zufall definiert und akzeptiert.

Dies gilt auch im pflegerischen Alltag. Und doch wird dann wieder nach Sinn gefragt. Offenbar provozieren erst ganz bestimmte **Defiziterfahrungen** die Frage nach dem Sinn:

- Kraft geht verloren.
- Zeit schwindet.
- Gesundheit kommt nicht wieder.
- Liebe bekommt kalte Füße.
- Vertrauen bleibt auf der Strecke.
- Glaube bricht ein.
- Arbeitsplätze sind in Gefahr.
- Hoffnung stirbt.

In solchen oder ähnlichen **Verlusterfahrungen** kommt die Ahnung auf, dass es mehr gibt als nur den Augenblick. Was vorher gewesen war und was nachher folgen wird, bekommt neuen Wert. Sinn stellt das Leben – gerade auch das angefochtene oder sogar verletzte Leben – wieder auf eine verlässliche Grundlage, bringt Lebensgefühl ins Gleichgewicht. Nötige Weichen in lebbare Zukunft werden gestellt und wichtige Veränderungen werden in Angriff genommen. Sinn wird zum wichtigen Horizont für den nächsten Schritt. Signale für die Sinnfrage sind oft ganz einfache Äußerungen:

- Warum gerade ich?
- Was soll das Ganze?
- Das hat alles eh keinen Zweck!
- Das kanns doch nicht gewesen sein.
- Niemand hat Zeit!
- Mir glaubt ja sowieso keiner.

1.2   Sinn ohne Ziel wird zur beliebigen Behauptung

Ist die Frage nach dem Lebenssinn erst einmal gestellt, wird sie als entscheidende Hilfe zum Weiterleben und zum Überleben empfunden und geachtet, bekommt die Frage nach Zielen ihren berechtigten Stellenwert. Im Allgemeinen differenzieren sich Nah- und Fernziele heraus. Überlegungen werden angestellt, die sich mit der **unmittelbar bevorstehenden Zeit** beschäftigen – beispielsweise im Blick auf eine Entlassung aus dem Krankenhaus:

- Wie werde ich alles vorfinden, wenn ich nach Hause komme?
- Wer wird mich versorgen?
- Woran muss ich zuallererst denken?
- Was wird mit meinem Garten oder meinem Auto sein?
- Was wird mit meinem Konto oder meiner Arbeitsstelle sein?

Auch **mittelfristige Überlegungen** gehen in diesem Fall durch den Sinn:

- Wie lange werde ich meine Wohnung halten können?
- Wann wird die Suche nach einem Heimplatz aktuell?
- Was kann ich dorthin mitnehmen?
- Wer wird mich dann besuchen?
- Werden meine Ersparnisse reichen?
- Wie eintönig wird der Alltag mit lauter Gleichbetroffenen?
- Worüber werde ich mich dann noch freuen können?

Und schließlich lassen auch die so genannten **letzten Fragen** in der angesprochenen Situation nicht locker:

- Wer bringt mich unter die Erde?
- Wie komme ich dahin, Feuer- oder Erdbestattung?
- Was soll bei der Trauerfeier gesagt werden?
- Wem vermache ich was?
- Und was ist überhaupt mit einem »Leben danach«?
- Wie ist das mit dem »Himmel«, mit »Gott« und mit der »Ewigkeit«?

In vergleichbaren Situationen werden sich vergleichbare Fragen stellen. Sind auf alle solche Fragen Antworten versucht oder gegeben worden, dann ist Entscheidendes dafür getan, dass Gegenwart und Zukunft nicht in Sinnlosigkeit versinken. Es stellt sich heraus, dass vieles seine niederdrückende Schwere verliert. Wenn Menschen ihrer näheren und ihrer ferneren Zukunft

Sinn geben, werden sie die Gegenwart gelassener leben und erleben. Der Horizont ist weit geöffnet. Es gibt nichts, worüber man nicht reden darf. Die zehrende Nervosität wird in die Schranken gewiesen. Innere Energien werden freigesetzt. Langer Atem bleibt bis zuletzt.

Wenn Lebensziele – wie langfristig auch immer – formuliert sind, erhält Lebenssinn seine entscheidende Richtung. Aus einer eher zufälligen **Sinnfindung** wird so eine **bewusste Sinngebung.** Das oft so zerstörerische Ausgeliefertsein an ein irgendwie diffuses Schicksal fängt an, seine lähmende Kraft zu verlieren. In Krisenzeiten, erst recht bei einer aussichtslos verminderten Lebensqualität, selbst auf Intensivstationen oder auf dem Sterbelager, müssen Menschen nicht als willenlose Objekte behandelt werden, mit denen etwas gemacht wird und die allem ohnmächtig ausgeliefert sind. Sie können vielmehr Subjekte bleiben, die ein Recht auf Interesse, auf Antwort und Achtung haben. Sie bleiben ein wertvolles Gegenüber.

Sinngebung hat unendlich viel mit menschlicher Würde zu tun. Weithin ist in der Gesellschaft Menschenwürde aber Mangelware geworden. Oft bleibt sie gegenüber dem Drang sich durchsetzen zu wollen oder gegenüber vermeintlichen oder wirklichen wirtschaftlichen Zwängen auf der Strecke.

1.3 Ziel ohne Weg wird zum orientierungslosen Augenblick

Sinngebung geschieht nicht irgendwo, nicht im »luftleeren Raum«. Sie geschieht unterwegs in einem **bestimmten Kontext.** Und Kontext meint das menschliche Eingebundensein in soziale, kulturelle und/oder religiöse Kontakte. Beispielsweise:

- Ist da eine Familie – Geschwister, Kinder, Enkel, entfernte Verwandte –, dann werden die Wege zum Ziel. Gedanken und Gefühle, Erwartungen und Befürchtungen werden »unterwegs« anders gefüllt sein, als wenn jemand allein lebt.
- Sind da Freunde oder sind da keine Freunde, dann verhält es sich entsprechend.

Menschen sind abhängig von allem, was sie bisher bestimmt hat, was sie umgibt und was sie in Zukunft begleitet. Abhängigkeiten müssen nicht die Lebensqualität mindern. Menschen können andere Menschen wie einen Raum umgeben, sogar zur Herberge werden. Positive Abhängigkeiten verhindern das belastende »Hin-und-Her-Gerissen- oder -Geworfen-Sein«. Sogar das Gefühl von Denk- und Handlungsfreiheit ist trotz des Eingebundenseins in einen bestimmten Kontext möglich. Es ist sinnvoll, auf einem schweren Weg zum Ziel Grenzen als Chancen zu verstehen.

1.4   Sinn wird nonverbal durch Körpersprache vermittelt

Sinnfindung wie Sinngebung werden nur als Prozess erfahren. Lebenssinn wird an Menschen herangetragen, wird ihnen angeboten. Briefe, Spruchkarten, Bilder, Filme, Bücher, Musik, Begegnungen zu Hause oder unterwegs, Erlebnisse wie auch Erinnerungen können zur Sinnfindung führen oder zur Sinngebung helfen.

Menschen, die nichts mehr an sich heranlassen, sind nicht mehr empfangsbereit für das, was dem Leben Sinn geben kann. Menschen, die sich gegen alles verschließen, schließen alles aus, was sinnvoll sein kann. Menschen, die mit allem abgeschlossen haben, verzichten auf alles, was Sinn machen kann. Ein Teufelskreis.

Über die Sprache, mit mehr oder weniger vielen und guten Worten, ist Sinn oft nicht vermittelbar. Umso hilfreicher ist der Versuch, **Sinn über andere Sinne** zu vermitteln. Alle anderen Sinne sind daran beteiligt: Sehen, Lauschen, Tasten, Riechen. Beispielsweise:

- Das weit geöffnete Auge (verstärkt durch hochgezogene Augenbrauen) steht für Fragen, Warten, Ermutigen.
- Das blinzelnde Auge signalisiert Übereinstimmen, Verstehen, Zuwenden.
- Die Hörhaltung des Ohres gibt Auskunft über Aufmerksamkeit und Interesse.
- Der starke Händedruck will Sicherheit vermitteln.
- Die leise Bewegung der Hand auf der Haut will Dasein und Dabeisein, Mitgefühl und Trost vermitteln.

- Die streichelnde Hand sendet Güte und Liebe.
- Die geweiteten Nasenflügel mit entsprechenden Kopfbewegungen sagen etwas aus über Atmosphäre und Klima, über Durchatmen und Aufatmen, über Wohlgeruch (und damit Wohlbefinden).

Kein helfender Umgang mit Menschen darf solche Erfahrungen unterschätzen. Vielmehr gehört nonverbaler Sinn-Transport zum klassischen Handwerkzeug aller Helfenden (*siehe* Teil 1, Kapitel 2.4).

1.5 Sinn wird verbal mit herkömmlicher und neuer Sprache vermittelt

Um Sinn auf verbale Weise zu transportieren steht herkömmliche wie neue Sprache zur Verfügung. Herkömmliche Sprache speist sich aus dem sozialen, kulturellen und religiösen Kontext. In diesem Zusammenhang sollten sich Pflegekräfte im Blick auf die zu pflegenden Personen **folgende Fragen** stellen:

- Von welcher Bildung, von welchem alltäglichen Umgang ist ihre Wortwahl geprägt?
- Woher stammen ihre Sprüche, Bilder, Vergleiche?
- Womit sind ihre Erinnerungen, aber auch Erwartungen und Befürchtungen gefüllt?
- Mit welchen religiösen Inhalten können sie sich identifizieren?
- Was sind ihre Lieblingsgedanken?
- Welche Hoffnung belebt den Alltag?
- Wie viel »Gott« oder »Himmel« oder »Bibel« oder »Kirche« kommt in ihrem Leben vor?
- Mit wie viel Vorsicht oder Nachdruck benutzen sie eine religiöse Sprache?

Herkömmliche Sprache bedient sich bestimmter biblischer oder kirchlicher Worte:

- Meine Zeit steht in deinen Händen.
- Fürchte dich nicht, Ich habe dich erlöst.
- Ich bin bei dir bis ans Ende deiner Tage.
- Freuet euch, dass eure Namen im Himmel geschrieben sind.
- Werft euer Vertrauen nicht weg!

- Niemand wird sie aus meiner Hand reißen.
- Lass dich segnen!

Neue Sprache speist sich aus den gegenwärtigen Eindrücken, Empfindungen und Entdeckungen:
- Die Meldungen, die über den Bildschirm gegangen sind.
- Die Zeitung/Zeitschrift, die ich eben gelesen habe.
- Das Buch, mit dem ich mich beschäftige.
- Der Film, den ich unlängst gesehen habe.
- Die Behörde, mit der ich zu tun hatte/habe.
- Die Patientin/der Patient, bei dem ich gerade gewesen bin.
- Der Schmerz oder die Freude, die mich zurzeit bestimmen.
- Der Urlaub, den ich vor mir oder hinter mir habe.
- Die Menschen und Gruppen, mit denen ich häufig zusammen bin.

Neue Sprache vermeidet traditionelles Wortgut. Sie verwendet Umschreibungen oder Übersetzungen:
- Dass wir uns auf eine lange Reise vorbereiten.
- Dass unser Engel uns nicht verlassen wird.
- Dass wir allezeit und überall in guten Händen sind.
- Dass der Tod zum Tor wird.
- Dass der Himmel aufgeht.
- Dass niemand Angst haben muss, wenn er ans andere Ufer kommt.
- Dass wir getrost alles zurücklassen können.
- Dass wir dort erwartet werden.
- Dass wir halt nur Gäste sind auf dieser Erde.

Sprache gibt dem Sinn gezielte Öffentlichkeit: Was jemand für sinnvoll hält, sollen auch andere erfahren. Sprache macht Sinn gemeinschaftsfähig: Wenn viele oder wenige Menschen etwas gemeinsam als sinnvoll benennen, für das Sinnvolle also eine gemeinsame Sprache benutzen, sind sie miteinander verbunden. Sprache schützt Sinn: Wenn Sinn beim Namen genannt ist, kann er nicht so schnell zerredet werden. Sprache pflegt Sinn: Wer über Lebenssinn redet, verhindert den Verlust von Lebenssinn. Sprache trägt Sinn: Sie trägt ihn in die Zukunft weiter, setzt ihn fort. Und Sprache verbindet die verschiedensten Inhalte miteinander.

2 DAS SEELSORGERLICHE GESPRÄCH

Was macht ein Gespräch zum seelsorgerlichen Gespräch?
Wenn es in einem Gespräch um zentrale persönliche, um innerste, weltanschauliche, im weitesten Sinn um religiöse Angelegenheiten geht, dann handelt es sich um ein seelsorgerliches Gespräch. Absichtlich oder zufällig geführte Gespräche können also sehr schnell zu seelsorgerlichen Gesprächen werden. Das ist beispielsweise immer dann der Fall, wenn in irgendeiner Weise Gott angefragt, angebetet, angezweifelt oder angeklagt wird. Wichtig ist die Bereitschaft der Gesprächsführenden, solche Gesprächsgänge zuzulassen. Ebenso wichtig ist die Fähigkeit, Signale zu erkennen, mit denen sie ihren Wunsch nach einem seelsorgerlichen Gesprächsgang anmelden. Beispielsweise Fragen wie:

- »Warum gerade ich?«
- »Wie lange noch?«
- »Womit habe ich das verdient?«
- »Sind denn alle gegen mich?«
- »Ob ich gut genug gewesen bin?«

Für alles, was Menschen unternehmen, brauchen sie Instrumente. Sie brauchen ihr ganz persönliches Handwerkszeug zur Lebensgestaltung. Für das seelsorgerliche Gespräch gilt das auch. Gemeint sind nicht nur Gesprächstechnik oder Gesprächsorganisation, nicht nur das Erlernen von Zuhören können und Fragenstellen. Gemeint ist gleichermaßen Selbsterkenntnis oder der Umgang mit den eigenen Stärken und Schwächen, mit Fehlern und Grenzen (zu diesem Abschnitt *siehe Lindijer* 1987:27 ff., 105 ff.).

2.1 Ein erstes Instrument ist die persönliche Identität

(1) Der Lebensprozess
Menschen sind zeitlebens Veränderungen unterworfen. Jeder Lebensweg ist ein ebenso einmaliger wie beständiger Prozess. Und dieser Prozess ist kompliziert. Viele Faktoren sind daran beteiligt: Herkunft, Umstände, Einflüsse, Schicksale, Einschnitte, Enttäuschungen ebenso wie Sternstunden.

Für alle Gesprächsführenden ist dieser Prozess besonders relevant, weil die Tatsache, dass das »Ich« im seelsorgerlichen Gespräch das wichtigste Instrument darstellt, von ausschlaggebender Bedeutung ist.

Wer im Stress Gespräche führt, wird leicht unaufmerksam. Wer in Enttäuschungen oder gar in Trauer verstrickt ist, wird sehr mit sich selbst beschäftigt sein, und seine Wahrnehmungsfähigkeit ist beeinträchtigt. Wer sich in einer himmelhoch jauchzenden Stimmung befindet, wird auf ihn zukommende Schwierigkeiten eher abwehren. Jede und jeder sollte sich der gegenwärtigen Situation auf seinem Lebensweg bewusst sein. Jede und jeder sollte die Veränderungen in diesem Prozess wahrnehmen und in der seelsorgerlichen Gesprächspraxis beachten.

(2) Von Erinnerungen zu Erfahrungen

In allen zwischenmenschlichen Begegnungen kommen jeweils mindestens zwei Menschen zusammen, die ihre **ureigenste persönliche Geschichte** haben. Sie haben sich bis zum gegenwärtigen Zeitpunkt zu dem Menschen entwickelt, der eben jetzt einem anderen begegnet, der sich auf seine Weise bis zum gegenwärtigen Zeitpunkt entwickelt hat.

- Beide haben Erfahrungen und Erkenntnisse gespeichert.
- Beide tragen Spuren in sich und an sich, die aus ihrer Vergangenheit herrühren.
- Beide haben Freude und Leid kennen gelernt.
- Beiden ist Glück und Unglück widerfahren.
- Beide haben Leben gestaltet und Leben verdorben.
- Beide leben in einem unterschiedlichen, aber ganz spezifischen Beziehungsnetz.
- Beide können in Schwierigkeiten stecken.
- Beide haben eine ganz bestimmte Weltanschauung/Weltsicht.
- Beide haben ihre Befürchtungen und Hoffnungen.
- Viele ihrer Erinnerungen haben sich zu Erfahrungen verdichtet. Und die Erfahrungen sind einem Mantel vergleichbar, in den sich Menschen einhüllen, in dem sie sich wohl fühlen und einigermaßen sicher sind.

Erfahrungen sind ein Teil der Menschen geworden und auch in seelsorgerlichen Gesprächen können sie nicht »an den Nagel gehängt« werden. Die Erfahrungen mit ständig klagenden Menschen prägen das Verhalten ebenso wie die Erfahrungen mit ständig schweigenden Menschen. Oder schlimme Erfahrungen in konfrontierenden Gesprächen erhöhen Vorsicht und Zurückhaltung. Auch schwierige Erfahrungen mit Angehörigen beeinträchtigen die Einstellung gegenüber den zu pflegenden Personen.

(3) Von Wahrnehmungen zu Vermutungen

Was den Moment und den Prozess seelsorgerlicher Begegnungen betrifft, so werden bewusst und auch unbewusst viele Details aus dem aktuellen Umfeld aufgenommen. Unbewusste Wahrnehmungen werden gespeichert. Aus bewussten Wahrnehmungen entstehen richtige oder falsche Vermutungen. Und Vermutungen werden dann später bestätigt oder korrigiert.

Dieser gesamte Wahrnehmungshaushalt mit der je eigenen Art, Vermutungen daraus zu entwickeln, ist ein Teil der Menschen geworden. Seelsorgerliche Kontakte und seelsorgerliches Verhalten sind wesentlich davon beeinflusst. Pflegekräfte sind oft in der Gefahr, Vorurteile gegenüber den pflegebedürftigen Personen zu entwickeln. Bereits auf der Fahrt zu ihnen oder vor der Wohnungstür melden sich solche Vorurteile und werden Einstellungen und Verhalten mitbestimmen.

(4) Von Einstellungen zu Entscheidungen

Im Laufe der familiären wie beruflichen Biografie wächst aus vielen Eindrücken, aus Erinnerungen und Erfahrungen, aus dem Wahrnehmungsvorrat und aus den daraus angestellten Vermutungen ein typisches Einstellungsverhalten. Und das findet in den unterschiedlichsten Begegnungen mit Menschen seinen Niederschlag und prägt die zu treffenden Entscheidungen.

Schließlich wird auch dieser Prozess ein Teil der Menschen. Und auch er wird eine maßgebliche Rolle in allen Bemühungen um eine gute Kommunikation spielen.

Schulz von Thun hat einen vergleichbaren Dreierschritt notiert. Die innere Reaktion eines Empfängers von Informationen ergibt sich aus drei verschiedenen Vorgängen: das Wahrnehmen (etwas sehen oder hören), das Interpretieren (das Wahrgenommene mit Bedeutung versehen, wobei diese Interpretation richtig oder falsch sein kann), das Fühlen (auf das Wahrgenommene und Interpretierte mit einem eigenen Gefühl antworten, wobei dieses Gefühl nicht einer Beurteilung richtig oder falsch unterliegt, sondern Tatsache ist). Diese drei Vorgänge werden, weil wenig geübt, nur selten auseinander gehalten.

Für jede interpersonelle Kommunikation ist die intrapersonelle Kommunikation unverzichtbar. Damit gemeint ist die Realitätsprüfung von Phantasien: *»Phantasien über den anderen sind etwas von mir. Sie können zutreffend oder unzutreffend sein. Es gibt zwei Möglichkeiten, mit Phantasien umzugehen: sie für sich zu behalten und das eigene Verhalten danach auszurichten oder sie mitzuteilen und auf Realität zu überprüfen«* (Schulz von Thun 1981:75 ff. – siehe auch Teil 1, Kapitel 2.3).

2.2 Ein zweites Instrument ist das Wissen

(1) Das Kommunikationsfeld

Das Kommunikationsfeld im Seelsorgegespräch besteht aus dem Gesprächspartner, der Gesprächsführenden und ihrem bisher erworbenen Wissen über Kommunikation sowie dem aktuellen Thema. In diesem Feld kommt es auf das Gleichgewicht aller Faktoren an. Dominiert einer der genannten Faktoren, bekommt das Gespräch eine gefährliche Schieflage. Fixierung auf den Gesprächspartner, auf theoretisches Wissen, auf den momentanen Gesprächsinhalt oder auf sich selbst wäre die logische Folge. Das bedeutet, gefangen oder befangen zu sein. Die Freiheit wäre verloren, die im seelsorgerlichen Gespräch so nötig ist. Deshalb haben Gesprächsführende auf beständige Erweiterung ihres Wissens über Kommunikation und über das, was sie stört und was sie fördert, zu achten. Dasselbe betrifft auch die Kenntnisse über die religiöse Kommunikation.

Was man über sich und andere erfährt, addiert sich zu Vorstellungen, Vermutungen, Selbstbildern und Fremdbildern. Dieses Potenzial wirkt sich nahezu zwangsläufig auf die Kommunikationskompetenz aus. Der Umgang mit eigenen und fremden Stärken oder Schwächen wird immer besser gelingen. Ängste und Hoffnungen kommen eher ins Gleichgewicht.

Pflegekräfte haben sich auf mindestens **drei Kommunikationsformen** einzustellen: die (2) alltägliche, die (3) gestörte und die (4) religiöse Kommunikation.

(2) Alltägliche Kommunikation

Alltägliche Kommunikation meint den normalen zwischenmenschlichen Umgang:

- Wie tauschen sich Menschen über das Alltagsgeschehen aus?
- Was ist das, was ihnen zu schaffen macht?
- Worüber machen sie sich Gedanken?
- Wovon erzählen sie gern?
- Worin besteht ihre Begeisterung?

Wo die Situation so gekennzeichnet ist, befinden sich Menschen in einer alltäglichen Kommunikation.

(3) Gestörte Kommunikation

Mit zunehmendem Lebensalter und aufgrund vielfältiger Erfahrungen kommt auch beträchtliches Wissen über gestörte Kommunikationsformen zusammen. Entstehung und Verlauf von Konflikten sowie psychisches Fehlverhalten (beispielsweise nervöse Bewegungen, eine übergroße Verletzlichkeit, ständige Gereiztheit, eine scheinbar unbegründete Aggressivität, auf ganz normale Dinge nicht ansprechbar sein) werden durchsichtiger. Das bedeutet einen wichtigen Schutz in Begegnungen, bei denen nicht ganz sicher ist, wo die Grenze zwischen gesund und krank eigentlich wirklich verläuft. Das Bild vom Gegenüber möchte aber möglichst klar sein.

- Woher kommt es, dass jemand ständig dasselbe erzählt?
- Warum wird man einen Menschen nicht los?
- Wie kommt es, dass jemand ohne erkennbaren Anlass zu zittern anfängt?
- Was bringt jemanden dazu, keinen Satz zu Ende zu formulieren?
- Schlimm, wenn jemand immer nur beleidigt reagiert!
- Schlimm, wenn jemand verkrampft reagiert!
- Schlimm, wenn jemand in starres Schweigen verharrt!

Immer dann stellt sich die Frage nach Störungen in der Kommunikation und danach, wie darauf zu reagieren ist.

- Es kann beispielsweise hilfreich sein, das, was an Auffälligkeit wahrgenommen wurde, vorsichtig bewusst zu machen – fragend wiederholen, einem Spiegel ähnlich.
- Es kann aber ebenso hilfreich sein, mit kurzen, trotzdem freundlichen Worten zu konfrontieren.
- Es kann sogar hilfreich sein, schweigend zu verharren, eine Pause wachsen zu lassen und diese Spannung bis zu einer Gegenreaktion auszuhalten (*siehe auch* Teil 1, Kapitel 4.6).

(4) Religiöse Kommunikation

Mit zunehmendem Lebensalter und durch verschiedenste Begegnungen wird man sensibel für die religiöse Dimension in den verschiedenen Kommunikationsformen. Wie indirekt oder direkt religiöse Inhalte zur Sprache gebracht werden können oder müssen, nimmt man zunehmend klarer wahr. Der Reaktionsradius wird erheblich erweitert.

- Werden biblische oder kirchliche Worte oder Bilder (Symbole) benutzt?
- Spricht jemand von Himmel oder Hölle, von Schuld und Gewissen?
- Spricht jemand von Engeln oder von der Ewigkeit oder vom Woher und Wohin des Menschen?
- Bezieht sich jemand im Gespräch auf den Glauben, auf Bekenntnisse oder Traditionen des Christentums?

Immer dann kann man von religiöser Kommunikation sprechen.

2.3   Ein drittes Instrument ist der Erfahrungsaustausch

In seelsorgerlichen Gesprächen ist die Gesprächsführende aber auch ganz bestimmten **Gefahren** ausgesetzt. Einerseits kann sie in unverantwortliche Routine abdriften. Mangelnde Aufmerksamkeit in scheinbar leichten Gesprächen kann eine Ursache dafür sein. Auch wenn sie abgespannt ist, kann es dazu kommen. Andererseits ist es die Arroganz, durch die seelsorgerliche Gespräche blockiert werden können. Der Eindruck von Überlegenheit und Besserwisserei kann Vertrauen verhindern. Für diese und ähnliche Gefahren ist der regelmäßige Erfahrungsaustausch hilfreich (*siehe* Kapitel 5.3).

Niemand ist gefeit gegen falsche Einschätzungen, falsches Verhalten oder falsche Reaktionen. Niemand wird sich selbst aus diesem Dilemma befreien können. Dafür Hilfe in Anspruch zu nehmen, braucht Mut. Schließlich müssen die ›Karten offen auf den Tisch gelegt werden‹. Man sollte sich Gesprächspartnerinnen seines Vertrauens suchen.

- Durch Erfahrungsaustausch werden Stärkung, Ermutigung und Befreiung gewonnen für die nächsten Gesprächskontakte.
- Korrekturen werden nicht als Demütigungen erlebt. Kompetenz wird erweitert und vertieft. Kompetenz besteht ja nicht zuletzt auch darin, die seelsorgerlichen Gespräche als unvollkommene Gespräche zu akzeptieren.
- Das ist nicht einfach, wenn die herrschende gesellschaftliche Mentalität vom Erfolgszwang geprägt ist. Seelsorgerliche Gespräche bilden da keine Ausnahme. Hier ist Vorsicht geboten.

Es ist dabei zu bedenken, dass bei vielen seelsorgerlichen Gesprächen offen bleibt, was die Gesprächspartner verstanden haben, was beim Gegenüber wirklich angekommen ist und was die Gesprächspartnerin nach der Begegnung damit machen wird.

3   DAS GESPRÄCH MIT STERBENDEN

Eine besondere Herausforderung stellt das seelsorgerliche Gespräch mit sterbenden Menschen dar (zu diesem Abschnitt *siehe Piper* 1977; *Geißler* 1997, 145–177; *Riess* 2002; *Winkler* 1997, 412–45).

3.1   Zum Charakter der Gespräche

Diese Gespräche sind insbesondere dadurch charakterisiert, dass es endgültige Gespräche sind und dass dabei das Leben in den Tod integriert werden soll.

(1) Gespräche mit Sterbenden sind endgültige Gespräche

Zwischen Geburt und Tod nimmt der Mensch viele **Abschiede**. Das sind Abschiede von ganz unterschiedlichem Gewicht und von ganz unterschiedlicher Bedeutung. Die Trennung von Elternhaus oder Heimat fällt niemandem leicht. Sich von Plänen oder Vorstellungen zu verabschieden, ist nicht einfach. Abschiede von Lebensgefährten, von Gewohnheiten, Besitz oder Status bringen die meisten Menschen in erhebliche Schwierigkeiten. Gespräche darüber bestätigen das.

Doch gegenüber allen solchen Gesprächen haben die Gespräche mit Sterbenden etwas Unwiederholbares, Endgültiges. Diese sind von dem ohnmächtigen Gefühl begleitet, dass die Zeit ungebremst davon läuft. Sie haben es ja mit einer im Grunde unvorstellbaren Zukunft zu tun – wenn überhaupt mit Zukunft gerechnet wird. Letzte Abschiede sind die schwersten, auf die Menschen zugehen und über die Menschen reden – oder auch schweigen können.

(2) Gespräche mit Sterbenden sollen das Leben in den Tod integrieren

Ein größerer Kontrast ist kaum vorstellbar als eine Begegnung zwischen Lebenden und Sterbenden. Der Graben ist schnell gezogen, das Trennende schnell definiert. Eigentlich wollen Lebende mit dem Tod (noch) nichts zu tun haben. Der Tod ist noch nicht ihre Welt. Eigentlich haben Sterbende mit dem Leben (schon) abgeschlossen. Das Leben ist nicht mehr ihre Welt. Im gezielten Gespräch zwischen Lebenden und Sterbenden geschieht nichts weniger als eine Kommunikation dieser beiden Welten miteinander. **Leben und Tod** kommen gewissermaßen ins Gespräch.

Dabei geht es darum, dass einerseits das Leben den Tod, andererseits der Tod das Leben an sich heran lässt. Jede Seite profitiert in bestimmtem Sinne von der anderen. Ein Leben, das den Tod nicht verdrängt oder verschweigt, gewinnt an Horizont. Ein Sterben, das das Leben nicht verweigert oder verhindert, gewinnt an Perspektive. Mitten im Sterben an Leben denken und vom Leben reden, bedeutet Zukunft über das Grab hinaus. Hier wird deutlich, dass davon letztlich nur in religiöser Sprache zu reden ist. Mitten im Sterben mit Leben rechnen, gelingt nur dem, der glaubt. Darin besteht wohl eine besondere Würde des Menschen.

3.2 Inhaltliche Überlegungen

Für den Umgang mit fremdem Sterben sind Erinnerungen an eigene Erfahrungen und das Wissen um das christliche Verständnis von Sterben und Tod hilfreich.

(1) Biografische Erinnerungen

Wer immer Gespräche im Umfeld von Sterben, Tod und Trauer führt, tut gut daran, in der eigenen Biografie nach Ereignissen Ausschau zu halten, bei denen er selbst schon mal »davongekommen« ist oder »dem Tod ins Auge geschaut« hat oder wo das Leben »auf des Messers Schneide« gestanden hatte. Sich an selbst erlebte Todesängste zu erinnern (etwa im Straßenverkehr, beim Wassersport, auf der Wachstation), ist eine wichtige Vorbereitung für die Begegnungen mit fremdem Sterben im Pflegeheim, in Wohnungen oder im Krankenhaus. Den Fantasien hinsichtlich des **eigenen Sterbens** nachzugehen, kann helfen, sich in fremdes Sterben hineinzuversetzen. Hilfreich ist es ebenfalls, sich zu erinnern, wann und wie im eigenen Leben die Fragen nach Sinn gestellt und beantwortet worden waren. Bisheriges Leben wird zur »Schatzkammer« und zur »Instrumentenkammer« für den Umgang mit fremdem Leiden und Sterben.

(2) Christliches Verständnis von Sterben und Tod

Wer sich an Sterbelagern dem Tod stellt, tut gut daran, religiöse Aussagen über Sterben und Tod kennen gelernt zu haben. Im christlichen Glauben findet man die Hoffnung auf ein **Ewiges Leben**. Die Vorstellungen davon sind mehr oder weniger konkret. Bei den einen sind es eher nur Ahnungen, bei anderen ist es handfeste Gewissheit. Bei jedem Menschen sind solche Vorstellungen anders gefärbt. Es heißt, dass nicht jeder Mensch dorthin gelangen wird. Irdisches Leben wird oft als Vorbereitung auf das Ewige Leben verstanden. Wer sich mit fremdem Sterben befasst, sollte sich mit solchen Fragen beschäftigt haben:

- Wo bin ich mit meiner ganz persönlichen Hoffnung angesiedelt?
- Was glaube ich und was nicht?
- Worauf hoffe ich und worauf nicht?
- Oder nur: Was wünsche ich mir, zum Zeitpunkt meines Todes hoffen zu können?
- Kann ich selbst mit dem Ewigen Leben rechnen?

In der Bibel – im Alten und im Neuen Testament – wird die Frage nach Leben und Tod wie auch die Frage nach einem Ewigen Leben erörtert. In den Evangelien werden Aussagen Jesu zitiert. Und in den Briefen des Apostels Paulus werden verschiedene Vorstellungen transportiert und Hoffnungen geweckt. Symbole sind dabei wichtige unverzichtbare Übermittlungsinstrumente. Religiöse Sprache ist schon immer **Symbolsprache.**

- »Leite mich auf ewigem Wege« (Psalm 139).
- »Wer mir nachfolgt, der wird das Licht des Lebens haben« (Johannesevangelium).
- »Wer an mich glaubt, der wird leben, auch wenn er stirbt« (Johannesevangelium).
- »Und ich gebe ihnen das ewige Leben« (Johannesevangelium).
- »Und die Toten werden auferstehen unverweslich und wir werden verwandelt« Korintherbrief).
- »Wir haben ein Haus, von Gott erbaut, das ewig ist im Himmel« (2. Korintherbrief).
- »Wir verkünden euch das Leben, das ewig ist« (1. Johannesbrief).
- »Ich sah einen neuen Himmel und eine neue Erde. Und der Tod wird nicht mehr sein. Siehe ich mache alles neu« (Offenbarung des Johannes).

Überzeugungen von einem Leben in Ewigkeit und von der Schwelle dort-hin, können auch **außerhalb der biblischen Überlieferung** in Symbolen ihren Ausdruck finden:

- Vom Weg ist die Rede und vom Licht.
- Über Quellen und Abgründe wird gesprochen.
- Engel kommen ins Blickfeld.
- Heimat ist weit mehr als eine geografische Festlegung.
- Ein Sterbender bittet seine Frau, Handwerker zu bestellen: *»Das Haus muss von Grund auf renoviert werden«* – Er bereitet seinen Abschied vor.
- Eine Sterbende fragt unvermittelt: *»Haben Sie den Schlüssel, den gro-ßen?«* – Sie bereitet sich darauf vor, durch das große Tor zu gehen.
- Eine Frau kommt ins Krankenzimmer ihres Mannes, der leise zu ihr sagt: *»Die Koffer sind gepackt.«* – Er stirbt in der folgenden Nacht.
- Eine Woche vor seinem Tod bittet ein Sterbender darum, dass man ihm die Wanderstiefel bringe und unter sein Bett stelle.

Allerdings ist immer auch damit zu rechnen, dass mit den oft kindlichen Vorstellungen ein ebenso kindliches Verhalten korrespondiert. Sicher hat dieses Phänomen mit den regressiven Tendenzen zu tun, die die hier disku-tierten Situationen provozieren. Hoffnung über den Tod hinaus ist niemals zwingend, logisch, argumentativ. Solche Perspektive ist vielmehr lockend, befreiend, ermutigend. Bei den Vorstellungen vom Ewigen Leben geht es weniger um eine abgeschlossene Weltanschauung, vielmehr um einen auf-geschlossenen Horizont. Beim Sterben wird zu Ende gehendes Leben phy-sisch immer mehr eingeengt. Auf diesem Hintergrund kann das Bemühen, diese bedrohliche Enge aufzubrechen, ein Segen sein. Dabei darf nicht ver-gessen werden, dass Reden über das »Danach« immer ungeschütztes Reden sein wird.

Hinweis: In einer multikulturellen Gesellschaft kommt es zu pflegerischen Kontakten mit Menschen, die nicht einer christlichen Religionsgemein-schaft angehören. Hier ist es hilfreich und sinnvoll, ein gewisses Grund-wissen über das Verständnis von Tod und Sterben in anderen Religionen zu haben (*siehe dazu Höfer* 2004; *Schneider-Harpprecht* 2002). – So ist bei-spielsweise im **Islam** auch die Rede von »den letzten Dingen«:

- Die Weltgeschichte läuft einem Ende entgegen.
- Himmel und Erde werden vergehen.

- Vorher wird das Böse erst noch einmal zur Herrschaft kommen
- Von einem Jüngsten Tag ist die Rede.
- Die Toten werden auferstehen.
- Im »Buch des Lebens« zu stehen, ist die Sehnsucht aller Menschen.
- Wenn im Koran die Herrschaft Gottes gerühmt wird, kommt dies den Aussagen in den biblischen Psalmen sehr nahe.
- Der Mensch soll so leben, dass er zu Gott kommen darf.

3.3 Die Begegnung vor Ort

(1) Erstwahrnehmungen

Beim Betreten des Sterbe-Zimmers kommt es zu wichtigen Erstwahrnehmungen:

- Wie finde ich das Zimmer vor?
- Wie sind die Lichtverhältnisse?
- Was hängt an der Wand?
- Was steht auf dem Nachttisch?
- Welche Farben oder welche Gerüche sind dominant?
- Wie wirkt auf mich die Haltung oder die Bewegung der/des Sterbenden?
- Wie nehme ich die Stimme wahr?
- Was verraten Augenblicke und Gesichtszüge?
- Wie ist es mit der Atmung bestellt?

Wahrgenommene Worte oder Laute aus dem unmittelbaren Umfeld sowie der wahrgenommene Tonfall sind sorgfältig zu beachten. Ebenso sollten visuelle Eindrücke berücksichtigt werden: Gestik, Gesichtsausdruck, Körperhaltung. Sie können wichtige Hinweise zur aktuellen Situation liefern. Außer dem genauen Hinhören und dem geduldigen Zuhören gibt es nicht allzu viel Spielraum für eine Aktion. Das Nachfragen wird sich auf das Allernötigste beschränken müssen.

Die Begrüßung schlägt die Brücke zum »anderen Ufer« und beginnt die gemeinsame Kommunikation. Das bedeutet meist eine Erleichterung. Eine Berührung sollte erst dann erfolgen, wenn das Gespräch eröffnet ist. Es ist nicht von Anfang an klar, ob eine Berührung als angenehm oder unangenehm empfunden wird.

(2) Abwehr und Neugier

Der Inhalt der Botschaften – manchmal stammelnd, manchmal erregt, manchmal mit vielen Pausen vorgetragen – kann angesichts seiner Endgültigkeit Bedrohliches und Bedrängendes enthalten. Mit zwei sehr normalen Gefahren ist zu rechnen.

Einerseits ist da die **Abwehrreaktion**, der Wunsch, nichts damit zu tun zu haben.

- Womöglich gibt es Stress bei der Arbeit oder im Privatbereich.
- Womöglich liegt der Besuch kurz vor Dienstschluss und alles geschieht unter Zeitdruck.
- Womöglich haben die Erstwahrnehmungen Antipathien geweckt.
- Womöglich hatte sich aber auch während des Sterbeprozesses eine herzliche persönliche Beziehung entwickelt.

Abwehrhaltungen können die Aufmerksamkeit erheblich beeinträchtigen. Hilfreich ist es, die eigenen Abwehrstrategien zu kennen. Man fällt dann nicht so schnell auf sich selbst herein. In diesem Zusammenhang gehört schließlich die Kenntnis der eigenen Berührungsängste. Beim Umgang mit Sterbenden sind Berührungen nur selten zu vermeiden. Man denke nur an das Säubern des Gesichts, das Zurechtstreichen der Haare, das stille Ergreifen der Hand, körperhygienische Hilfen wie die verschiedenen Hilfen bei der Nahrungsaufnahme.

Andererseits ist da der Wunsch, das Einmalige und Besondere, vielleicht auch das Sensationelle der akuten Todesproblematik bis ins Detail zu erfahren. **Neugier** wird genauso wie Abwehr die Aufmerksamkeit kontraproduktiv beeinflussen.

- Womöglich hat es einen spektakulären Unfallhergang gegeben.
- Womöglich gibt es interessante Informationen über den Operationsverlauf.
- Womöglich übt der aktuelle Sterbeprozess eine ganz bestimmte Faszination aus.
- Womöglich beherrscht das Bewusstsein, jeder Augenblick könnte der letzte sein, das Verhalten am Sterbebett.

(3) Begleitung

Einfache und kurze Sätze erleichtern die Kommunikation. Es ist insbesondere darauf zu achten, wie die Gesprächsinhalte zu dosieren sind. Die aktuelle Situation kommt gewiss bald zur Sprache. Vorsichtig kann dann nach Ängsten und Wünschen gefragt werden. Dazwischen wird es meist gut tun, vom Leben draußen und von alltäglichen Dingen zu erzählen. Man bleibt zunächst an der Oberfläche, bevor man sich in tiefer gehende Vorstellungsbereiche wagt, mit denen bei Sterbenden zu rechnen ist. In der seelischen Tiefe lauert womöglich die Ahnung von einer Zukunft jenseits des Todes, welche bisher noch kaum eine Rolle gespielt hatte.

Gespräche dieser Art kommen ohne Metaphern, Bilder oder Vergleiche nicht aus. Nur so können Zustimmung oder Hoffnung geweckt werden. Aber es sollten einfache Bilder, Texte oder Symbole sein. Symbole sollten sogar greifbar sein, wenn man gewöhnt ist, mit ihnen unverkrampft umzugehen. Manchmal ist es hilfreich, etwas da zu lassen: ein symbolträchtiges Bild oder Foto, einen greifbaren Gegenstand – als Erinnerung an die Begegnung. Im Gespräch mit Sterbenden ist besondere Aufmerksamkeit den Fragen zu widmen, die den Sterbe-Weg betreffen:

- Welche Phasen durchleben Sterbende – Widerstand und Zustimmung?
- Was sind typische Reaktionen Sterbender gegenüber Besuchenden, auf die man gefasst sein sollte: Trotz, Aggression, Harmonie, Vergebungsbitte, Sehnsucht?
- Sind ganz bestimmte Sprachmuster möglicherweise Signale für die Zeit auf der Brücke zwischen Leben und Tod und auf dem Weg in das Neuland danach? (*»Ich möchte nach Hause«*)

Klarheit sollte herrschen über die Bereitschaft zum Berühren, Halten, Streicheln oder zum Segnen. Allerdings: Gesten müssen authentisch sein. Das ist gegenüber Sterben und Tod ein unverzichtbares Gebot der Stunde.

Während der Begegnung ist sorgfältig zu beobachten, wie es um den Kräftehaushalt bestellt ist, wie anstrengend der Kontakt im Laufe des Gespräches wird, ob Pausen gut tun, ob ein Gespräch besser auf den nächsten Kontakt vertagt wird und wie der Abschied vorzubereiten ist. Beim Gehen sollte bewusst sein, dass es möglicherweise die letzte Begegnung gewesen war.

4 DAS GESPRÄCH MIT TRAUERNDEN

Das Gespräch mit Trauernden ist eine weitere, besonders hervorgehobene Form des seelsorgerlichen Gesprächs (zu diesem Abschnitt *siehe Heim* 1980; *Riess* 2002; *Winkler* 1997, 412–450).

4.1 Zum Charakter der Gespräche

Für diese Gespräche ist insbesondere kennzeichnend, dass sie Übergangsgespräche sind und den Tod in das Leben integrieren wollen.

(1) Gespräche mit Trauernden sind Übergangsgespräche
Übergangssituationen kommen in unseren Biografien häufig vor. Sie sind deshalb nichts Neues. Da ist der Übergang vom Kleinkind zum Schulkind, von der Kindheit zur Jugend, schließlich zum Erwachsensein, der Übergang zum Berufsleben und zur Familie, vielleicht auch der Übergang in eine andere Wohngegend. Übergänge sind immer von Verunsicherungen begleitet. Es kann zu Überreaktionen kommen:

- der totale Rückzug;
- eine plötzliche Aggression;
- eine vorübergehende Depression, das Leben gewissermaßen neben sich;
- unberechenbares Verhalten;
- anhaltendes »Sich-nicht-leiden-können«.

Trauernde erleben das alles doppelt hart. Den Übergang erleben Trauernde deshalb so besonders schwer, weil er ebenso unwiederholbar wie endgültig ist.

Trauernde haben einen tiefen Einschnitt in ihrer Biografie hinter sich. Und manchmal empfinden sie ihre Situation sogar als einen brutalen Eingriff in ihr Leben, womöglich als so etwas wie eine Amputation. Nach solchen letzten Abschieden erleben sich die Trauernden wie in einem unendlich fremden **Neuland**. Alles ist noch nie da gewesen:

- Das Lebensgefüge hat sich grundlegend geändert.
- Der Status ist neu, ohne Vergleich mit den bisherigen Veränderungen: Töchter und Söhne werden Waisen. Frauen und Männer werden Witwen und Witwer.
- Schon wenn es sich um einen Nachbarn oder um eine Kollegin handelt, spricht man von einer Lücke, die sich nicht so schnell oder gar nicht schließen lässt.

Trauernde leben im Übergang. Wer mit Trauernden zu tun bekommt, sich mit ihnen ins Gespräch begibt, sollte sich der Geschichten seiner eigenen Traurigkeit bewusst sein. Sie werden sich sonst ohne Aufforderung aus dem Unterbewusstsein melden und sich in die aktuellen Begegnungen einmischen. Die Qualität des Gesprächs wird notgedrungen darunter leiden.

Trauernden ist – von allen anderen Aspekten einmal abgesehen – schon dadurch geholfen, dass man ihnen ihre Trauer nicht ausredet, nicht bagatellisiert, auch nicht relativiert. Trauer muss zugelassen werden, muss verbalisiert werden dürfen, muss gelebt werden können.

(2) Gespräche mit Trauernden integrieren den Tod in das Leben
Worüber sonst lieber geschwiegen wird, kommt jetzt zwangsläufig zur Sprache. Was oft so erfolgreich verdrängt wurde, jetzt drängt es sich geradezu gewaltsam auf. Tod und Sterben waren bisher nur aus der Ferne, aus dem Fern-Sehen im wahrsten Sinn des Wortes, gegenwärtig. Jetzt werden sie hautnah erlebt. Und spätestens jetzt wird es darum gehen müssen, dem Tod als einem **Normalfall** jeden Lebens ins Auge zu schauen. Bilder können Begegnungen mit dem Tod erleichtern. Aber erst wenn das unumkehrbare Ereignis einen Namen – also Sprache – bekommt, bestehen Chancen zur Bewältigung.

Trauernde müssen erst lernen, mit Sterben und Tod umzugehen, weil dieser Umgang im normalen Lebensalltag selten geübt worden ist. Mitten im Leben das Sterben annehmen, gelingt besser, wenn Menschen gewöhnt sind, auf die Frage nach dem Sinn des Lebens immer wieder Antworten nicht nur zu suchen, sondern auch zu geben. Möglicherweise verändern sich Fragestellungen, Antwortversuche und Lösungswege im Laufe der Jahre. Solche Veränderungen sind sinnvoll, wenn sie sich gegenseitig ergänzen oder bereichern.

4.2   Inhaltliche Überlegungen

(1) Verlust und Abschied

Menschliches Leben geschieht im Wechsel zwischen Verlust und Gewinn. Verluste betreffen die physische wie die psychische Existenz, betreffen Inneres wie Äußeres. Verluste zeigen eine umso tiefere Wirkung, wenn sie als besonders schwerwiegend empfunden worden waren. Verluste werden manchmal »abgehakt«, wenn sie »leichter« zu verschmerzen sind. Für jede Zukunftsgestaltung bedeutet es viel, wenn man den Verlusten einen bestimmten Namen und ein bestimmtes Gewicht gegeben hat.

Jede Zeit nach einem Verlusterleben ist Abschiedszeit. Und jede Abschiedszeit muss gut organisiert werden. So genannte äußere Dinge müssen geregelt werden: Ort und Zeit der Bestattung, das Drucken und Verschicken von Anzeigen, die Absprachen für die Durchführung der Feier und das Sortieren der Hinterlassenschaft sowie die Räumung der Wohnung.

Abschied ist nichts weniger als die Bewältigung eines Verlustes. Und Bewältigung von Verlusten ist nichts Geringeres als die Vorbereitung von Zukunft. Diese wichtige Dimension von Abschied wird zu selten bewusst gemacht. Abschied nehmen ist ein Kommunikationsvorgang. Vor und nach einem Abschied bleibt man in der Beziehung zu dem, wovon man sich hat verabschieden müssen. Es verändert sich allerdings die Form der Beziehungen. Sachen wie Menschen bekommen ihren festen Platz in der Vergangenheit. Man kann zwar jederzeit auf sie zurückkommen, aber es gibt keine »handgreiflichen« Begegnungen mehr.

Nur für eine gewisse Zeit können sie durch die Erinnerung aus der Vergangenheit in die Gegenwart zurückgeholt werden, aber dann sind sie wieder dorthin zurückzubringen. Nur so werden Abschiede gelingen. Wenn es nicht dazu kommt, wird man von der nicht verabschiedeten Vergangenheit beherrscht oder besetzt. Das zukünftige Denken und Handeln ist dann blockiert. Eine Sinngebung der aktuellen Lebenslage ist erschwert. Wenn es nicht dazu kommt, wird man Vergangenes nicht loslassen können. Innere Freiheit und innerer Frieden gehen verloren. Ebenso ungewollt wie unbewusst zieht man sich zurück.

(2) Unterbrechung und Übergang

Mit den letzten Überlegungen hat sich die Bewertung von Verlusterfahrungen ganz entscheidend verändert. Man erkennt den Verlust als Übergang an. Das Leben ist zwar in Mitleidenschaft gezogen, hat schwere Schläge erlitten und Einbrüche erfahren müssen, aber es ist nicht das Ende. Es bedeutet eine zeitweilig belastende Unterbrechung des Lebensweges. Doch es gibt ein Davor und ein Danach. Es gibt nicht nur Vergangenheit, es gibt auch Zukunft. Man bleibt auf dem Weg. Es muss nicht zum Stehenbleiben kommen. Der Tod hat zwar bereits sein wahres Gesicht gezeigt, hat einen Menschen aus der unmittelbaren Nähe weggenommen. Aber er ist zum vorübergehenden Ereignis geworden. Tod und Trauer als Unterbrechung – oder besser noch: als Übergang – definieren zu dürfen, ist eine gnädige Sinngebung.

- Trauer kann wie eine Woge über Menschen kommen und sie unter sich begraben.
- Trauer kann wie ein Sog auf Menschen wirken und jeden Boden unter den Füßen wegziehen.
- Trauer kann Menschen wie Nacht umhüllen und dazu führen, dass sie alles schwarz sehen.
- Menschen fühlen sich ausgeliefert. Ausgeliefertsein produziert Ohnmacht und Wut. Meist ist das ein Rund-um-Gefühl.

Dagegen gilt es, alle Kraft einzusetzen. Das gelingt selten allein. Was man braucht, sind Gesprächspartnerinnen, die verdeutlichen helfen, was die Trauer so schwierig macht. Verschiedenste Möglichkeiten werden beim Namen genannt. Vergleiche mit anderen Trauererlebnissen werden gezogen. Trauerinhalte bekommen ihren Wert. So wie es einen Krankheitswert gibt, so gibt es einen **Trauerwert**. Das wird meist übersehen oder zu wenig berücksichtigt.

(3) Krisen und Chancen

Krisen werden häufig als hinzunehmende Schicksalsschläge verstanden. Dieses Missverständnis verhindert die Orientierung nach vorn, lähmt Initiativen und verbaut Horizonte. Krisen werden zu Löchern, in die Menschen aussichtslos wie in eine Falle hineingeraten. In der Trauerreflexion werden entscheidende Weichen gestellt. Eine Krise hat ambivalenten Charakter. Sie kann auch als Chance gesehen werden. Dann ist sie ein hoffnungsvolles Durchgangsstadium. Dann lässt sie Trauer zu – und dazu gehören Verzweiflung wie Verunsicherung und aggressive Momente wie destruktive Trends. Das Verständnis einer Krise als Durchgangsstadium nimmt der Trauer ihre Endgültigkeit und ihren letzten Wert, begrenzt sie zeitlich und räumlich. Trauer wird lebbar. Sterben und Tod werden nicht mehr ausgeschlossen, sondern in das Leben integriert.

Einen wertvollen Beitrag zur Diskussion um die **Phasen**, die Trauernde durchleben, hat *Yorick Spiegel* (1989) gegeben:
- In einer ersten Phase, der »Schock-Phase«, bekommen Trauernde noch gar nicht mit, was eigentlich passiert ist. Sie wollen und können das alles nicht so recht wahr haben.
- In der folgenden Phase, der »kontrollierten Phase«, brechen Emotionen auf, wird akuter Schmerz empfunden und gelegentlich wohl auch betäubt.
- In der dritten Phase, der »Regressions-Phase«, ist ein deutlicher Rückzug zu beobachten, ein Prozess des »Sich Suchens und Sich Findens«.
- Erst dann – und das ist unterschiedlich lang – setzt die vierte Phase, die »Adaptions-Phase«, ein, in der es zu neuer Orientierung kommen kann und in der so etwas wie Heilung geschieht.

4.3   Die Trauer-Begleitung

(1) Der Beginn

Am Anfang soll Zeit zum Erzählen sein. Innen muss Außen werden. Erlebtes muss Sprache erhalten. Dabei darf es durchaus zu einer ausführlichen Beschreibung der allerletzten Tage und Stunden kommen. Zwischendurch tauchen Erinnerungen auf an besonders gute Zeiten und an besonders schwere Ereignisse. Noch diffus bleibt die Frage danach, wie es denn nun weitergehen soll. Die Erzählung geschieht oft nervös, unruhig, in oft schnell wechselnden Zusammenhängen. Kontinuität ist nicht zu erwarten. Häufig stehen die Betroffenen noch unter Schock.

(2) Der Verlauf

Aufgaben sind anzusprechen, die sich aus der entstandenen Situation ergeben. Aber nicht nur organisatorische Gesichtspunkte werden zu besprechen sein. Aus dem Fall ergeben sich Zielstellungen. Anfangs werden es kurzfristige, kleine Ziele sein, die zu erreichen man sich vornimmt. Sie haben zu diesem Zeitpunkt eher etwas mit der Organisation des Tagesgeschehens zu tun. Bestimmte Behördengänge sind zu erledigen. Anzeigen sind aufzugeben. Die Trauerfeier ist zu organisieren. Gäste sind unterzubringen. Besucher haben sich angemeldet. Die Kleiderordnung wird zu regeln sein. Mögliche Hinterlassenschaft ist zu sortieren. Manches davon ist zu entsorgen.

Später werden die Überlegungen wesentlich anspruchsvoller. Sie bedürfen einer genaueren Strategie. Sie gehen über den Augenblick und über den nächsten Schritt hinaus. Überlegungen werden angestellt, wie der künftige Alltag zu gestalten ist. Briefe sind zu schreiben. Schließlich: Was kann ich mir jetzt vornehmen, wenn meine Nerven, wenn Zeit und Kraft nicht mehr zur Fürsorge gebraucht werden?

Bald wird die Frage nach dem Lebenssinn auftauchen. Welche Antworten auf die Sinnfrage auch immer versucht oder gefunden werden, sie hält den Blick auf den weiteren Lebensweg offen. Manchmal öffnet sie ihn auch erst.

Trauernde empfinden und reagieren stets **ambivalent**. Auf der einen Seite ist es das Niederdrückende des Todesereignisses, auf der anderen Seite das Erleichternde der endlich erfolgten Erlösung. Auf der einen Seite bleibt nichts als Liebe zurück. Auf der anderen Seite kann sich ein lange angestauter Ärger (Hass?) Luft machen. Auf der einen Seite ist alles zu Ende. Auf der anderen Seite ist ein neuer Anfang möglich.

(3) Der Abschluss

Wenn Ziele formuliert und Aufgaben gestellt sind, sind wesentliche Schritte zur weiteren Trauerbewältigung erfolgt. Von besonderer Bedeutung scheint die Einbindung in eine Gemeinschaft, in der Gleichbetroffene zusammenkommen und sich ihre Trauergeschichten erzählen. Solche Mitmenschlichkeit wirkt wie ein Netz, wohl auch manchmal wie ein Nest. Es trägt über vieles hinweg und beheimatet neu. Nach solchen Möglichkeiten sollte Ausschau gehalten werden. In der Regel ergibt sich ein weiterer Besuch.

Ob man »etwas« da lässt – ein Bild, eine Karte oder Schrifttum überhaupt, ist aus dem Verlauf des Gesprächs heraus zu entscheiden.

5 ANREGUNGEN FÜR DIE PRAXIS

5.1 Lebenssinn – Bedingung für Lebensqualität

Den Pflegekräften wird viel abverlangt. Bei ihrer Hingabe von Zeit und Kraft, von Aufmerksamkeit und Einfühlung, von Fantasie und Kreativität laufen sie oft Gefahr, sich total zu verausgaben. Der Punkt ist dann erreicht, wenn sie alles satt haben. Das ist ein Zustand, unter dem auch die zu pflegenden Personen zu leiden haben. Deshalb sei schließlich auf eine Wechselbeziehung hingewiesen, die allen Beteiligten zugute kommen kann. Es besteht ein Zusammenhang zwischen der Beschäftigung mit der Frage nach dem Lebenssinn und dem Zuwachs an Lebensqualität.

Wo Menschen in schwierigen Situationen ihrem Leben einen Sinn geben (können), ist zu beobachten, dass sie aufleben, sich gezielt interessieren, ins Gleichgewicht kommen. Das mag zunächst und vor allem die pflegebedürftigen Personen betreffen. Gleichwohl werden auch Pflegekräfte davon profitieren, dass sie sich damit auseinander setzen, wie sie ihrem oft psychisch aufreibenden beruflichen Alltag immer wieder und immer neu Sinn geben können.

Sie sind dann auch besser gewappnet gegen aufkommende Gleichgültigkeit, gegen resignative Tendenzen, gegen unnötigen Stress, gegen eine drohende oder beginnende Berufsmüdigkeit. In solch schwierigen Zeiten und in solch belasteten Phasen wird durch die konzentrierte Auseinandersetzung mit der Frage nach dem Lebenssinn Lebensqualität neu entdeckt oder zurück gewonnen.

Zum Abschluss seien noch einmal wichtige Voraussetzungen zusammengestellt, die für das Gelingen der Kommunikation förderlich sind. Hilfreich ist es auch, einen Erfahrungsaustausch in der eigenen Einrichtung zu organisieren.

5.2 Voraussetzungen, die das Gelingen der Kommunikation fördern

Das sollten Sie wissen

(1) Der Rahmen
- Solche Gespräche sind nicht »zwischen Tür und Angel« zu führen.
- Es ist sinnvoll, einen zeitlichen Rahmen vorzusehen.
- Als Pflegekraft muss ich mir über meine gegenwärtige Befindlichkeit im Klaren sein: Dazu gehören meine Gesprächsbereitschaft ebenso wie meine Ängste, mein Stress in der Dienststelle ebenso wie mein privates Umfeld.
- Welche Vorinformationen habe ich vom Gesprächspartner oder der Gesprächspartnerin? Dazu gehören Lebensalter, soziales Umfeld, Gemeindezugehörigkeit.
- Es ist wichtig, auf spontane Wahrnehmungen zu achten: Raum und Inventar, Körpersprache, Texte und Töne, Atmosphäre.

(2) Das Gespräch
- Auf das Zuhören konzentrieren – Zwischentöne erfassen!
- Signale und das aktuelle Thema erkennen!
- Darauf reagieren – Worte, Gesten, Berührungen.
- Zeit zum Erzählen einräumen!
- Darauf achten, dass das Gespräch nicht abrupt beendet wird.
- Orientierung auf Ziele und Aufgaben für die Zeit danach geben.
- Notwendigkeit eines weiteren Gesprächs abklären!
- Einladungen zu Gruppen (Trauergruppe) oder Veranstaltungen aussprechen.
- Einbeziehung anderer Personen in die Besuchsaktivitäten (Besuchsdienst)
- Eventuelles Überlassen bestimmter Dinge: Bildkarte, Spruchkarte, Symbol.

5.3   Den Erfahrungsaustausch organisieren

Das sollten Sie wissen

(1) Der Rahmen
- Eine regelmäßig stattfindende Gesprächsrunde in der eigenen Einrichtung oder mit mehreren Einrichtungen zusammen anregen.
- Eine Fachperson, z. B. eine Pastorin oder einen Supervisor zur Begleitung suchen.

(2) Die Themen
- *»Obenauf liegt bei mir ... Und damit will ich nicht allein bleiben.«*
- *»Wie kann ich reagieren, wenn ...?«*
- *»Wie kann ich kreativ mit meinen Grenzen und Stärken umgehen?«*
- *»Wie setze ich mich im Blick auf die eigene Biografie mit Tod und Sterben auseinander?«*
- *»Tod und Sterben in anderen Religionen.«*
- *»Was bewirken Antipathien im pflegerischen Alltag?«*
- *»Wann beginnt die Schweigepflicht?«*
- *»Wie können sich Pflegekräfte abreagieren?«*
- *»Wie sortiere ich meinen Kräftehaushalt?«*
- *»Was mache ich mit der gelegentlichen Unlust?«*

Hilfreiche Literatur

Antonczyk, E.; Dommach, C.: Was ich bei der Begleitung kranker und sterbender Menschen wissen muss, Gütersloh 2003.

Deutsche Bibelgesellschaft (Hrsg.): Nicht allein gelassen. Eine Handreichung zur Begleitung von schwerkranken und sterbenden Menschen Stuttart 1996.

Heller, A. u. a.: Wenn nichts mehr zu machen ist, ist noch viel zu tun, Freiburg 1999.

Neues Evangelisches Pastorale. Texte, Gebete für die Seelsorge, Gütersloh 2005.

Schibilsky, M.: Trauerwege, Düsseldorf 1989.

Sperl, I.: Ein Horizont der Hoffnung, Stuttgart 1996.

Specht-Tomann, M.; Tropper, D.: Zeit des Abschieds, Königsfurt 2005.

Sterbebegleitung in Pflegeheimen. Hrsg. von Bayerische Stiftung Hospiz, Bayreuth 2003.

TEIL 4

KUNDENORIENTIERTE GESPRÄCHE

Hannelore Josuks

Bei den kundenorientierten Gesprächen stehen die pflegebedürftigen Personen und/oder die Patienten und ggf. deren Angehörige als Kunden im Mittelpunkt. Kundenorientierung aus der Sicht der Pflegekräfte bedeutet in diesem Fall, die Situation der Kunden richtig einzuschätzen und ihre Wünsche und Anliegen der Situation angemessen zu gestalten. Aus diesem komplexen Themenbereich werden vier Bereiche ausgewählt und unter besonderer Berücksichtigung der Kommunikation behandelt:

1. Der Smalltalk in der Pflege
2. Die Pflegevisite
3. Das Verkaufsgespräch
4. Telefonkommunikation

1 DER SMALLTALK IN DER PFLEGE

Der Smalltalk in der Pflege ist das Gespräch mit dem Patienten über positive alltägliche Themen, wie z. B. über das Wetter, die neuen Nachrichten in der Welt, den »Tratsch im Dorf oder im Stadtteil«. In diesem Gespräch findet eine »oberflächliche« Kommunikation statt, in der es nicht um die Lösung von Problemen oder um das Berichten von pflege- oder krankheitsspezifischen Informationen geht. Ziel dieses Gespräches ist es, vor Beginn einer Pflegeverrichtung den Kontakt zum Patienten oder zu seinen Angehörigen in plaudernder Weise herzustellen.

Anlässe für den Smalltalk in der Pflege können sein:
- Das Herstellen eines ersten Kontaktes mit den zu Pflegenden oder Patienten und deren Angehörigen mit dem Ziel, evtl. vorhandene Ängste oder Sorgen bezüglich der neuen Situation abzubauen.
- Die Einleitung des Erstgespräches in der ambulanten Pflege.
- Der Beginn der Erstellung der Pflegeanamnese im stationären Bereich.
- Die Gesprächseröffnung beim täglichen Besuch des Patienten.

Mögliche Inhalte des Smalltalks in der Pflege sind z. B.:
- Familie und Kinder;
- Haustiere und Tiere allgemein;
- Wetterlage;
- Sport;
- Fernseh- oder Kinofilme (je nach Interessenslage);
- Aktuelle Vorgänge aus der Tagespresse;
- Hobbys oder Vorlieben von Patienten, die schon länger versorgt werden;
- Essen und Trinken
- usw.

Themen, die die Patienten oder ihre Angehörigen aktuell belasten, sollten genauso vermieden werden wie politische Themen oder negative Neuigkeiten. Gleiches gilt für Ehe- und Partnerschaftsprobleme sowie Geld- und Geschäftsangelegenheiten. Beim Smalltalk in der Pflege ist auch die Genderperspektive (*siehe auch* Teil 1, Kapitel 3) mit zu bedenken. Die Unterscheidung nach frauen- und männerspezifischen Themen kann hierbei sinnvoll sein (z. B.: Mode, Kochen und Haushalt als frauenspezifische und Sport, Autos und Beruf als männerspezifische Themen).

Praktische Tipps zur Durchführung des Smalltalks

- Sich die eigene Stimmung bewusst machen;
- Beginn des Gespräches immer positiv gestalten;
- Signale und Informationen geben, die den Kontakt erleichtern;
- Aufmerksam, höflich und entschlossen auftreten;
- auf nonverbale Signale achten;
- Einfühlungsvermögen und Interesse zeigen;
- den Gesprächsverlauf steuern (vgl. Entzian 2001:14 ff.).

Es gibt Menschen, die tun den Smalltalk gerne als Zeitverschwendung ab. Es handelt sich dabei aber um die »Kunst der kleinen Unterhaltung«, bei der es um ein gegenseitiges »Beschnuppern«, ein Aufnehmen oder Bestätigen einer Beziehung geht. Im Blick auf die Pflege ist damit die Möglichkeit gegeben, Kunden kennen zu lernen, Kontakte zu knüpfen und eine angenehme Atmosphäre zu schaffen.

2   DIE PFLEGEVISITE

Innerhalb der Kommunikation und Beziehungsgestaltung zwischen Pflegekräften und pflegebedürftigen Personen stellt die Pflegevisite, in manchen Einrichtungen auch Pflegebesuch genannt, ein wichtiges Instrument der Pflege dar. Aus der psychologischen Perspektive ermöglicht sie es der pflegebedürftigen Person, die passive Rolle zu verlassen und den Pflegeprozess aktiv mit zu gestalten. Die pflegebedürftige Person kann sich somit frei entscheiden, ob sie die Beratung der Pflegekräfte annehmen möchte, ob sie weitere Punkte mit diesen aushandeln oder ob sie die Maßnahmen ablehnen möchte.

Hulskers (2001) entwickelte aus 27 Verhaltensformen (z. B. Achtung, Empathie, Wertschätzung), die innerhalb von Pflegebeziehungen bedeutsam sind, fünf Verhaltenskategorien, die bei der Pflegevisite eine große Rolle spielen:

- Wertschätzung des Patienten
- Unterstützung
- Information und Beratung
- Ermunterung zur aktiven Teilhabe
- Kompetenz der Pflegekraft.

Diese Kategorien sind, neben den Grundlagen der Kommunikation und den Kommunikationsstörungen (*siehe auch* Teil 1 und 2), für das Pflegevisitengespräch wichtig.

Ein Beispiel aus dem Pflegealltag:
Die Pflegekraft schlägt der Patientin während der Pflegevisite ein Entspannungsbad vor und sagt: *»Ich will doch nur etwas Gutes für Sie tun«*. Die Patienten verneint diesen Vorschlag und sagt: *»Schwester, das was für Sie gut ist, ist für mich noch lange nicht gut, ich möchte duschen!«* In dieser Situation bedarf es der Akzeptanz des ausgesprochenen Wunsches der Patientin, ohne dass die Pflegekraft sich jetzt »beleidigt« fühlt, weil ihr Vorschlag nicht angenommen wurde (*siehe auch* Kapitel 2.3).
Die auf Wertschätzung und Achtung aufbauende Beziehung in der Pflegevisite bietet den Pflegekräften und den zu Pflegenden eine gute Basis für den Pflegeprozess (vgl. *Heering* 2004:17).

2.1 Definitionen und Ziele

Aus der Vielzahl vorhandener Definitionen der Pflegevisite werden zwei nachfolgend exemplarisch aufgeführt.

Die Pflegevisite bezeichnet den regelmäßigen Besuch und ein Fachgespräch zwischen der Pflegekraft und dem Pflegekunden sowie seinen Angehörigen in der häuslichen Umgebung. Im Mittelpunkt des Gespräches stehen der Pflegekunde und die Gestaltung seiner pflegerischen Versorgung, die Auswertung erbrachter Leistung und die Erhebung seiner Zufriedenheit im Zusammenhang mit der Pflege (vgl. *Thelen* 2001).

Die Pflegevisite, das Pflegefachgespräch ist der Besuch beim Pflegebedürftigen und das Gespräch mit ihm, sie dient zur:
- Erörterung seines Befindens;
- Klärung der individuellen Wünsche und seiner Zufriedenheit mit dem Pflegedienst;
- Erstellung der Pflegeplanung, kontinuierliche Bearbeitung, Kontrolle und Dokumentation;
- Beurteilung der Pflegequalität.
- Die Pflegevisite ist somit ein patientenorientiertes Planungs- und Bewertungsinstrument (vgl. *MDS* 2000:77).

Die Pflegevisite kann anhand der vorgegebenen Definitionen aus zwei Perspektiven betrachtet werden. Die erste Perspektive betrifft die pflegebedürftige Person und ihre Angehörigen. Bei dieser Sichtweise geht es einerseits um das Wohlbefinden und die Wünsche der pflegebedürftigen Person und andererseits um die Wünsche und Anliegen ihrer Angehörigen. Die zweite Perspektive betrifft die Pflegeeinrichtung im Rahmen der Qualitätssicherung. Hier werden die Pflegequalität, die Organisation der Pflege und die Leistung des Mitarbeitenden als Schwerpunkt gesehen.

Die Pflegevisite stellt somit ein entscheidendes Kommunikationsinstrument im Pflegeprozess zwischen Pflegekräften und Pflegebedürftigen dar.

Mit der Pflegevisite werden folgende Ziele verfolgt:
- Transparenz der Pflege für den Pflegebedürftigen;
- Kontinuität in der Pflege;
- Individuelle Betreuung;
- Beurteilung des Pflegeerfolges;
- Prüfung der Pflegequalität.

Neben den allgemeinen Zielen sind die Ziele in den Prüfanleitungen gemäß § 80 SGB XI für die Pflegevisite in der ambulanten und stationären Pflege entscheidend.

Ziele der Pflegevisite gemäß Prüfanleitung § 80 SGB XI sind z. B.:
- Einbeziehung des Bewohners und ggf. der Angehörigen in die individuelle Pflege;
- Entscheidung des Bewohners für oder gegen eine Maßnahme auf der Basis einer fachkompetenten individuellen Beratung;
- Steigerung der Zufriedenheit des Bewohners;
- Systematische Prüfung der eigenen Arbeit;
- Optimierung der Arbeits- und Organisationsstrategien durch Auswertung der Visitenprotokolle;
- Ermittlung der Qualität der einzelnen Leistung des Mitarbeitenden;
- Ermittlung und Anpassung der Pflegeintensität usw. (vgl. *MDS* 2000:77).

Die Ziele der Pflegevisite lassen sich nur realisieren, wenn hierfür die Organisation geplant und in den betrieblichen Ablauf integriert wurde.

2.2   Organisation und Phasen

Die Organisation der Pflegevisite ist je nach Art der Einrichtung zu unterscheiden. In der ambulanten Pflege kann eine Einteilung der Pflegevisite erfolgen in eine
- **Tourenvisite:** Bei dieser Form der Visite steht die Tourenplanung im Vordergrund. Hier sind Fragen zu klären wie z. B.: Ist die Tour mit den Wunschzeiten der Pflegebedürftigen im Einklang? Ist sie kostenmäßig effektiv geplant?

- **Anlassvisite:** Diese Form der Visite wird in der Regel von der Pflege-dienstleitung beim Pflegebedürftigen durchgeführt, wenn es zu Be-schwerden des Pflegebedürftigen, seiner Angehörigen, der Pflegekraft vor Ort oder der Kostenträger gekommen ist. Weiterhin wird sie durch-geführt, wenn es zu Pflegeproblemen beim Pflegebedürftigen gekommen ist, bei denen die zuständige Pflegekraft vor Ort Beratung und Unterstüt-zung benötigt. Die Anlassvisite kann auch als Teil des aktiven Beschwer-demanagements gesehen werden.
- **Routinevisite:** Diese wird regelmäßig beim Patienten und seinen Ange-hörigen von der Pflegedienstleitung, der Bezirksschwester oder der Primary Nurse durchgeführt. In der Regel findet sie bei Patienten der Pflegestufe 1 und 2 halbjährlich und in der Pflegestufe 3 vierteljährlich statt.

Die Inhalte der Pflegevisite beziehen sich auf die Pflege am Pflegebe-dürftigen, auf die Organisation und teilweise auch auf die Kompetenz der Pflegekraft vor Ort (*siehe auch* Teil 6, Kapitel 2). Sind im Anschluss an die Pflegevisite Gespräche mit den Mitarbeitenden zu führen, so sind hier die Grundregeln der Kommunikation (*siehe auch* Teil 1) und zu Gesprächen mit Mitarbeitenden (*siehe auch* Teil 6, Kapitel 2) zu berücksichtigen.

In Pflegeheimen finden in der Regel Anlass- und Routinevisiten mit den oben genannten Inhalten statt. Hier ist in der Durchführung zu klären wer, wann, welche Pflegevisite durchführt. Exemplarisch seien folgende Varian-ten aufgezeigt:
- Jährliche Pflegevisite bei allen Bewohnern durch die Heimleitung. Hier-bei ist die Größe der Einrichtung zu beachten. (Ab einer Größe von 100 Bewohnenden kaum noch realisierbar).
- Halbjährliche Pflegevisite durch die Pflegedienstleitung. (Auch hier ist die Größe des Zuständigkeitsbereiches zu bedenken).
- Bereichsübergreifende kollegiale Pflegevisite: Eine Pflegekraft aus Be-reich A führt die Pflegevisite in Bereich B durch. Hier kann die Häufig-keit routinemäßig anhand der Pflegestufen erfolgen (siehe Routinevisite).
- Pflegevisite der examinierten Pflegekräfte bei den Pflegehilfskräften. Hier bietet es sich für die Einrichtung an, einen Plan zu erstellen, wann, welche Pflegehelferin visitiert wird. Nicht planmäßige Pflegevisiten fin-den bei den Pflegehelferinnen auf Wunsch oder ggf. anlassbezogen statt.

In den Klinikbereichen ist die Pflegevisite von der täglichen Übergabe am Patientenbett zu unterscheiden. Die Übergabe am Patientenbett stellt eine Interaktion zwischen Pflegefachkraft und Patient dar, bei der der Patient im Mittelpunkt steht und aktiv am Pflegegeschehen teilnehmen kann. Die Durchführung erfolgt analog des Pflegeprozesses (vgl. *Schlenker-Ferth*, 1998:1 ff.). Unterschiede zwischen der Übergabe am Patientenbett und der Pflegevisite bestehen z. B. darin, dass bei der Pflegevisite der gesamte Pflegeprozess in den Vordergrund gestellt wird und bei der Übergabe am Bett das tägliche Geschehen am Patienten und die Planung des nächsten Tages.

Phasen der Pflegevisite

1. Phase
Die Vorbesprechung mit den an der Pflegevisite beteiligten Personen bildet die erste Phase einer jeden Pflegevisite, hier sind z. B. folgende Inhalte zu klären:
- Pflegemaßnahmen, die mit dem Patienten zu klären sind;
- Inhalte, über die der Patient keine Kenntnisse hat (z. B. Tumorleiden);
- der weitere Verlauf des Krankenhausaufenthaltes oder die Organisation des Pflegedienstes;
- Probleme mit dem Patienten, die während der Pflegevisite erörtert werden sollen;
- Stationsgegebenheiten usw.

2. Phase
Die zweite Phase der Pflegevisite ist die Visite oder der Besuch vor Ort bzw. am Patientenbett. Hier sind z. B. folgende Inhalte zu besprechen:
- Probleme des Patienten;
- Fragen des Patienten;
- Ablauf von Pflegemaßnahmen;
- Wirkung der Pflegemaßnahmen;
- Empfindungen, Gefühle des Patienten, z. B. Angst vor der Zukunft;
- Probleme mit dem Patienten aus Sicht der Pflegekräfte, z. B. der Patient möchte nicht essen;
- Probleme des Patienten mit den Pflegekräften, z. B. die Patientin möchte keinen Pfleger;

- Stationsgegebenheiten, z. B. feste Zeiten für die Körperpflege;
- Ambulante Pflege, z. B. der Tourenplan;
- Verlauf des Krankenhausaufenthaltes;
- Organisation der Pflege nach dem Krankenhausaufenthalt.

Je nach Institution sind die Themen im Einzelnen variabel zu gestalten.

3. Phase

Die dritte Phase bildet die Nachbesprechung im Pflegeteam oder wenn es eine Pflegevisite in Bezug auf die Qualität der Leistung der Pflegekraft vor Ort war, ein personenbezogenes Nachgespräch. Inhalte der Nachbesprechung im Pflegeteam sind z. B.:

- Was muss an Pflegemaßnahmen umgestellt werden?
- Gibt es neue Aspekte in der Patientenbetreuung?
- Welche Konsequenzen ergeben sich aus den Patientenäußerungen für das Personal bzw. für die Leitung?
- Wo gab es Probleme im Ablauf der Pflegevisite?
- Welche Anteile der Pflegevisite waren gut?

Beim Gespräch mit der Pflegekraft bzgl. der Qualität der Pflegeleistung beim Patienten vor Ort sind die Regeln des Mitarbeitergespräches anzuwenden (*siehe* Teil 6, Kapitel 2).

In der dritten Phase spielt die Dokumentation der Pflegevisite eine große Rolle. Je nach Einrichtung und Art der Pflegevisite ist festzulegen, wo, was, wie, von wem dokumentiert werden sollte. Hierbei ist folgendes zu berücksichtigen:

- Gezielte Vorerhebung, Klärung und Differenzierung der Dokumentationsinhalte.
- Jederzeit auffindbar, einheitlich, nicht interpretierbar, objektiv und übersichtlich.
- Absprache über die Verbindlichkeit der notierten Sachverhalte muss erfolgt sein.
- Sofortige Dokumentation nach erfolgter Pflegevisite.
- Effektivität der durchgeführten Pflegevisite muss der Dokumentation entnommen werden können (vgl. *Heering* 2004:40 ff.).

2.3 Pflegevisitengespräch

Das Pflegevisitengespräch stellt den Kernprozess der Pflegevisite dar. Dabei ist sowohl die verbale als auch die nonverbale Kommunikation von Bedeutung.

Bei der verbalen Kommunikation sind zu beachten:
- Soziokulturelle Einflüsse: Welche Sprache, welchen Dialekt spricht der Pflegebedürftige? Aus welcher sozialen Schicht stammt der Pflegebedürftige?
- Welche körperlichen Einschränkungen bzgl. der Sprache liegen vor? Leidet er unter einer Sprachstörung, wenn ja, welche; was muss die Pflegekraft bedenken?
- Alters- und entwicklungsbedingte Einflüsse: Welches Alter hat der Pflegebedürftige? Welcher Entwicklungsstand liegt vor?
- Psychische und geistige Einflüsse: Welche Stimmungslage liegt beim Pflegebedürftigen vor? Welche Stufe der Intelligenz ist erreicht oder ist jetzt aufgrund eines Krankheitsbildes vorhanden? (z. B. der Pflegebedürftige mit einer Demenz oder Wahnidee) (vgl. *Brunen, Herold et al.* 2001:440 ff.)

Um eine Verständigung mit Pflegebedürftigen aus anderen Ländern zu ermöglichen, kann es erforderlich sein, einen Dolmetscher einzuladen. Kulturelle Gegebenheiten sind besonders im Klinikbereich mit zu berücksichtigen. So kann es z. B. problematisch sein, den Sohn einer türkischen Patientin oder einen neutralen männlichen Dolmetscher zur Übersetzung bei einer gynäkologischen Fragestellung hinzuzuziehen. Sind Sprachstörungen vorhanden, sind diese je nach Störung zu berücksichtigen (z. B. Hörgerät einsetzen, *siehe auch* Teil 2, Kapitel 3). Das schichtspezifische Sprachverständnis und Sprachverhalten der Pflegebedürftigen (z. B. der Professor der Bildenden Künste oder der Mitarbeiter vom Schlachthof) ist ebenso zu berücksichtigen wie das Alter und die Auffassungsgabe (*siehe auch* Teil 2, Kapitel 4).

Bezüglich der nonverbalen Kommunikation (*siehe auch* Teil 2, Kapitel 2) sollten folgende Punkte Berücksichtigung finden:
- Stellung und Sitzposition der Pflegekraft im Raum;
- Körperhaltung der Pflegekraft und des Patienten;
- Symbolsprache des Patienten;
- allgemeine Krankenbeobachtung, z. B. schmerzverzerrtes Gesicht.

Aus der Genderperspektive sind auch innerhalb der Pflegevisite die Grundlagen der Kommunikation (*siehe* Teil 1) mit zu berücksichtigen. Je nach Kultur und Generation ist ein spezifisches Frauen- oder Männerbild geprägt worden. So ist es für eine ältere Dame oft nicht legitim, wenn der »Pfleger« eine Pflegevisite durchführt, da sie sich mit ihren Sorgen und Nöten eher der »Schwester« anvertraut. *Müller* und *Thielhorn* schreiben in ihrem Buch *»Zufriedene Kunden«*, dass die Pflegebedürftigen individuelle Präferenzen äußern, die eng assoziiert sind mit Intimität und Schamgefühl. Die Aussagen der Pflegebedürftigen betonen zwar, mit männlichen Pflegepersonen einverstanden zu sein, die Präferenz liegt jedoch bei der weiblichen Pflegeperson, da ihr mehr Verständnis und Einfühlungsvermögen zu gestanden wird (vgl. *Müller; Thielhorn* 2000:92).

Das Pflegevisitengespräch hat die Rückschau, den Ist-Zustand und die Vorausschau in Bezug auf pflegerelevante Thematiken als übergeordnete Ziele. Der Ablauf eines Pflegevisitengespräches lässt sich wie folgt gestalten:

- Begrüßung: Neben dem der Tageszeit entsprechenden Gruß bietet sich hier ein kurzer Smalltalk an, um in die nächste Phase des Gespräches überzuleiten.
- Erläuterungen zur Bedeutung des Gespräches: Hier wird das Anliegen oder der Anlass erläutert.
- Erfassen des Ist-Zustandes: Bei diesem Gesprächspunkt erläutert der Pflegebedürftige seinen Zustand und die Pflegekräfte berichten hierzu ihre Sichtweise.
- Empfindungen des Pflegebedürftigen: Je nach Bericht der Pflegekräfte an den Pflegebedürftigen bietet es sich in diesem Punkt an, noch einmal auf die Empfindungen und Gefühle des Pflegebedürftigen einzugehen.
- Rückmeldung durch die Pflegekräfte an den Pflegebedürftigen aufgrund der vorangegangenen Äußerungen.
- Veränderungswünsche des Pflegebedürftigen und der Pflegefachkräfte: Hier werden die Veränderungswünsche aus den verschiedenen Blickwinkeln erläutert.
- Vereinbarung konkreter Ziele, evtl. Förderung, Konfliktlösungen: Nach der Abwägung der unterschiedlichen Ansätze, Meinungen usw. kommt es jetzt zur Vereinbarung der Ziele für den nächsten Pflegezeitraum.

- Ausblick auf den weiteren Pflegeablauf: Hier erfolgt eine kurze Zusammenfassung über die weitere Gestaltung der Pflege. Ziel ist die Klärung, ob alle zu besprechenden Punkte erfasst worden und keine Unklarheiten mehr vorhanden sind.
- Verabschiedung: Mit einem kurzen »Auf Wiedersehen« usw., wird die Pflegevisite offiziell beendet.

Innerhalb des Pflegevisitengespräches sind die nonverbale Kommunikation des Patienten und der Pflegekraft mit zu bedenken.

Gesprächstechniken, die im Rahmen eines Pflegevisitengespräches ihre Anwendung finden können sind:

Der Smalltalk

Hierbei handelt es sich um ein kleines, oberflächliches, belangloses Gespräch, über Themen wie z. B. das Wetter, ein neues Nachthemd des Pflegebedürftigen, Blumen im Zimmer, Fotos auf dem Nachtschrank. Der Smalltalk beim Pflegevisitengespräch kann jedoch beziehungsorientiert gestaltet werden mit den Worten: »*Wie geht es Ihnen?*« Danach erfolgt die Überleitung zum Kernthema der Pflegevisite.

Das aktive Zuhören

Hierbei handelt es sich um eine Form der Kommunikation, in der das Gesagte des Pflegebedürftigen aus Sicht der Pflegekraft wiederholt wird, um zu klären, ob das Gesagte korrekt verstanden wurde (*siehe auch* Teil 1, Kapitel 4.5).

Hilfreiche Formulierungen können hier sein:
- »*Ich glaube zu verstehen, dass …*«
- »*Sie haben das Gefühl, dass …*«
- »*Das hört sich an, als wären Sie …*«

Das Feedback

Hierunter ist die Rückmeldung der Pflegekräfte über ihre Wahrnehmung der Verhaltensweisen des Pflegebedürftigen zu verstehen. Dies gilt ebenso für den Pflegebedürftigen, indem er den Pflegekräften mitteilt, wie ihre Verhaltensweisen auf ihn wirken.

Bei der Durchführung des Pflegevisitengespräches können folgende Probleme eine Rolle spielen:

- Rollenvielfalt der Pflegekräfte: Die ursprüngliche Rolle der Pflegekräfte war primär dadurch geprägt, den Inhalt und den Umfang pflegerischer Maßnahmen vorzugeben und diese durchzuführen. Im Rahmen der Pflegevisite übernehmen sie neue Rollen, z. B. die des Informators, des Moderators, des Beraters und des Organisators für die pflegebedürftige Person. Dies kann zu Problemen führen, da die Aufgabe im Gespräch nicht mehr darin besteht, Tätigkeiten oder Maßnahmen vorzugeben, sondern Probleme zu ermitteln und gemeinsam Ziele und Maßnahmen zu vereinbaren.
- Das aktive Eingreifen der Pflegedienstleitung: Dies kann die Qualität des Gespräches der Pflegekraft mit dem Pflegebedürftigen durch die Störung beeinträchtigen. Die Aufgabe der Pflegedienstleitung ist vielmehr die »Wahrnehmung«, d. h., sie darf sich nicht aktiv am Pflegevisitengespräch beteiligen.
- Pflegeverständnis des Einzelnen. Das Pflegeverständnis der beteiligten Personen (Pflegekraft, Pflegedienstleitung, Pflegebedürftiger, Angehöriger, Gäste) kann sehr unterschiedlich sein. Dies erfordert die Vereinbarung eines Konsenses im Rahmen der Zielvereinbarung oder auch der Konfliktlösung. Das Pflegeverständnis für die Pflegekräfte sollte im Pflegeleitbild beschrieben und in den Pflegequalitätszielen festgeschrieben sein. Dies kann kontroverse Meinungen bzw. Ansichten vor dem Pflegebedürftigen vermeiden.
- Rollenverständnis der Patienten: Die Selbstbestimmung im Rahmen des Pflegeprozesses bereitet manchen Pflegebedürftigen noch Probleme, da sie es gewohnt waren, dass die Pflegekraft für sie die Verantwortung übernahm und bestimmte, was, wann zu tun war. Hier ist im Rahmen der Pflegevisite Auf-klärungsarbeit zu leisten und zu versuchen, den Pflegebedürftigen ihre Selbststimmung und ihr eigenverantwortliches Handeln zu ermöglichen.
- Verständnis der anderen Berufsgruppen: Andere Berufsgruppen sind vor der Einführung der Pflegevisite gezielt zu informieren, damit es nicht zu Störungen während der Durchführung der Pflegevisite kommt.

Die Gestaltung der Gespräche auf kollegialer Ebene innerhalb der Pflegevisite entsprechen denen im Pflegeteam (*siehe* Teil 5).

3   DAS VERKAUFSGESPRÄCH

Das Verkaufsgespräch in der Pflege findet im ambulanten Dienst häufig während des Erstgespräches statt. Hier geht es um den »Verkauf der Pflegeleistung«.

Pflegende sehen sich in dieser Situation plötzlich in einer neuen Rolle, nicht mehr nur als Helfer und Berater, sondern auch als Verkäufer für Pflege. Pflege zu verkaufen fällt vielen noch schwer und wird oft noch als nicht legitim, oder sogar als »unanständig« angesehen. Pflege war zu früheren Zeiten eine »Liebestätigkeit«, für die kein Geld gezahlt werden musste. Leider wird heute Pflege häufig immer noch nicht als »reine Dienstleistung« verstanden, die finanziert werden muss, sondern eher als eine »Selbstverständlichkeit«, die jeder übernehmen kann. Dies erschwert den Verkauf der Dienstleistung »Pflege« für Pflegekräfte im Berufsalltag. Pflege als eine bezahlbare Leistung zu definieren und zu akzeptieren, dass für diese Leistung auch gezahlt werden muss, ist für viele Pflegekräfte noch ungewohnt, es überwiegt häufig noch der emotionale Aspekt gegenüber der betriebswirtschaftlichen Sichtweise.

Das Verkaufsgespräch wird auch durch elementare Gefühle wie Angst und Scham des Pflegebedürftigen beeinflusst. Der Wunsch nach Sicherheit und Lebensqualität kann der Umfang der vereinbarten Pflegeleistung ebenso beeinflussen wie z. B. das schamhafte Verschweigen einer bestehenden Inkontinenz.

Eine weitere Problematik besteht darin, dass zwar über eine Pflegeleistung (wie z. B. die Ganzkörperwäsche) verhandelt wird, der Kunde jedoch indirekt und unbewusst eine Beziehung kauft, denn die emotionale Qualität der Pflegebeziehung spielt oft eine größerer Rolle als die Tätigkeit selbst. Zudem ist bei diesem Verkaufsgespräch zu bedenken, dass die Kunden diese Leistungen nicht freiwillig in Anspruch nehmen, sie sind auf Hilfe angewiesen. Für die Kunden bedeutet das »Einkaufen« von Pflegeleistungen immer eine Beeinflussung der gesamten Lebenssituation und oft eine Veränderung in ihren gewohnten Tagesabläufen.

Für das Verkaufgespräch innerhalb der Pflege ist es daher notwendig, sich mit den potenziellen Kunden zu befassen. Diese befinden sich oft in einer Lebenskrise, d. h., sie leiden unter einer reduzierten Konzentrations- und Aufnahmefähigkeit, oder sie sind der Pflege gegenüber ablehnend. Ein weiteres Problem kann das große Anlehnungs- und Mitteilungsbedürfnis der neuen Kunden sein.

Von daher ist es sinnvoll, folgende Fragen vorab zu eruieren:
- Wer ist der Kunde? Der Pflegebedürftige und/oder der Angehörige?
- Welche Art der Pflegebedürftigkeit liegt vor? Onkologische Pflege, Demenz usw.?
- Welche Wünsche könnten bestehen? Z. B. bezogen auf Hilfsmittel, Laienpflege.
- Aus welchem Milieu oder aus welcher sozialen Schicht stammt der Kunde? Beispiel: Hamburg St. Pauli oder Blankenese, Stadt oder Land, Arbeiter oder Unternehmer?
- Welche Sprache bzw. welchen Dialekt spricht der Kunde?
- Wie sind die häuslichen Gegebenheiten?
- Gibt es Haustiere?
- Welche Informationen fehlen mir noch?
- Sind diese Fragen geklärt, kann das Verkaufsgespräch wie nachfolgend aufgeführt, ablaufen.

3.1   Ablauf eines Verkaufsgespräches

Ein Verkaufsgespräch kann nach *Morgan* in drei Phasen eingeteilt werden:

1. Die Informationsphase
In dieser Phase werden die Informationen für den Verkauf gesammelt. Für diese Phase ist ein großer Zeitbedarf einzuplanen, da es hier zu einem Einblick in die Gefühle, Einstellungen, Werte, Bedürfnisse und Entscheidungskraft der potenziellen Kunden kommt. Es ist wichtig, den Gesprächsbeginn freundlich zu gestalten und wenn möglich eine Visitenkarte oder den Flyer der Einrichtung zu überreichen, da sich das gesprochene Wort in Verbindung mit etwas Lesbarem besser einprägt. Die Kunden sind immer mit ihrem Namen anzusprechen, weil hierdurch eine persönliche »Wellenlänge«

entstehen kann. Zum Gesprächseinstieg sind Fragen zu wählen, die dabei helfen, die jeweilige Person besser zu verstehen. Danach ist das Gespräch auf den Grund des Kommens zu lenken. Dazu sind offene Fragen zu stellen wie: »*Was hat sie veranlasst den Pflegedienst anzurufen? Wo benötigen Sie Unterstützung? Können Sie erzählen, wie …?*« Solche Fragen ermutigen die Kunden selbst zu sprechen und Wünsche, Ängste usw. zur Situation dem Gegenüber kundzutun. Geschlossene Fragen sind zur Tatsachenfeststellung erforderlich (wie z.B: »*Haben Sie Kontakt zur Kirchengemeinde?*«). Spiegelungsfragen werden benötigt, um den Inhalt wiederzugeben, Anteilnahme zu signalisieren und um zu verhindern, dass aneinander vorbeigeredet wird.

2. Dienstleistungs- und Nutzungsphase für den Kunden

Die zweite Phase beginnt, nachdem die Pflegefachkraft den Eindruck gewonnen hat, die Wünsche und die Situation der Kunden zu kennen, mit der Produktpräsentation. Es wird nun die, aus pflegerischer Sicht für den Kunden notwendige, Dienstleistung mit dem für den Kunden relevanten Nutzen dargestellt. Dabei sind jedoch lange Monologe zu vermeiden. Vielmehr gilt es, den Kunden immer wieder mit in das Gespräch einzubeziehen (vgl. *Morgan* 1991:15 ff.).

3. Abschlussphase

Die dritte und letzte Phase des Gespräches bildet den Abschluss. Es ist zu beachten, dass die Entscheidung über das, was an Pflegeleistung eingekauft wird, bei den Kunden liegt. Es ist ein Kostenvoranschlag zu erstellen und den Kunden vorzulegen, damit sie entscheiden können, welche Leistungen eingekauft werden. Falls nicht alle Leistungen gewünscht werden, ist, wenn möglich, den Kunden ein Stift zu überreichen, damit sie die nicht gewünschten Leistungen streichen können. Auf diese Weise sind die professionellen Empfehlungen der Pflegefachkraft und die Entscheidungen der Kunden dokumentiert.

3.2 Anregungen für die Praxis

11 Regeln für ein Verkaufsgespräch

(1) Gesprächsvorbereitung
Vorinformationen, Kundenbedürfnisse und Gegebenheiten berücksichtigen. Vorläufige Ziele formulieren, notwendige Fragen klären, sich auf mögliche Einwände, Argumente vorbereiten, Material bereitlegen.

(2) Kundenstandpunkt einnehmen
Den Standpunkt des Kunden einnehmen: *»Was würde ich tun, wenn ich der Kunde wäre? Was würde ich mir wünschen? Was wäre mir besonders wichtig? Worauf will ich auf keinen Fall verzichten?«*

(3) Begrüßung des Kunden
Freundlich, selbstbewusst und selbstsicher, aber nicht überheblich. Hierbei ist neben der verbalen die persönliche nonverbale Kommunikation mit zu bedenken. Beispiel: *»Guten Tag, mein Name ist, ... Ich komme von ...«*

(4) Gesprächseröffnung
Die ersten Sätze sind die Sätze des Verkaufenden, um das Gespräch in Gang zu bringen und das Interesse des Kunden zu wecken. Beispiel: *»Ich freue mich, dass Sie unseren Pflegedienst (oder Pflegeheim) gewählt haben. Ich möchte ihre Situation besser verstehen. Macht es ihnen etwas aus, mir dazu einige Fragen zu beantworten?«*

(5) Präsentation des Angebotes
Darstellung des Angebotes der Station. Hierbei ist es wichtig, mehrere Sinne des Kunden zu beteiligen (z. B. Prospekt vorlegen oder Demonstrationsmaterial wie Inkontinenzprodukte zeigen).

(6) Keine Monologe halten
Es ist besser, Fragen zu stellen, um die Meinung des Kunden zu ergründen. Auf diese Weise findet man eher die passenden Verkaufsargumente. Achtung: Die Fragetechnik gezielt einsetzen, da sonst ein Gefühl von »Ausfragen« beim Kunden entstehen kann.

(7) Auf Einwände vorbereitet sein
Einwände kommen bestimmt. Sie sind positiv gemeint und zeigen das Interesse des Kunden an den Angeboten. Viele Einwände sind in der Regel aus vorherigen Verkaufsgesprächen bekannt. Es ist jedoch sinnvoll,

▶▶

nach jedem Gespräch neue Einwände aufzuzeichnen, um in der Vorbereitung der Verkaufsgespräche eine schnelle Übersicht zu haben. Sinnvoll ist es, bei dem Gespräch zwischen Vorwänden und Einwänden unterscheiden zu lernen.

(8) Kaufbereitschaft fördern, Kaufsignale erkennen

Den persönlichen Nutzen hervorheben oder ggf. einen kostenlosen Probetermin vereinbaren (z. B. Körperpflege zum Kennen lernen durch den ambulanten Pflegedienst oder Probewohnen im Seniorenheim). Auf günstige Zeitfaktoren hinweisen, konkrete Hilfe anbieten etc.

(9) Zum Kauf auffordern

Je nach momentaner Situation kann dies direkt, indirekt oder alternativ gesehen werden. In dieser Phase ist es wichtig, den Kunden nicht zu bedrängen, sondern ggf. das Gespräch hier zu beenden und zu einem späteren Zeitpunkt fortzusetzen (z. B. nachdem sich der Kunde erneut beim Pflegedienst gemeldet hat).

(10) Service und Betreuung

Der Verkauf der Pflegeleistung ist mit der Unterschrift der Kunden unter den Vertrag juristisch abgeschlossen. Die Kunden gehen aber davon aus, dass die Pflegekraft auch nach dem Kauf noch als Ansprechpartner für weitere Beratung zur Verfügung steht. Von daher bietet es sich für ambulante Pflegedienste an, dass die Pflegekräfte, die die Pflege »verkaufen«, im Rahmen einer Pflegevisite erneut den Kontakt mit den Kunden herstellen.

(11) Gesprächsnachbereitung

Die Nachbereitung des Gespräches kann anhand folgender Fragen erfolgen:
- *»Was lief gut?*
- *Habe ich meine Ziele erreicht?*
- *Wo gab es Probleme?*
- *Wie war meine Planung, stimmte sie mit dem Verlauf überein?«*
  (vgl. *Kessler* 1996:32 ff.)

In der ambulanten Pflege ist das Verkaufsgespräch häufig das Erstgespräch mit den pflegebedürftigen Personen und ihren Angehörigen. Von daher ist es wichtig, während des Gesprächs auch Gefühle wie die Enttäuschung über zu hohe Kosten aufzunehmen und Verständnis hierfür aufzubringen. Häufiges Nachfragen von pflegebedürftigen Personen und ihren Angehörigen sollte nicht als störend empfunden werden, sondern als Gelegenheit, die Leistung noch einmal unter einem anderen Blickwinkel darstellen zu können.

Beim Verkaufsgespräch sind auf die verbalen und die nonverbalen Kommunikationsmodi zu achten (z. B. Sender-Empfänger-Modell, das Vier-Ohren-Modell, aktives Zuhören, Fragetechniken, Feedback geben). Hinsichtlich der Genderperspektive ist hier die Männer- und Frauenrolle generationsspezifisch zu beachten. So »musste« z. b. der heute über 65-jährige Mann stark, entschlossen, respekteinflößend und hart sein. Während des Verkaufsgesprächs kann dies z. B. in Form von Befehlen an die Pflegekraft deutlich werden. Die Frauen dieser Generation sind häufig eher zurückhaltend, äußern selten ihre Meinung und klagen nur im Ausnahmefall.

Beim Verkaufsgespräch ist von der Pflegekraft eine gute Beobachtung der nonverbalen Gestik und der verstecken Äußerungen (»Ich würde ja gerne ...«, oder »Das geht doch nicht ...«, usw.) erforderlich. Hier ist mit viel Einfühlungsvermögen zu agieren und oft ist nur ein »schrittweises« Verkaufen der Pflege möglich (z. B. zuerst nur die Füße waschen, nach vier Wochen zusätzlich den Oberkörper und nach zwei Monaten die komplette Ganzwaschung). Natürlich gibt es dieses auch in umgekehrter Form, d. h., dass die Frau bestimmt und der Mann sich zurückhält (vgl. *Orlewski* 2003:56).

4   TELEFONKOMMUNIKATION

Das Gespräch am Telefon ist die Visitenkarte der Einrichtung. Jedem Mitarbeitenden der Einrichtung sind deshalb die Besonderheiten der Telefonkommunikation zu vermitteln.

4.1   Kommunikationsstil und Sprachebenen

Während des Telefonierens wertet man unbewusst und teilweise bewusst die Signale des nicht sichtbaren Telefongesprächspartners aus. Anhand der Stimme und der Sprechweise schließt man auf z. B. bestimmte Charaktereigenschaften, Alter, Geschlecht, Bildungstand (vgl. *Klein* 1999:7). Innerhalb der Telefonkommunikation sind die Gesprächspartner nur auf das Hören angewiesen, alle anderen Sinne erhalten keine Informationen. Man hört bzw. interpretiert anhand der Stimme, ob jemand fröhlich oder traurig, sensibel oder streitsüchtig ist. Da die Signale über Gestik, Mimik und alle nonverbalen Signale entfallen, sieht man nicht, wie die Informationen vom Gegenüber interpretiert oder verstanden werden. Man kann deshalb nur schwer reagieren, wenn etwas nicht verstanden worden ist. Die jeweilige Situation, in der sich der Gesprächsteilnehmer befindet, welchen Einflüssen er ausgesetzt ist und wie sich dieses auf das Gesprächsverhalten auswirkt, kann nicht erkannt werden.

Sprache und Sprechen sind deshalb für die Informationsübermittlung entscheidend. So kann der Klang einer Stimme ausschlaggebend für sich einstellende Gefühle sein (z. B. kann eine schrille Stimme Unbehagen auslösen). Die Informationen werden aus den Worten und den qualitativen Merkmalen der Stimme interpretiert. Zudem hat jeder der Gesprächspartner ein eigenes »Modell bzw. Bild von der Welt«, das durch seine persönlichen Erfahrungen geprägt ist und eigene Gesprächsfilter entwickelt hat. Da die Telefonkommunikation permanent, d. h. so lange wie die Verbindung steht, stattfindet, sind Schweigephasen zu erklären und zu kommentieren. Gutes Zuhören ist bei der Telefonkommunikation noch wichtiger als bei Gesprächen im Allgemeinen. Jedes Telefonat ist das Ergebnis beider Gesprächspartner, da beide die Verantwortung für das Telefongespräch tragen und sich im Gespräch gegenseitig beeinflussen. Höflichkeit gehört im jedem Telefonat zum »guten Ton«. Wichtige Worte innerhalb der Telefonkommunikation sind »Ja« und »Gern«. Nach Möglichkeit sind dagegen Wörter wie: »Nein«, »O.k.«, »Geht nicht«, »Gibt es nicht«, »Kann gar nicht sein« usw. zu vermeiden. Als Grundregel der Telefonkommunikation sollte die positive Darstellung der Sachverhalte gesehen werden. Hierzu einige Beispiele: Auf die Äußerung eines Kunden: »*Kommen Sie sofort zu mir!*« kann die Antwort lauten: »*Geht im Moment nicht*« oder positiv dargestellt: »*Gerne komme ich zu Ihnen, ich muss nur vorher noch einen anderen Patienten kurz benachrichtigen.*« Auf die Forderung des Kunden: »*Ich will Frau X sprechen!*« kann die Antwort folgen: »*Sie ist nicht da!*« oder positiv dargestellt: »*Gerne richte ich Frau X aus, dass Sie angerufen haben, darf ich Ihre Telefonnummer und ihr Anliegen notieren, damit Frau X sie zurückruft.*«

Die positive Formulierung: »*Wir können Ihnen am Donnerstag und Freitag einen Termin anbieten*« ist der negativen: »*Wir können am Mittwoch nicht kommen*«, vorzuziehen. »*Ich werde mich um Ihren Wunsch kümmern, eine Zusage kann ich jetzt noch nicht machen, ich rufe Sie morgen wieder an*« ist dem Kunden zugewandter als: »*Ich habe jetzt keine Zeit, melde mich wieder*«.

Durch die Formulierung des Gesagten wird die Gefühlsebene angesprochen. Negative Aussagen (wie z. B. Nein) berühren die Gefühlsebene unangenehm, positive Formulierungen verursachen hingegen ein positives Gefühl. Das Gegenüber am Telefon fühlt sich auf diese Weise ernst genommen und nicht als Verursacher eines Problems oder sogar als Querulant (vgl. *Klein* 1999:32 ff.).

Das Paraphrasieren stellt eine wichtige Grundlage der Kommunikation dar (*siehe auch* Teil 1, Kapitel 4.5.3). Dies bedeutet, das, was der Kunde gesagt hat, mit eigenen Worten wiederzugeben und ggf. zu umschreiben. Ziel ist es hier, Missverständnisse zu vermeiden. Das Paraphrasieren kann etwa auf folgende Weise eingeleitet werden:
- »*Frau Gutgelaunt, darf ich Ihre Fragen noch einmal zusammenfassen ...*«
- »*Ihnen kommt es darauf an, dass ...*«
- »*Frau Sorge, mit anderen Worten: Sie wünschen sich ...*«
- »*Sie möchten also ....*«

Von besonderer Bedeutung ist hier ebenso das gezielte Stellen von Fragen. Es bietet sich an, für bestimmte Gesprächsituationen Checklisten zu erarbeiten, um diese während des Anrufes (z. B. neuer Kunde, Beschwerde) zu verwenden.

Es kann bei der Telefonkommunikation eine Hilfe sein, den aus der Psychologie abgeleiteten visuellen, auditiven oder kinästhetischen Menschentyp zu erkennen. Dies dient beim Telefonat zum Erreichen einer gemeinsamen Sprachebene. Der visuelle Typ (lat. viso = ich sehe) stellt sich die Dinge bildhaft vor. Er verwendet in seiner Sprache bildhafte Begriffe wie: »*bildlich vorstellen*«, »*Sehen Sie*«, »*leuchtet*«, »*erkennen*«, »*durchschauen*«, »*Einsicht*«, »*Überblick*«, »*Sichtweite*«, »*anschaulich*« usw.

Der Auditive Typ (lat. audio = ich höre) merkt sich Dinge melodisch über das Hören. Er verwendet Formulierungen wie: »*Hören Sie*«, »*klingt gut*«, »*richtig gehört*«; »*höre*«, »*Ohren öffnen*«, »*klingelt*«, »*Schädel brummen*«, »*Der Ton macht die Musik*« usw.

Der kinästhetische Typ (griech. Kinaesthesie = Bewegungsgefühl) zeichnet sich durch eine besondere Dynamik oder durch »Zupacken« aus. Er verwendet Begriffe wie: »*Was wir machen können*«, »*unter den Teppich kehren*«, »*anpacken*«, »*nicht hängen lassen*«, »*aus dem Weg räumen*«, »*in den Griff bekommen*«, »*sich befassen*«, »*fühlt sich an*« usw.

Wie wichtig die gemeinsame Sprachebene sein kann wird an folgendem Beispiel deutlich: Ein auditiver Typ unterhält sich mit einem visuellen Typ. Im Gesprächsverlauf kommt es zu folgenden Äußerungen: »*Das sehe ich nicht ein*« und der auditive Typ fragt dann: »*Hört sich das nicht gut an?*« Hier werden unterschiedliche Sprachebenen deutlich, die zu Verständnisproblemen führen können. Deshalb kann es hilfreich sein, sich in die Sprachebene des Gegenübers einzuhören, um diese bei der eigenen Sprachebene mit zu bedenken und ggf. zu integrieren. Der Gesprächspartner wird das als sympathisch empfinden (vgl. *Klein* 1999:42 ff.). Im Hinblick auf die Genderperspektive ist die Männer- und Frauensprache zu bedenken. Männer erwarten am Telefon eher kurze, prägnante Informationen, Frauen hingegen möchten sich eher mehr mitteilen und erwarten Erläuterungen zu den Informationen.

Empfehlungen zur Telefonkommunikation

- Die Erreichbarkeit ist sicher zu stellen (24 Std.).
- Schnelligkeit (nicht mehr als 3-mal klingeln).
- Keine Nahrungsaufnahme während des Telefonats.
- Standardisierte Meldeformel (Einrichtung, Vorname, Name, ggf. einleitende Frage).
- Den Gesprächspartner mit Namen ansprechen.
- Das Gespräch nicht weiterleiten, ohne den Grund des Anrufes zu kennen.
- Killerphrasen (wie z. B.: *»Bin nicht zuständig« – »Ist nicht da«*) sollten vermieden werden.
- Bitte und Danke sagen.
- Mit etwas Angenehmen abschließen.
- Schlussformel (ggf. Frage nach dem Erfolg, Dank für den Anruf, Verabschiedung) nicht vergessen.
- Standarisierte Dokumentation, z. B. zur Person des Anrufenden: Name, Adresse, Telefonnummer, Fax. Zum Anliegen: Grund des Anrufes, Datum und Uhrzeit, Stichworte zur Vereinbarung, Name dessen, der das Gespräch entgegengenommen hat (vgl. *Briese-Neumann* 1998:51 ff.; *Haeske* 1999:17 ff.).

4.2 Umgang mit Beschwerden und Absagen am Telefon

Eine besondere Situation bei der Telefonkommunikation ist die Beschwerde der Kunden am Telefon. Bei einem solchen Vorgang sollte man auf keinen Fall:

- Sich persönlich angegriffen fühlen und entsprechend gekränkt reagieren.
- Die Ausführungen der Kunden anzweifeln.
- Die Gemütsverfassung der Kunden nicht erkennen und nicht berücksichtigen.
- Gleich in die Sachdiskussion einsteigen, ohne das Anliegen der Kunden genau erfasst zu haben.
- Sich verteidigen oder rechtfertigen.
- Versuchen, die Schuld auf Andere zu verlagern.

- Die Beschwerde klein reden unter dem Motto: »Ist doch gar nicht so schlimm«.
- Stellung beziehen, ohne den Sachverhalt geprüft zu haben.

Auch wenn die Kunden aus ihrer Sicht im Unrecht sind, sollte man immer versuchen, eine positive Gesprächsatmosphäre zu gestalten und zu erhalten. Folgende Vorgehensweise kann hier hilfreich sein:

1. Aufwärmtraining, d.h. freundliche Begrüßung, Ansprache mit Namen, evtl. an frühere positive Begegnungen anknüpfen.
2. Anteilnehmen und Gefühle widerspiegeln (wie z.B. *»Darüber mussten Sie sich sehr ärgern…«).* Hierdurch wird dem Kunden das Gefühl vermittelt, dass man ihn versteht. Jedoch sollte man nie die Anteilnahme in Frageform formulieren, z.B.: *»Sind Sie jetzt verärgert?«.*
3. Problemanalyse. Nachdem die Kunden ihren ersten Ärger und ihre Wut mitgeteilt haben, kann man jetzt gezielt nachfragen (offene Fragen oder Alternativfragen, keine Suggestivfragen, da diese dem Kunden indirekt ein Schuldgefühl vermitteln).
4. Zusammenfassung des Problems und nach Möglichkeit ein erstes Lösungsangebot.
5. Lösung veranlassen und zu einem späteren Zeitpunkt die Kunden anrufen und erfragen, ob die Lösung zu ihrer Zufriedenheit ausgefallen ist.

Es bieten sich Checklisten an, um in einer solch angespannten Situation angemessen reagieren zu können und wichtige Daten zu erfassen.

Folgende Inhalte sollten bei der Überbringung einer telefonischen oder persönlichen Benachrichtigung berücksichtigt werden, wenn eine Beschwerde nicht positiv entschieden werden konnte:

- Positive Begriffe verwenden, nicht von Beschwerde sondern von: *»Ihr Anliegen«, »Die Sache«, »Die Angelegenheit«, »Der Vorfall«* sprechen.
- Absagen möglichst zeitnah übermitteln, damit die Kunden nicht noch verärgerter sind.
- Die Absage, wenn unvermeidlich, genau begründen und erläutern.
- Die Methode: *»Ich habe eine gute und eine schlechte Nachricht für Sie«* anwenden. Dabei ist wichtig, dass die gute Nachricht für den Kunden auch wirklich eine gute Nachricht ist und als Ersatz empfunden werden kann. An einem Beispiel aus der ambulanten Pflege sei das verdeutlicht:

Der Kunde wünscht die morgendliche Versorgung um 7.30 Uhr. Vorschlag für eine Reaktion: »*Wir können abends ihre Wunschzeit 22.00 Uhr gewährleisten und Sie morgens ab 8.00 Uhr versorgen*« (vgl. *Klein* 1999:73 ff.).

- Die Sandwich-Methode anwenden: D. h. das Nein wird in zwei Alternativen für den Kunden gepackt. Wiederum an einem Beispiel aus der ambulanten Pflege erläutert: »*Ich kann ja verstehen, dass Sie morgens gerne frische Brötchen hätten. Wir könnten Ihnen die Brötchen vom Vortag im Herd aufbacken, jedoch nicht jeden morgen vom Bäcker frische Brötchen mitbringen, oder wir könnten Ihnen beim nächsten Einkauf Aufbackbrötchen besorgen, die wir Ihnen morgens dann frisch zubereiten*« (vgl. *Josuks; Neufang* 2003:21).

Höflichkeit und Verlässlichkeit sind bei der Telefonkommunikation ebenso wichtig, wie die Vermeidung von Wartezeiten für den Kunden und fördern das Image der Einrichtung.

Für Beschwerdesituationen kann es hilfreich sein, die verschiedenen Charaktertypen aus der Verkaufspsychologie zu kennen und zu beachten, denn Kunden sollten immer dem Typ entsprechend behandelt werden.

- Der *Choleriker*, der ein stark entwickeltes Temperament hat, voller Emotionen ist, leicht aufbrausend, wird schnell grob und ist selten sachlich. Wichtig ist hier, die »Brüllphase« zulassen, erst danach wird er zugänglich. Vor allen Dingen darf man ihm nicht widersprechen.
- Der *Hilflose* ist unklar in seinem Anliegen und fühlt sich unsicher. Hier ist Hilfestellung zu geben und durch Rückfragen immer wieder sicherzustellen, dass die gesagten Wörter verstanden bzw. umgesetzt werden können.
- Der *Hinterhältige*: Mit ihm gerät man selten in einen Streit. Aufgrund seiner Schüchternheit hat der Hinterhältige selten den Mut, sich sofort gegen tatsächliches oder vermeintliches Unrecht zur Wehr zu setzten. Man darf hier nicht mangelnde Gegenwehr mit vermeintlicher Zustimmung verwechseln. Man sollte seine Wünsche nicht ignorieren, sondern versuchen zwischen den Zeilen zu lesen und herauszufinden, was er wirklich will. Er ist dankbar, wenn man ihm hilft, seine Schüchternheit zu vergessen und er sein Anliegen vortragen zu kann.

- Der *Fachmann* versteht in der Regel vom Fach genauso viel oder sogar mehr wie die Fachkraft (z. B. der Patient, der schon seit zehn Jahren an der Dialyse ist). Jeder Versuch einer Belehrung ist hier zum Scheitern verurteilt. Es gilt seine Fachkenntnisse zu akzeptieren, ihn zu loben und seine Fachkompetenz wertzuschätzen (vgl. *Klein* 1999:73 ff.).

Zum Schluss sei hier der Satz von *Henry Ford* zitiert: »*Das Geheimnis des Erfolgs ist, den Standpunkt des anderen zu verstehen.*« Dies ist generell für kundenorientierte Gespräche besonders wichtig.

TEIL 5

DIE KOMMUNIKATION IM PFLEGETEAM

Renate Rogall-Adam

Pflege in ambulanten und stationären Pflegeeinrichtungen ist sowohl aus fachlicher als auch aus organisatorischer Sicht auf Teamarbeit angewiesen. Leistungserbringung in der Pflege geschieht arbeitsteilig: Verschiedene Berufsgruppen und nicht ausgebildete Mitarbeiterinnen sind in unterschiedlicher Weise am Prozess beteiligt.

Aus arbeitsorganisatorischer Sicht sind die entscheidenden Schnittstellen für Teamarbeit die Dienstübergabe und die Dienst- bzw. Teambesprechung. Darüber hinaus spielen für die Qualität der Pflege aber auch Fallbesprechung und kollegiale Beratung eine große Rolle. Teamarbeit ist wichtig und notwendig, um einen reibungslosen Ablauf in der Pflege zu garantieren, Fehler zu vermeiden und Probleme zu bearbeiten. Erfolgreiche Teamarbeit ist angewiesen auf gelingende Kommunikation.

Aus betriebswirtschaftlicher Sicht betrachtet stellen Teamsitzungen einen hohen Kostenfaktor dar, da hierbei viele Mitarbeiterinnen zeitlich gebunden werden. Deshalb sind in diesem Zusammenhang folgende Fragen zu bedenken:

- Welche Sitzungen bzw. Besprechungen sind zwingend erforderlich?
- Welche Mitarbeiterinnen müssen auf jeden Fall daran teilnehmen?
- Wie kann Kommunikation unter den heutigen ökonomischen Bedingungen so gestaltet werden, dass ein erfolgreiches Team entsteht, in dem gemeinsame Ziele verfolgt werden, aber auch die einzelnen Mitarbeiter Anerkennung und Wertschätzung erfahren?

Aus dem Gesamtspektrum des Themas werden fünf Bereiche ausgewählt: Zunächst wird etwas zu Team und Teamentwicklung sowie Moderation als Methode zur Gestaltung von Besprechungen gesagt. Im Anschluss daran werden die Arbeitsbesprechung, die Fallbesprechung und die Kollegiale Beratung als kommunikative Orte des Teams beschrieben (zu diesem Teil insgesamt: *Bay* 2002; *Gellert*; *Nowak* 2002; *Pohl*; *Witt* 2000).

1   DAS TEAM ALS ARBEITSGRUPPE

Teams in Pflegeeinrichtungen bestehen aus Fachkräften, pflegerischen und hauswirtschaftlichen Hilfskräften, Verwaltungskräften, Zivildienstleistenden und Auszubildenden. Die Zusammensetzung eines Teams hängt von der jeweiligen Aufgabe ab. In Teams arbeiten Männer und Frauen, vorwiegend aber nur Frauen zusammen. Damit wird Teamarbeit auch durch das Geschlecht der Teammitglieder bestimmt (*siehe auch* Kapitel 6).

1.1   Definition – Merkmale – Rahmenbedingungen

Team ist ein gängiger Begriff für eine Gruppe von Mitarbeitern, die in einer Einrichtung zusammenarbeiten. Zu fragen ist: Was verbindet ein solches Team, wodurch wird es definiert? In der Literatur werden folgende **Merkmale für ein Team** genannt (vgl. *Bay* 2002:16 f.):

- Überschaubare Arbeitsgruppe (drei bis zwölf Mitglieder),
- gemeinsame Zielsetzung,
- direkte Kommunikation unter den Mitgliedern,
- ausgeprägter Gemeinschaftssinn,
- Zusammengehörigkeitsgefühl der Teammitglieder,
- intensive wechselseitige Beziehungen,
- an Zielen orientierte Verhaltensnormen,
- eine gewisse Kontinuität.

Diese Merkmale verdeutlichen, dass ein Team sich auf der Sach-, der Beziehungs- und der Organisationsebene bewegt:

- Bei der Sachebene geht es um Themen, Aufgaben und Ziele: Was ist die Aufgabe? Was soll erreicht werden?
- Die Beziehungsebene wird bestimmt durch die Kommunikation unter den Teammitgliedern: Wie gestalten sich die Arbeitsbeziehungen? Wie werden zwischenmenschliche Probleme und Konflikte gelöst?
- Bei der Organisationsebene geht es um die Fragen: Wie werden die Sitzungen des Teams organisiert und gesteuert? Welche Arbeitsmittel werden eingesetzt, um das Ziel zu erreichen?

Soll es zu einer guten Zusammenarbeit kommen, sind diese drei Ebenen zu berücksichtigen und von der Teamleitung zu »steuern«. Wenn im Team Schwierigkeiten und Probleme auftreten, so ist es hilfreich zu fragen, ob und welche Ebene in letzter Zeit vernachlässigt wurde.

Sind die drei Ebenen in der Balance, werden folgende **Vorteile der Teamarbeit** deutlich (vgl. *Schmidt; Berg* 1995:265):
- Teamarbeit hat einen Synergieeffekt. Unterschiedliche Erfahrungen und unterschiedliches Wissen werden im Team zusammengetragen. Dadurch wird ein höherer Wissensstand im Team erreicht. Auf diese Weise können Aufgaben besser bewältigt werden.
- Durch Teamarbeit identifizieren sich Mitarbeiterinnen eher mit den Zielen und Aufgaben ihrer Einrichtung. Sie haben Kenntnis von den verschiedenen Teilaspekten einer Aufgabe und sind durch den kommunikativen Arbeitsstil an der Ausführung der Aufgaben mit beteiligt.
- Mitarbeitende bekommen einen vergleichbaren Informationsstand, weil Probleme besprochen und Konflikte bearbeitet werden. Sie können Status- und Kompetenzunterschiede untereinander erkennen und akzeptieren lernen.
- Durch die Arbeit im Team ergibt sich eine kontinuierliche Fortbildung, indem Probleme und Konflikte bearbeitet werden.
- Der Wunsch nach Anerkennung kann in einem Team besser verwirklicht werden.

In Pflegeeinrichtungen kommen zwei **Formen von Teamarbeit** vor: zeitlich befristete und zeitlich unbefristete. Bei der unbefristeten Teamarbeit handelt es sich z. B. um Dienstbesprechungen der einzelnen Pflegeteams oder des Gesamtteams einer Einrichtung. Zu den befristeten Teams gehören z. B. Qualitätszirkel, Gruppen zur Überarbeitung von Standards.

Rahmenbedingungen für Teamarbeit sind:
- Die Pflegeeinrichtung will diese Form der Zusammenarbeit. Sie trägt dem im Organigramm und in den Stellenbeschreibungen Rechnung.
- Das Team bekommt klar umrissene Aufgaben und Zuständigkeiten übertragen.
- Die Teamleitung und die Beteiligungsmöglichkeiten der Teammitglieder sind festgelegt.

- Die Aufgaben- und Arbeitsstruktur ist allen Teammitgliedern bekannt.
- Für die Arbeit des Teams steht die notwendige Zeit zur Verfügung.

1.2 Die Gestaltung der Zusammenarbeit

Mit Teamarbeit bezeichnet man die Arbeitsleistung einer Gruppe, die auf der Basis einer gemeinsamen Zielsetzung, Aufgaben und Probleme bearbeitet. Bei der Wahrnehmung dieser Aufgaben durchläuft ein Team verschiedene **Phasen**. Dabei ist immer die Sach- und die Beziehungsebene im Spiel.

Ein Team entwickelt sich in der Regel in folgenden vier Phasen (*siehe dazu Hotopp* 2000:11):

Tabelle 4: Phasen der Teamentwicklung.

Phasen	Sachebene	Beziehungsebene
1. **Orientierungsphase**	• Erwartungen klären • Informationen sammeln • Ziele klären • Struktur und Methoden • zur Aufgabenerfüllung entwickeln	• Gegenseitiges Beschnuppern • Schwanken zwischen Distanz wahren, Nähezeigen • Anleitung durch Teamleiter notwendig
2. **Konflikt- und Klärungsphase**	• Konfrontation der Standpunkte • Diskrepanz zwischen Aufgaben nach persönlicher Orientierung • Widerstand gegen Aufgaben und Methoden • Ablehung von Kontrollen • Definition von Aufgaben	• Bemühung um Status • Individualität um jeden Preis • Verteidigung von Positionen • Cliquenbildung, Polarisierung • Konflikte um Stilfragen
3. **Kooperations- und Konsensphase**	• offener Austausch von Daten, Ideen, Informationen • Spielregeln für die Arbeit • Gemeinsame Suche nach Problemlösungen • Entwickeln von Standards für die Aufgabenerfüllung	• Akzeptanz der Teammitglieder untereinander • Entspannung und Harmonie • Zusammengehörigkeisgefühl • Konfliktvermeidung
4. **Integrations- und Wachstumsphase**	• hohe Motivation und Aktivität zur Aufgabenbewältigung • große Kreativität • hoher Selbststeuerungsgrad	• großer Teamzusammenhalt • hohe Teamidentifikation • Beziehungsrollen sind geklärt • Offenes Feedback über Teamentwicklungsstand

In der Regel werden die Phasen nicht gradlinig nacheinander durchlaufen. Es ist auch selten, dass ein Team beim Punkt Null anfängt. Die Phasen können ineinander übergehen oder sich auch überlappen. Auch wenn das Team in einem fortgeschrittenen Stadium (z. B. in Phase 3) ist, kann es durchaus sein, dass es zu Rückschlägen kommt. Anlässe dafür können z. b. sein, wenn

- eine neue Mitarbeiterin ins Team kommt;
- ein Mitglied des Teams ausscheidet;
- Veränderungsprozesse anstehen;
- Probleme, die von außen kommen, Unruhe ins Team bringen.

Auf jeden Fall muss eine Gruppe diese Entwicklungsphasen mehr oder minder ausgeprägt durchlaufen, um zu einem erfolgreichen Team zu werden. Dabei ist die Dauer der einzelnen Phasen von Team zu Team unterschiedlich. Mit *Bay* (2002:24–30) lassen sich die Abläufe in den vier Phasen inhaltlich noch etwas genauer beschreiben.

In der **Orientierungsphase** geht es um die Teamentstehung. Auf der Sachebene stehen die Grundfragen zu Zielen, Aufgaben und Organisationsform an. Auf der Beziehungsebene geht es um ein erstes Kennenlernen. Die Haltung der Teammitglieder ist zunächst vorsichtig abwartend. Man beobachtet, was erlaubt ist. Die Teamleitung ist dabei häufig ein Orientierungspunkt, weil sie persönliche Sicherheit geben kann. Wenn die Teamleitung in dieser ersten Phase eine dominant einengende Haltung einnimmt, kann es in den folgenden Phasen zu Problemen kommen. In dieser Phase kann es realistischerweise noch keine offene und freie Arbeitsatmosphäre geben.

Die **Konfrontations- und Konfliktphase** ist für die Entwicklung eines guten Teams von besonderer Bedeutung. Auf der Sachebene wird z. B. erkennbar, dass die eigenen Vorstellungen nicht notwendigerweise mit den Arbeitsanforderungen übereinstimmen müssen. Auf der Beziehungsebene werden unterschiedliche Meinungen ausgetauscht und Statusfragen ausgehandelt. Wird diese Phase nicht bewältigt, sind die Erfolgschancen schlecht. Am Ende dieser Phase sollte ein Grundkonsens im Umgang miteinander und die Klärung der Aufgabenanforderungen erarbeitet sein. Zweifellos ist es so, dass in dieser Phase die Gefühlsebene stark angesprochen wird. Für die Teamleitung ist diese Phase deshalb anstrengend, weil sie sich nicht aus den Auseinandersetzungen heraushalten kann.

In der **Kooperations- und Konsensphase** entsteht so etwas wie ein Zugehörigkeitsgefühl. Das Team wird im guten Falle als eine Einheit gesehen. Verhaltensnormen und Spielregeln haben sich entwickelt. Unter den Teammitgliedern hat sich Wertschätzung herausgebildet. Auf der Sachebene können Informationen offen ausgetauscht werden. Es ist möglich, Problemlösungen zu entwickeln. Man möchte gern den gewonnenen harmonischen Zustand beibehalten. Wenn ein Team in dieser Phase angekommen ist, stellt dies eine gute Grundlage für die weitere Arbeit dar.

Erreicht ein Team die **Integrations- und Wachstumsphase**, können Aufgaben engagiert bewältigt werden. Der innere Zusammenhalt ist gegeben. Die Beziehungen im Team und zu anderen Teams sind stabil, und das Team hat einen hohen Grad an Selbststeuerung erreicht. Jetzt ist das Team auch in der Lage, sich selbst regelmäßig ein Feedback zu geben.

Die Teamentwicklung stellt einen offenen Prozess dar. Es gibt niemals ein Endstadium. Denn: »*Für Qualität gibt es nie ein definiertes Ende.*« Eingespielte Teams sind für eine gute und erfolgreiche Arbeit wichtig. Deshalb ist es ratsam, dass Pflegedienst- und Teamleitungen ihr Team in regelmäßigen Abständen im Blick auf die Bewältigung der Aufgaben und im Blick auf die Kommunikation untereinander »durchchecken«. Das dargestellte Vier-Phasen-Modell kann helfen, den Standort eines Teams zu bestimmen. Ein wichtiges Hilfsmittel ist dafür das Instrument der »Teamentwicklungsuhr«.

1.3   Anregungen für die Praxis

(1) »Teamentwicklungsuhr«

Thema: In welcher Phase befindet sich mein Team?
Ziel: Den Standort des Teams beschreiben und analysieren, um das Team beim Übergang von einer Phase in die andere unterstützen zu können.
Material: Teamentwicklungsuhr, Entwicklungsphasen

Durchführung: Ein Plakat oder ein Arbeitsblatt mit dem Zifferblatt einer Uhr und den entsprechenden Entwicklungsphasen wird erstellt. Die Gründungsphase des Teams beginnt um zwölf Uhr. Frage: »*Wie spät ist es im*

Team?« Nun wird eingeschätzt, in welcher Phase das Team sich befindet. Dazu werden konkrete Situationen hinsichtlich der Aufgaben und der Kommunikation untereinander beschrieben. Erstellt die Pflegedienst- oder die Teamleitung die Diagnose für sich selbst, kann sie überlegen, welche Unterstützungsmaßnahmen für das Team notwendig sind.

Das Wissen um die Situation im Team macht es jedenfalls leichter, Strategien zu überlegen und einzusetzen, damit das Team die gesteckten Ziele erreichen kann und die Zusammenarbeit optimal gestaltet wird.

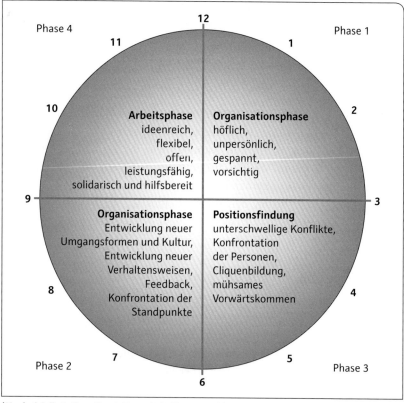

(*Manfred Gellert; Claus Nowak*: Teamarbeit, Teamentwicklung, Teamberatung. © 2002 by Christa Limmer Verlag, Meezen, S. 194.)

Abb. 12: Teamentwicklungsuhr.

Wird das Instrument im Team selbst eingesetzt, ist zunächst eine Einzeleinschätzung durch die Teammitglieder durchzuführen. Danach findet ein Gespräch im Gesamtteam statt, in dem die einzelnen Sichtweisen zur Sprache kommen. Anschließend kann gemeinsam überlegt werden, wie die Zusammenarbeit künftig verbessert werden kann.

H, h	»Hoch«	für:	hohe Energie, Motivation, viel Macht, Bedeutung
T, t	»Tief«	für:	niedrige Energie, Motivation, Interessenlosigkeit
15°	»Temperatur«	für:	Wärme, Zusammenhalt bzw. Kühle, Beziehungsmangel
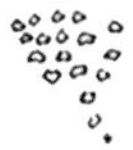	»Nebel«	für:	unklare Beziehungen, undeutliche Grenzen usw.
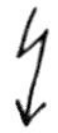	»Gewitter«	für:	Konflikte, Aggression, Streit usw.
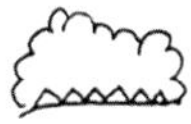	»Wetterfront«	für:	Konfliktrichtung bzw. Konfliktausdehnung
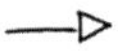 →▷	»Windrichtung« »Windstärke«	für:	Richtung von Einflussbereichen, »Abdriften«
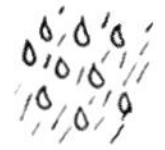	»Regen«	für:	Kummer, Trauer, Abschied u. ä.
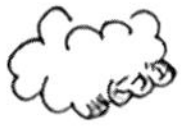	»Wolken«	für:	sich ankündigende Veränderungen, Befürchtungen, Phantasien, u. ä.

(*Eva R. Schmidt; Hans G. Berg*: Beraten mit Kontakt. © 1995 by Burckhardt-Laetare Verlag, Offfenbach, S. 105.)

Abb. 13: Instrument »Wetterkarte«.

(2) Die »Wetterkarte« des Teams

Thema: Wie erlebe ich die einzelnen Mitarbeiter und Mitarbeiterinnen im Team?

Ziel: Die Situation im Teams, die Konflikte, Probleme und Ressourcen beschreiben und analysieren, um Unterstützungsmaßnahmen entwickeln zu können.

Material: Liste mit Piktogrammen

Durchführung: Bei dieser Übung wird das Zeichenmaterial der meteorologischen Wetterkarte benutzt. Die Zeichen werden in übertragener Bedeutung angewandt. Die spezifische Ausdeutung ist Sache der einzelnen Person. Die Leitung schreibt die Namen der Teammitglieder – über das ganze Blatt verteilt – auf einen Bogen in DIN A3-Format. Aus Gründen der Übersichtlichkeit sollten es aber nicht mehr als acht bis zehn Personen sein. Ist das Team größer, empfiehlt es sich, zunächst mit den Fachkräften zu beginnen.

Eine Zugangsmöglichkeit besteht darin, die auffallenden »Wetterzonen« zunächst den einzelnen Mitarbeiterinnen zuzuordnen. Anschließend werden konkrete Situationen – charakterisiert durch einige Stichwörter – dazu geschrieben. Anhand der so entstandenen »Wetterkarte« des Teams werden Schritte entwickelt, um einzelne Teammitglieder zu unterstützen bzw. die Möglichkeit zu eröffnen, die eigenen Kompetenzen weiter zu entwickeln. Zur Überprüfung der eigenen Wahrnehmung könnte verabredet werden, dass die stellvertretende Pflegedienstleitung ebenfalls eine »Wetterkarte« erstellt. Im Gespräch werden Gemeinsamkeiten und Unterschiede der beiden »Wetterkarten« besprochen.

Diese Methode eignet sich, wenn Störungen im Team auftreten oder Veränderungen in einer Einrichtung anstehen.

2   MODERATION ALS METHODE

Moderation ist eine Methode, die Anfang der 1970er-Jahre entwickelt wurde. Sie steht im Zusammenhang mit einem neuen Verständnis von Zusammenarbeit, Prozessplanung, Lernen und Arbeiten in Gruppen. Die Methode zielt darauf ab, Teammitglieder an den Arbeits- und Kommunikationsprozessen aktiv zu beteiligen sowie Offenheit, Akzeptanz und Kommunikation zwischen den Teilnehmenden zu fördern. Diese Methode eignet sich sowohl für Team- und Arbeitsbesprechungen als auch für die Arbeit in Qualitätszirkeln, Arbeitsgruppen und Workshops. (Zu diesem Kapitel insgesamt *siehe auch Decker* 1994:116–141, 192–198; *Klebert* 2003; *Seifert* 2000; Teil 1, Kapitel 2.3 und 4.1–4.5).

Die Moderation hat einen bestimmten Ablauf und verwendet spezifische Methoden. Die Moderatorin bzw. der Moderator nimmt im Verlauf des Prozesses unterschiedliche Rollen und Aufgaben wahr.

2.1   Die Phasen der Moderation

Bei der Moderation werden die Sach- und die Beziehungsebene berücksichtigt. Da beide Ebenen miteinander verschränkt sind, muss die Moderatorin stets beide Ebenen gleichzeitig im Auge haben und handhaben. In welcher Weise sind die beiden Ebenen zu gestalten?

2.1.1   Der Prozess auf der Sachebene

Der Moderationsprozess ist ein strukturiertes Vorgehen und umfasst fünf Phasen:

In der **1. Phase (Begrüßung und warming up)** geht es darum, die Sitzung zu eröffnen, den zeitlichen Rahmen zu beschreiben sowie in die Themen und die Zielsetzung der Sitzung einzuführen. Bei einer neu zusammengesetzten Gruppe schließt sich eine Vorstellungsrunde an. Manchmal kann es zu Sitzungsbeginn wichtig sein, die Erwartungen der Teilnehmenden abzuklären, um mögliche Irritationen im Vorfeld aufnehmen zu können und auf diese Weise die Arbeitsfähigkeit zu sichern.

Die **2. Phase** dient der **Themen- oder Problemorientierung.** Themen, die zur Bearbeitung anliegen, werden gesammelt und im Gespräch konkretisiert. Zu diesem Zweck werden Fragestellungen formuliert. Die gegebenen Antworten werden schriftlich festgehalten. Es ist wichtig, dass keine Auswahl vorgenommen wird, sondern alle Antworten erfasst werden. Nach dem Sammeln der Antworten wird durch die Teilnehmenden eine Prioritätenliste öffentlich festgelegt. Die Themen, die nicht bearbeitet werden, oder neue Themen, die sich während der Diskussion ergeben haben, werden in einem Themen- oder Problemspeicher festgehalten.

In der **3. Phase (Themen- oder Problembearbeitung)** werden die Themen oder Probleme nacheinander oder arbeitsteilig nach folgender Methode bearbeitet:

- Sammlung von Informationen zur Ist-Situation;
- Beschreibung der Soll-Situation;
- Erkundung und Beschreibung möglicher Widerstände;
- Entwicklung von Lösungsansätzen.

Je nach Gruppengröße wird im Gesamtplenum oder in mehreren Kleingruppen gearbeitet. Die erarbeiteten Ergebnisse werden schriftlich festgehalten.

In der **4. Phase (Ergebnissicherung)** werden Maßnahmen geplant. Die Grundlage bilden die Ergebnisse der Themenbearbeitung. Ausgehend von den Ergebnissen wird ein Maßnahmen- oder Tätigkeitsplan erstellt. Dabei ist es wichtig, dass schriftlich festgehalten wird: Wer macht was mit wem bis wann? Die Tätigkeiten oder Maßnahmen sind konkret zu formulieren, damit ihre Durchführung realistisch ist und überprüft werden kann.

Mit der **5. Phase (Abschluss)** wird die Moderation beendet. Der Abschluss bezieht sich auf (*siehe auch* Teil 1, Kapitel 4.6):

- Das Thema: Das Ergebnis wird eingeschätzt. Wird es als zufriedenstellend empfunden, so kann eher damit gerechnet werden, dass die geplanten Maßnahmen auch umgesetzt werden.

- Den Arbeitsprozess: Der Prozess und die Arbeitsweise werden reflektiert. An dieser Stelle erhält die Moderatorin selbst auch eine Rückmeldung.
- Die Befindlichkeit: Es ist zu fragen: Mit welchen Gefühlen verlassen die Teilnehmenden die Besprechung? Diese Auswertung ist dann besonders wichtig, wenn der zwischenmenschliche Bereich im Vordergrund stand.

Am Schluss steht der Dank an die Teilnehmerinnen für die geleistete Arbeit.

2.1.2 Der Prozess auf der Beziehungsebene

Obwohl es in beruflichen Zusammenhängen vorrangig um Sachthemen geht, ist die Beziehungsebene nicht auszublenden. Für den Erfolg der Arbeit ist sie sehr entscheidend. Sie wirkt auch dann, wenn sie nicht ausdrücklich thematisiert wird. Für die Moderation ist deshalb Folgendes zu bedenken:

In der **1. Phase (Warming up)** geht es zum einen darum, den Mitarbeiterinnen Orientierung und auch Sicherheit zu geben. Zum anderen soll das Team auf die gemeinsame Arbeit vorbereitet werden. Ein positives Arbeitsklima ist dabei besonders wichtig. In dieser Phase ist es hilfreich, dass Formales geklärt wird, und dass die Teilnehmerinnen zu Beginn in einem Blitzlicht ihre Befindlichkeit mitteilen können.

In der **2. Phase (Themenorientierung)** geht es darum, die Teammitglieder für die anstehenden Themen zu motivieren. Damit keine »Konsumhaltung« aufkommt, sollten die einleitenden Informationen kurz gehalten werden. Andernfalls besteht die Gefahr, dass die Mitarbeiterinnen das Interesse verlieren. Konkrete Fragestellungen (*siehe auch* Teil 1, Kapitel 4.3) beleben die Diskussion. Es ist wichtig, dass sich eine große Zahl der Anwesenden an der Problemformulierung beteiligt.

Phase 3 (Themenbearbeitung) gilt der eigentlichen Arbeit, die in einem intensiven Kommunikationsprozess zwischen den Mitarbeiterinnen besteht. Dazu ist es wichtig, dass die Gesamtgruppe je nach Größe in Kleingruppen aufgeteilt wird, damit man in intensiven Kontakt treten kann. Hilfreich sind dabei konkrete und verständlich formulierte Aufgabenstellungen und die Begleitung seitens der Moderatorin.

In **Phase 4 (Ergebnissicherung)** sollte genug Zeit vorhanden sein, um über die einzelnen geplanten Maßnahmen zu sprechen. Die Erfahrung lehrt, dass Aufgaben, die unter Druck verteilt werden, oft nicht ausgeführt werden.

Phase 5 (Abschluss) bringt die Arbeit zu einem positiven Ende. Dazu gehört ein Arrangement:
- dass man die Sitzung mit einer positiven Grundstimmung verlässt;
- dass geklärt wird, was mit den offenen Themen passiert, und
- dass Anerkennung für die geleistete Arbeit ausgesprochen wird.

2.2   Methoden im Moderationsprozess

2.2.1   Die Visualisierung

(1) Ein wichtiges Prinzip in der Moderation
Menschen lernen und behalten am meisten, wenn eine Kombination von Sehen, Hören, Sprechen und Handeln hergestellt wird. Durch die optische Ansprache werden Konzentration und Aufmerksamkeit erheblich gesteigert. Gesehenes und Gehörtes bleibt besser im Gedächtnis haften. Deshalb ist die Visualisierung ein unverzichtbarer Bestandteil der Moderationsmethode. Die damit verbundenen Vorteile sind:
- Aussagen, die visualisiert sind, erleichtern eine gleiche Interpretation aller Teammitglieder. Alle sind auf einen gemeinsamen Punkt konzentriert. Die Chance, Probleme konkreter zu diskutieren, erhöht sich damit.
- Durch das Sichtbarmachen von Aussagen, Kontroversen und Ergebnissen erhalten alle Teilnehmerinnen einen Überblick über den Gesprächsverlauf und den Diskussionsstand. Dies hilft, Missverständnisse zu vermeiden. So können die weiteren Arbeitsschritte leichter geplant werden.
- Sachverhalte, die mit Worten schwierig zu erklären sind, können durch optische Unterstützung (Bilder, Grafiken etc.) leichter vermittelt werden.
- Die Visualisierung trägt auch dazu bei, dass sich Teammitglieder eher mit dem Ergebnis identifizieren können. Jeder sieht den eigenen Beitrag und kann mit verfolgen, wie das Ergebnis zustande gekommen ist.
- Die Moderatorin wird durch die Visualisierung gezwungen, sich auf die wesentlichen Informationen zu konzentrieren. Das trägt dazu bei, dass die Aufnahmekapazität der Teammitglieder nicht überfordert wird.

(2) Grundregeln zur Visualisierung
- Visualisierung heißt, Plakate, Fragen, Aufgabenstellungen schriftlich so vorzubereiten, dass das Team damit arbeiten kann.
- Moderationskarten sollten nur mit Stichworten beschriftet werden.
- Visualisierungstexte und Moderationskarten werden mit Groß- und Kleinbuchstaben und in Druckschrift geschrieben, damit sie leicht lesbar sind.
- Bei der Schriftgröße ist darauf zu achten, dass sie weder zu groß (über 5 cm) noch zu klein (unter 2, 5 cm) ist. Sie sollte der Gruppengröße angepasst sein.
- Informationen, die für die Bearbeitung von Themen notwendig sind, sollten ebenfalls visualisiert eingebracht werden.

(3) Hilfsmittel der Moderation
- Moderationswände zum Sammeln und Strukturieren von Ergebnissen
- Flipchart als »Notizblock« für das Plenum und für Kleingruppen
- Overheadprojektor oder Beamer zur Visualisierung von Informationen
- Unterschiedliche Moderationskarten als Elemente der Visualisierung
- Packpapier, Klebepunkte, Filzstifte, Nadeln, Klebestifte und Papierschere.

2.2.2 Moderationsmethoden

Es gibt eine große Zahl von Moderationsmethoden. Im Folgenden werden neun Methoden vorgestellt, die häufiger gebraucht werden:

(1) Abfrage auf Zuruf
Der Gruppe wird eine visualisierte Frage gestellt. Die Beantwortung geschieht auf Zuruf. Alle Antworten werden mitgeschrieben. Bei dieser Methode arbeitet man am besten zu zweit: Eine Person steuert den Prozess, die andere schreibt die Voten mit. (Die Methode ist in allen Phasen verwendbar.)

(2) Erwartungsabfrage
Zu Beginn einer Sitzung werden die Erwartungen zur gemeinsamen Arbeit oder zu einem Thema abgefragt. Die Moderatorin hat dafür ein Plakat

mit einem Satzanfang vorbereitet, z. B.: »*Zur Moderation hätte ich gern gewusst ...*« Die Visualisierung wird nach Zuruf durch die Moderatorin oder die Teilnehmenden vorgenommen. (Für Phase 1 geeignet.)

(3) Kartenabfrage

Auf einer Pinnwand befindet sich eine visualisierte Frage. Die Teilnehmerinnen werden aufgefordert, diese schriftlich auf Moderationskarten zu beantworten. Die Karten werden anschließend vom Moderator eingesammelt, nacheinander laut vorgelesen und mit der Gruppe »geclustert«, d. h. nach Aussagezusammenhängen sortiert und mit einer Überschrift versehen. Die Ergebnisse können anschließend in einen Themenspeicher eingetragen und mit einer Punktabfrage bewertet werden. (Vorrangig für Phase 2, situativ auch in anderen Phasen verwendbar.)

(4) Mehr-Punkt-Abfrage

Diese Methode eignet sich besonders zur Entscheidungsfindung und zur Prioritätensetzung. Die Teammitglieder werden aufgefordert, eine visualisierte Frage mit Hilfe eines oder mehrerer Klebepunkte zu beantworten. Bei der Verteilung von mehreren Punkten erhält die Mitarbeiterin halb so viele Klebepunkte wie Alternativen zur Wahl stehen. Es wird vorher festgelegt, wie viele Punkte maximal auf ein Thema geklebt werden dürfen. (In Phase 2 einsetzbar.)

(5) Themenspeicher

Mit dieser Methode wird ein Überblick über die gefundenen Schwerpunkte erreicht. Dazu werden auf einer Liste in Form eines Plakats Themen, Probleme, Wünsche usw. gesammelt. Vorausgegangen ist in der Regel eine Kartenabfrage oder eine Abfrage auf Zuruf. Die Themen werden nacheinander behandelt oder mit einer Mehr-Punkte-Abfrage in eine Rangfolge gebracht. (Vorrangig für Phase 2 geeignet.)

(6) Brainstorming

Der Grundgedanke dieser Methode besteht darin, dass sich die Teilnehmerinnen eines Teams zu einem Thema oder einem Problem Gedanken machen und diese frei äußern. Die Ideen werden auf einem Flipchart visualisiert. Ziel ist es, möglichst viele Ideen zu bekommen. Im Anschluss an die Sammlung werden die Ideen zunächst thematisch geordnet und erst dann bewertet. Für die Durchführung eines Brainstormings gilt es drei Regeln zu beachten:

1. Bei der Sammlung wird keine Idee bewertet.
2. Alle Einfälle können geäußert werden.
3. Es ist erlaubt, die Ideen anderer aufzunehmen und weiter zu entwickeln. (Vorrangig für Phase 3 geeignet.)

(7) Methode 6 · 3 · 5

Bei dieser Methode geht es darum, die Ideen anderer Teammitglieder aufzunehmen und weiterzuentwickeln. Dazu schreiben zunächst sechs Teammitglieder zu einem gemeinsamen Thema oder Problem jeweils drei Ideen in fünf Minuten auf ein vorbereitetes Arbeitsblatt. (Dieses Arbeitsblatt enthält auf der Horizontalen sechs Spalten und auf der Vertikalen drei Spalten.) Danach wird das Arbeitsblatt weitergereicht und die nächste Person schreibt ebenfalls in fünf Minuten ihre Ideen in die zweite Spalte. Es kann an die schon entstandenen Ideen angeknüpft werden. Nach weiteren fünf Minuten kommt die nächste Person an die Reihe usw. In 30 Minuten entstehen so viele Ideen. (Diese Methode ist vorrangig in Phase 3 einsetzbar.)

(8) Zwei-Felder-Tafel

Mit dieser Methode können mögliche Konflikte oder auch Lösungsansätze in Bezug auf ein Thema schnell entwickelt werden. Dem Team wird bezogen auf das jeweilige Thema eine »Zwei-Felder-Tafel« vorgestellt. Die Benennung der zwei Felder hängt vom Thema ab. So können z. B. Fragestellungen sein: Was spricht dafür? Was spricht dagegen? oder: Vorteile und Nachteile? Die Teilnehmenden beantworten die Fragen auf Zuruf. Dabei ist es wichtig, dass konkrete Antworten formuliert werden. Die Antworten werden mitgeschrieben. (In Phase 3 einsetzbar.)

(9) Mind-Map

Ein Mind-Map ist eine »Denklandschaft« oder »Gedächtniskarte«. Mind-Maps helfen, Prozesse im Team leicht und effizient zu gestalten. Um ein Mind-Map zu erstellen, wird das Thema in die Mitte eines großen Papierbogens geschrieben und mit einem Kreis umschlossen. Von diesem Kreis gehen Verästelungen ab. Diese untergliedern das Thema in einzelne Bereiche.

Diese Hauptverzweigungen werden mit Stichworten beschriftet. Diese Schlüsselworte sind der Aufhänger für einen Gedanken oder Gedankenkomplex. Von jedem Hauptast gehen dann wieder Zweige ab, die die einzelnen Bereiche weiter untergliedern. Auch diese werden wieder mit Stichworten beschriftet. So kann mit einem Blick das Wesentliche, Zusammenhänge und die wichtigsten Details erfasst werden. (Weiteres zur Praxis *siehe* bei *Kirckhoff* 1997).

2.3 Rolle und Aufgaben der Moderatorin

2.3.1 Zur Rollengestaltung

In den alltäglichen Teamsitzungen von Pflegeinrichtungen hat die Teamleitung häufig die Rolle der Moderatorin und die Rolle der Leitung gleichzeitig zu übernehmen. *Pink* hat die Besonderheiten der beiden Rollen in der folgenden Tabelle idealtypisch einander gegenüber gestellt (*Pink* 2002:118).

Tabelle 5: Rolle der Leiterin und Rolle der Moderatorin.

Leitung einer Arbeitsgruppe	Moderation einer Arbeitsgruppe
Der Leiter ist auch immer inhaltlich beteiligt.	Der Moderator ist inhaltlich unparteiisch.
Der Leiter legt das Hauptaugenmerk auf den Inhalt, weniger auf Methode.	Der Moderator konzentriert sich auf die Auswahl und Anwendung bestimmter Methoden.
Der Leiter gibt gewöhnlich konkrete Arbeitsziele vor.	Der Moderator unterstützt die Gruppe in der Zielerarbeitung.
Der Leiter arbeitet mit ungeschriebenen Regeln der Leitungskunst (Beispiel: »Kein Beitrag länger als 30 Sekunden«).	Der Moderator unterstützt die Teilnehmer darin, Regeln des Umgangs miteinander zu formulieren.
Der Leiter delegiert Regeln (Protokollierung).	Der Moderator legt Regeln und Ergebnisse offen, indem er sie zum Beispiel visualisiert.

Es ist ein Balanceakt, diese Doppelrolle bewusst zu gestalten. Der Moderator ist ein methodischer Helfer. Er weiß Wege für die Kommunikation zwischen Menschen. Seine Aufgabe besteht darin, eine Gesprächsgruppe zu leiten. Das bestimmt auch seine Haltung, die durch eine gewisse Neutralität gekennzeichnet ist. Dazu gehören:

- Sich von Einzelnen oder der gesamten Gruppe nicht vereinnahmen lassen;
- bewusst keine Partei ergreifen;
- Kommentierungen und Bewertungen möglichst vermeiden;
- alle Äußerungen gleich gelten lassen;
- deutlich aussprechen, wenn man sich inhaltlich beteiligt.

Nicht immer ist es im Berufsalltag möglich, zwischen den beiden Rollen zu trennen. Auf jeden Fall sollte getrennt werden, wenn

- ein großes Team vorhanden ist.
- der Arbeitsprozess »festgefahren« ist oder
- es Konflikte und Schwierigkeiten im Team gibt.

Eine Möglichkeit der Aufteilung besteht darin, dass die beiden Rollen zwischen der Pflegedienstleitung und der Stellvertretung aufgeteilt werden.

2.3.2 Zu den Aufgaben

Bei der Durchführung der Moderation sind drei Aufgaben zu unterscheiden:

- **Die Gruppe im Blick haben**. Das bedeutet z. B., Anregungen zur Diskussion und Beteiligung geben, auf gute Verständigung achten, Kommunikationsregeln einhalten, stille Gesprächsteilnehmende aktivieren, Vielredner bremsen, Konflikte wahrnehmen.
- **Das Thema im Blick behalten**: Das bedeutet z. B., bei der Tagesordnung bleiben, in das Thema einführen, Meinungsunterschiede offen legen, Hintergründe und Zusammenhänge klären, Ergebnisse zusammenfassen und sichern.
- **Die Zeit im Blick haben**: Das bedeutet z. B., den Zeitrahmen beachten, Pausen setzen, für klare Vereinbarungen sorgen, Ergebnisse sichern.

Zur Wahrnehmung dieser Aufgaben gehört ein grundlegendes Wissen über Kommunikationsvorgänge (*siehe auch* Teil 1, Kapitel 2.3 und 2.4) und Gesprächstechniken (*siehe auch* Teil 1, Kapitel 4).

2.3.2 Vorbereitung einer Moderation

Ob eine Moderation gelingt, hängt in starkem Maße von der Vorbereitung ab. Ein Team oder eine Arbeitsgruppe lassen sich nur bedingt steuern. Als Moderatorin oder als Teamleitung weiß man nicht immer, aus welchen beruflichen oder persönlichen Situationen (Stress, Frustration, gute Erlebnisse) die Teilnehmerinnen zur Sitzung kommen. Aus diesem Grunde sollte so viel wie möglich im Voraus bedacht werden.

Für die **inhaltliche Vorbereitung** ist es sinnvoll, sich vorher mit den zu bearbeitenden Themen zu beschäftigen und für sich zu klären, was im Einzelnen und insgesamt erreicht werden soll. Diese Überlegungen sind Grundlage für das methodische Vorgehen.

Obwohl man als Moderatorin nicht genau wissen kann, was im Team passiert, ist Planung notwendig, d. h., die einzelnen Moderationsschritte festlegen, Methoden auswählen, Hilfsmittel bereitstellen und den Zeitbedarf festlegen. Wird die Sitzung von mehreren Personen moderiert, sind unter den beteiligten Personen klare Absprachen zu treffen. Es kann sinnvoll sein, einen Übersichtsplan (Ziele – Schritte – Methoden – Hilfsmittel – Zeit – verantwortliche Moderatorin) zu erstellen.

In **organisatorischer Hinsicht** ist es erforderlich, für einen geeigneten Raum zu sorgen und das Material bereit zu stellen. Wichtig ist, dass alle Teilnehmerinnen rechtzeitig den Zeitpunkt der Sitzung erfahren und dass die benötigten Hilfsmittel (Overheadprojektor, Video, Beamer, Flipchart etc.) bereit stehen und funktionsfähig sind. Die Bereitstellung von Getränken trägt zu einer guten Atmosphäre bei.

In **persönlicher Hinsicht** sollte die moderierende Person zu Beginn der Sitzung in einer guten körperlichen und geistigen Verfassung sein. Wenn man abgehetzt zur Sitzung kommt, kann sich das leicht auf den Verlauf der Zusammenkunft übertragen.

2.4   Anregungen für die Praxis

Checkliste zur Vorbereitung

Zur inhaltlichen Vorbereitung
- Was liegt an?
- Was soll bei den einzelnen Themen erreicht werden?
- Was muss beraten werden?
- Worüber wird nur informiert?
- Welche Arbeitsaufträge/Fragestellungen sind vorher zu formulieren?

Zur methodischen Vorbereitung

Im Blick auf die Teilnehmerinnen:
- Wie ist die Gruppe zusammengesetzt?
- Welche möglichen Interessen haben die Einzelnen im Blick auf das Thema?
- Welche Einstellung haben sie zum Thema?
- Welche Vorinformationen haben sie?
- Welche Schwierigkeiten könnten auftreten?

Im Blick auf die Moderation
- Wer soll an der Moderation beteiligt werden?
- Welche Arbeitsschritte sind zu berücksichtigen?
- Welchen zeitlichen Rahmen gibt es für die einzelnen Arbeitsschritte?
- Welche Arbeitsanweisungen/Fragen sind zu formulieren?
- Was soll visualisiert werden?
- Was muss als Plakat vorbereitet werden?
- Welche Methoden sollen zum Einsatz kommen?

Zur organisatorischen Vorbereitung
- Wann soll das Treffen stattfinden?
- Wie lange soll es dauern?
- Wie viele Pausen sind einzuplanen und wann im Verlauf?
- Sind die Räume reserviert?
- Sind die nötigen Hilfsmittel vorhanden?
- Wie soll die Sitzordnung gestaltet werden?

3 DIE ARBEITSBESPRECHUNG

Die verpflichtende dienstliche Besprechung wird in den Pflegeeinrichtungen unterschiedlich bezeichnet (Dienst- oder Teambesprechung). Im Weiteren wird dafür der Begriff »Arbeitsbesprechung« verwendet. Arbeitsbesprechungen können zur Optimierung des Informationsflusses, zur besseren Aufgabenerledigung, zur Arbeitszufriedenheit, zur Mitarbeitermotivation und zur Identifikation der Mitarbeiterinnen mit dem Betrieb beitragen.

Besprechungen sind sowohl wichtige Instrumente für **Führung** und **Kommunikation** als auch für die **Qualitätssicherung**. Für den ertragreichen Verlauf von Besprechungen ist die Vorgesetzte verantwortlich. Je nach Art der Besprechungen können das in Pflegeeinrichtungen die Geschäftsführung, Heimleitung, Pflegedienstleitung oder Teamleitung sein.

Von den Beteiligten werden Besprechungen aus den unterschiedlichsten Gründen häufig als mühsam und nicht weiterführend empfunden. Besprechungen stellen zudem einen hohen Kostenfaktor für eine Einrichtung dar. Daher ist es wichtig, sie zielgerichtet und ergebnisorientiert durchzuführen. Wenn sie gut vorbereitet, geleitet und moderiert werden, sind sie für einen Betrieb sicherlich ertragreich. Wie kann die Leitung unter den gegebenen Rahmenbedingungen steuernd und motivierend wirken? (Zu diesem Kapitel insgesamt *siehe Herold* 2002:535–548).

3.1 Die formale Gestaltung

Eine Arbeitsbesprechung ist eine regelmäßig (z. B. wöchentlich oder monatlich) stattfindende Veranstaltung, die für alle Mitarbeiterinnen eines bestimmten Bereiches verpflichtend ist. Sie dient zur Besprechung dienstlicher Belange im Blick auf Patienten, Personal-, Team- und Organisationsfragen. Sie wird angekündigt, ist zeitlich begrenzt und läuft strukturiert ab. Arbeitsbesprechungen können in Pflegeeinrichtungen aufgrund der verschiedenen Organisationsformen und Größen unterschiedlich strukturiert sein. Wichtige Fragen im Blick auf eine Arbeitsbesprechung sind:

- Welches Ziel bzw. welche Ziele hat die Besprechung?
- Wer nimmt daran teil?
- Wie sind die zeitlichen und organisatorischen Rahmenbedingungen?
- Wie wird der Verlauf strukturiert?

Zu den **generellen Zielen** einer Arbeitsbesprechung in der Pflege zählen insbesondere:
- Sicherstellung der organisatorischen Abläufe durch Informationsvermittlung und fachlichen Austausch;
- Weiterentwicklung der Pflegequalität durch Informationsvermittlung und fachlichen Austausch;
- Identifikation mit dem Unternehmensleitbild durch Diskussion und Beteiligung an der Weiterentwicklung der Pflegeeinrichtung;
- Weiterentwicklung der Zusammenarbeit im Team;
- Fragen der Arbeitszufriedenheit.

Ausgehend von den genannten Zielen kann eine Arbeitsbesprechung unter den Gesichtspunkten Sicherung der Pflegequalität, Personal-, Team- und Organisationsentwicklung und Mitarbeiterpflege betrachtet werden.

Inhalte von Arbeitsbesprechungen können sein:
- Vorstellung neuer Mitarbeiter und Mitarbeiterinnen;
- Weitergabe von Fachinformationen;
- Information über neue gesetzliche Vorgaben und Regelungen;
- Information über neu aufgenommene zu Pflegende;
- Berichte über Probleme in der Pflege;
- Berichte über Fortbildungen;
- Urlaubsplanung usw.

Die **Teilnahme** an der Arbeitsbesprechung ist in der Regel für alle Mitarbeiterinnen verpflichtend. Aufgrund unterschiedlicher Anstellungsverhältnisse sind verschiedene Formen der Teilnahme zu entwickeln. Diese werden im Arbeitsvertrag festlegt und sind damit verbindlich geregelt. Für die Zusammenarbeit im Team ist es sinnvoll, dass die jeweiligen Teilnahmeregelungen für alle transparent sind.

Zeitpunkt und Dauer der Besprechungen werden verbindlich festgelegt. Sie sind im Dienstplan zu berücksichtigen. Ein störungsfreier Raum mit entsprechender Ausstattung (Stühlen, Tischen) und den erforderlichen Hilfsmitteln ist notwendig. Die Leitung erstellt eine **Tagesordnung**, die einige Tage vorher schriftlich bekannt gegeben wird, um eine inhaltliche Vorbereitung zu ermöglichen. Es sollte geregelt sein, bis zu welchem Termin die Mitarbeiterinnen Punkte für die Tagesordnung anmelden können.

Für den **Verlauf der Sitzung** gibt es eine Struktur: Die Sitzung beginnt mit einer Begrüßung und einer Einstimmung. Zu Beginn der Sitzung ist die endgültige Tagesordnung festzulegen und evtl. um aktuelle Themen zu ergänzen. Es erfolgt die Festlegung der Protokollführung. Zu den regelmäßigen Tagungsordnungspunkten gehört die Genehmigung des Protokolls. Bei der Bearbeitung von Themen ist es sinnvoll, deutlich zu machen, ob es sich um eine Information handelt, ob ein Thema diskutiert wird oder ob eine Entscheidung herbeigeführt werden soll. Unter »Verschiedenes« geht es am Ende der Sitzung um Kurzmitteilungen oder Verabredungen. Hier werden aber keine neuen Themen mehr verhandelt. Themen der Tagesordnung, die nicht behandelt wurden oder neue Themen, die sich im Laufe der Sitzung ergeben, werden für alle sichtbar in einem Themenspeicher festgehalten.

3.2   Vor- und Nachbereitung

Je besser eine Arbeitsbesprechung vorbereitet wird, desto effizienter ist ihr Verlauf. Wenn man die **Vorbereitung** schriftlich durchführt, wird nichts vergessen und die Leitung kann sich auf den Prozess konzentrieren. Außerdem ergibt dies eine klare Struktur für den Ablauf.

Weiterhin ist es sinnvoll, dass sich die Leitung die Beteiligung anderer Personen in der Durchführung der Arbeitsbesprechung überlegt: Mitarbeiter können z. B.

- Teile der Besprechung moderieren,
- Informationen und Themen einbringen sowie
- Fallbesprechungen moderieren.

Das Schreiben der Protokolle kann rotieren. Durch die Beteiligung der Mitarbeiterinnen wird ihre Motivation gefördert. Sie bekommen die Gelegenheit, sich in der Diskussionsleitung und in Gesprächsführungstechniken zu üben (*siehe auch* Teil 1, Kapitel 4.2 und 4.7). Auch wenn die Pflegedienstleitung einzelne Aufgaben delegiert, bleibt die Gesamtverantwortung für die Arbeitsbesprechung bei ihr.

Die **Nachbereitung** dient dazu,
- die Erreichung der Ziele zu überprüfen,
- den Gruppenprozess zu analysieren und
- das eigene Führungsverhalten zu reflektieren.

Die Ergebnisse der Reflexion gehen in die nächste Besprechung ein.

3.3   Die kommunikative Gestaltung

Für die Besprechung sind drei Faktoren wichtig: die Themen und Inhalte, die Teilnehmerinnen und der Ablauf. Die Sitzungsleitung muss dieses alles unter einen »Hut« bekommen.

(1) Das Thema – der sachliche Aspekt

Die Leitung hat die Aufgabe, die Teilnehmer auf ein gemeinsames Ziel hin zu bewegen. Sie bringt Themen und Informationen ein (*siehe auch* Teil 1, Kapitel 4.2). Von der Sitzungsleitung wird erwartet, dass sie den Ablauf und die Themen gut strukturieren kann:
- Wie soll etwas eingebracht werden?
- Wie soll es bearbeitet werden?
- Welche Arbeitsmethoden sind für die Gruppe und den zeitlichen Rahmen angemessen?

Im Laufe des Prozesses wird sie Zusammenfassungen bringen, um zu zeigen, wo die Gruppe steht, was erledigt ist und welche Fragen noch offen sind. In dieser Phase bedient sie sich der Moderationsmethode (siehe oben Kapitel 2). Wenn einer Gruppe gesagt wird, dass sie inhaltlich gut arbeitet, kann das motivierend wirken, denn die Gruppe erfährt dadurch Anerkennung und Wertschätzung.

(2) Die Mitarbeitenden – der personale Aspekt

Neben dem Sachaspekt hat die Sitzungsleitung auch die Gruppe zu beachten: Wie verhalten sich die Einzelnen? Wie ist der zwischenmenschliche Umgang? Die Interventionen der Leitung zielen darauf ab, eine vertrauensvolle Arbeitsatmosphäre aufzubauen, und dass alle Mitarbeiterinnen sich beteiligen können (*siehe* Teil 1, Kapitel 4.7). Die Leitung sollte eine akzeptierende Grundhaltung einnehmen (*siehe* Teil 1, Kapitel 4.1). Diese zeigt sich u. a. darin, dass sie aktiv zuhört (*siehe* Teil 1, Kapitel 4.5), andere ausreden lässt, Fragen stellt, nach Begründungen fragt. Sie sorgt aber auch dafür, dass alles von allen verstanden wird. Weitere Steuerungsaufgaben können sein: Vielredner zu bremsen, ruhige Teilnehmende zu ermuntern, Monologe zu unterbrechen, Seitengespräche zu unterbinden, Beobachtungen mitzuteilen, Entscheidungen herbeizuführen. Die Mitarbeiter bringen ihr individuelles Verhalten in die Besprechung ein. Die vielfältigen Verhaltensweisen fordern von der Gesprächsleitung Einfühlungsvermögen, Geduld und Kreativität im Umgang mit Menschen. *Kelber* hat unterschiedliche Persönlichkeitstypen in einem »Konferenz-Zoo« beschrieben. Dieses Typenraster kann anregen, über die Vielfalt von Persönlichkeitsformen nachzudenken und Anregungen für Interventionen geben (*siehe* Kapitel 3.4 [1]).

Zu bedenken ist, dass Mitarbeiter nicht immer eine gleich bleibende Rolle in Besprechungen einnehmen. Das Verhalten einer Person verändert sich oft durch aktuelle Situationen, Befindlichkeiten und aufgrund des Themas. Es geht darum zu überlegen, was die Gesprächsleitung tun kann, um erwünschte Verhaltensweisen zu stärken und unerwünschte Verhaltensweisen zu reduzieren bzw. zu verändern.

Zur Unterstützung ihrer Aufgaben kann die Sitzungsleitung dafür sorgen, dass Regeln für die Kommunikation entwickelt und verbindlich eingeführt werden (*siehe auch* Kapitel 3.4 [2]). Mögliche Regeln können sein:

- Wir fangen pünktlich an und hören pünktlich auf.
- Beschlüsse und Verabredungen werden eingehalten.
- Wir bleiben beim Thema.
- Es gibt keine Seitengespräche.
- Jeder und jede redet in der Ich-Form!
- Wir übernehmen Aufgaben.

3.4   Anregungen für die Praxis

Jedes Team hat seine Persönlichkeiten

(1) Zum Umgang mit »schwierigen« Mitarbeitern

Für den Umgang mit unterschiedlichen Persönlichkeitstypen gibt *Höher* (1999:84f.) folgende Anregungen:

- Streiter: Sachlich und ruhig bleiben. Die Gruppe veranlassen, seine Behauptungen zu widerlegen.
- Positiver: Ergebnisse zusammenfassen lassen. Bewusst in die Diskussion einschalten.
- Alleswisser: Die Gruppe auffordern, zu seinen Behauptungen Stellung zu beziehen.
- Redselige: Redezeit festlegen. Taktvoll unterbrechen.
- Schüchterner: Leichte, direkte Fragen stellen. Sein Selbstbewusstsein stärken.
- Ablehnender: Seine Kenntnisse und Erfahrungen anerkennen.
- Uninteressierter: Nach seiner Arbeit fragen. Beispiele aus seinem Interessengebiet geben.
- »Das große Tier«: Keine direkte Kritik üben, »Ja, aber«-Technik anwenden.
- Ausfrager: Seine Fragen an die Gruppe zurückgeben.

(2) Übung: Regeln für die Zusammenarbeit

Ziel: Erstellen einer Sammlung von Regeln und verbindliche Einführung
Zeit: 60 Minuten
Material: Filzstifte, Karten, Flipchart

Durchführung: Jede Person überlegt, welche Regeln in Arbeitsbesprechungen gelten sollen. Die Ergebnisse hält jeder für sich selbst schriftlich fest (10 Min.). Anschließend bilden sich mehrere Kleingruppen, die eine gemeinsame Sammlung von Regeln erstellt. Das Ergebnis wird als Präsentation vorbereitet (30 Min.). Die Gruppenergebnisse werden im Plenum präsentiert. Durch Diskussion und Abstimmung entsteht nun eine gemeinsame Sammlung (15 Min.). Die gemeinsam entwickelten Regeln werden verbindlich eingeführt. Zur Überprüfung wird ein Termin festgelegt.

4 DIE KOLLEGIALE BERATUNG

Die kollegiale Beratung stellt eine Arbeitsform dar, in der Kolleginnen sich nach einem strukturiertem Vorgehen gegenseitig beraten, ohne fremde Hilfe von außen in Anspruch zu nehmen. Dabei geht es nicht um »Tür- und Angel-Gespräche«, sondern um die Reflexion des eigenen Verhaltens und die Entwicklung von gemeinsamen Lösungen. Ausgangs- und Bezugspunkt ist die berufliche Alltagspraxis. *H. Fallner* und *H.-M. Gräßlin* (1990) charakterisieren die Beratungsform folgendermaßen: Kollegiale Beratung ist

- eine professionelle Selbsthilfeberatung;
- ein strukturierter Beratungsvorgang in einer überschaubaren Gruppe mit einem begrenzten zeitlichen Rahmen;
- eine Möglichkeit, diffuse, berufliche Situationen zu klären, Lösungen für Probleme im Alltag zu entwickeln.

4.1 Methode und Rahmenbedingungen

Für die Kollegiale Beratung gibt es unterschiedliche Konzepte. Die im Folgenden beschriebene Schrittfolge orientiert sich am Modell von *Fallner; Gräßlin* (1990:33–52). Dieses Konzept umfasst sechs Phasen:

Phase 1: Eröffnen und beginnen (ca. 5 Min.)
In dieser Phase geht es um die Vorbereitung der Beratung und die Klärung des Rahmens. Dazu sind folgende Fragen zu klären:

- Wer übernimmt die Gesprächsleitung und sorgt damit für den strukturierten Ablauf des Beratungsprozesses?
- Wer bringt eine Situation zur Beratung ein? Zunächst werden die einzelnen Anliegen der Teilnehmenden in wenigen Sätzen beschrieben. Danach erfolgt die Entscheidung für eine Situation.

Phase 2: Darstellen und orientieren (ca. 15 Min.)
In dieser Phase beschreibt die Rat suchende Person die Situation so konkret wie möglich. Leitfragen dazu können sein:

- Wer ist an der Situation beteiligt?
- Worum geht es konkret?
- Was ist bisher geschehen?
- Wie stehen die Beteiligten zueinander?
- Welche Fragen tauchen auf?

Nach der Beschreibung der Situation haben die Beraterinnen Gelegenheit, Fragen zu stellen, um die Situation genau zu verstehen. Bevor beraten werden kann, muss die Situation verstanden sein. Die Gesprächsleitung achtet in dieser Situation darauf, dass es keine Ratschläge oder Lösungsideen gibt. Diese Phase endet damit, dass die Rat suchende Person zum Schluss ihre Fragestellung und das Ziel der Beratung präzise formuliert.

Phase 3: Betrachten und erweitern (ca. 20 Min.)

Bei dieser Phase sind die Beraterinnen aktiv und die Rat suchende Person hört zu. Die Beraterinnen werden aufgefordert, ihre Ideen zur Situation mitzuteilen. Dazu werden Einfälle, Bilder, Erinnerungen, Gefühle und Ungereimtheiten geäußert. Mit diesen Assoziationen erhält die Rat suchende Person ein Angebot von Gefühlen, Einstellungen und Reflexionsaspekten. Damit wird für sie die Sichtweise auf das Problem erweitert. Gelingt es der Gruppe, auch ungewöhnliche Gedanken zu benennen, so besteht die Chance, sonst nicht thematisierte Aspekte anzusprechen.

Phase 4: Differenzieren und beurteilen (ca. 30 Min.)

In dieser Phase reagiert die Rat suchende Person zunächst auf die Äußerungen der Beraterinnen und formuliert Erkenntnisse, Empfindungen, Unverständlichkeiten und Handlungsmöglichkeiten aus ihrer Sicht. Danach erfolgt eine Runde von Statements der Beraterinnen, die sich auf Ideen zur Situation selbst, zu möglichen Handlungsvarianten, auf Umsetzungsmöglichkeiten und Rahmenbedingungen beziehen, z. B.:

- »Ich sehe die Situation so …«
- »Ich würde Folgendes tun …«
- »Ich würde besonders betrachten …«

Wichtig ist es, der Rat suchenden Person Sichtweisen oder Ideen anzubieten, aber nicht überzustülpen.

Phase 5: Entscheiden und übersetzen (ca. 15 Min.)

Die Rat suchende Person zieht in dieser Phase für sich ein Resümee und teilt mit, was sie sich im Blick auf die eingebrachte Situation vornimmt und wie sie dabei vorgehen wird: *»Ich nehme mir vor ... und werde es so ... versuchen.«*

Diese bewusste Vorsatzbildung ist eine hilfreiche Übung, das Ergebnis der Kollegialen Beratung in den Alltag zu übersetzen.

Phase 6: Abschließen und Beenden (ca. 5 Min.)

Die Beratung endet mit einem wechselseitigen Feedback über den Beratungsprozesses. Der Abschluss darf auch Lob und Kritik hinsichtlich des Reflexionsverfahrens und der Arbeit der Beratergruppe beinhalten. Die Kollegiale Beratung endet mit organisatorischen Absprachen über die Weiterarbeit.

Eine Kollegiale Bratung führt dann zum Erfolg, wenn nicht nur die Struktur eingehalten wird, sondern auch die Gesprächstechniken wie Ich-Botschaften senden (*siehe* Teil 1, Kapitel 4.4), offene Fragen stellen (*siehe* Teil 1, Kapitel 4.3.3) und Feedback (*siehe* Teil 1, Kapitel 4.6) zum Tragen kommen und die nonverbale sowie die geschlechtergerechte Kommunikation beachtet wird (*siehe* Teil 1, Kapitel 2.4 sowie 3.2 und 3.3). Weitere Bedingungen sind:

- Die Teilnahme an der Kollegialen Beratung ist freiwillig. Nur so ist die Bereitschaft gegeben, eigene Probleme einzubringen.
- Die Gruppengröße ist überschaubar. Sechs bis acht Teilnehmerinnen sind eine optimale Größenordnung. Ist die Gruppe kleiner, so gibt es zu wenig Potenzial für die Entwicklung von neuen Perspektiven und alternativen Sichtweisen. Bei einer zu großen Gruppe wird der Beratungsprozess zu komplex. Es besteht die Gefahr, dass sich Untergruppen bilden.
- Die Gruppe übernimmt Eigenverantwortlichkeit. Diese bezieht sich auf die Einhaltung des Ablaufes, die Bereitschaft zur Übernahme der verschiedenen Rollen im Prozess und das Einbringen von Themen.

4.2   Chancen und Grenzen der Methode

Kollegiale Beratung kann in unterschiedlichen Bereichen der Pflege eingesetzt werden und zur Qualitätssicherung beitragen:

- Bei der **Fallbesprechung:** Problematische Situationen im Pflegealltag
  werden mit dieser Methode analysiert und bearbeitet (*siehe* Kapitel 5.2).
- Im Rahmen der **Personalentwicklung:** Die Fachlichkeit und die Quali-
  fizierung von Mitarbeiterinnen kann verbessert werden. Mit Hilfe dieser
  Methode werden Spannungsfelder zwischen den zu pflegenden Personen, den Erwartungen der Pflegekräfte und den zunehmend begrenzten
  Ressourcen thematisiert und reflektiert. Die eigene Wahrnehmung kann
  überprüft, und die beruflichen Handelungsmöglichkeiten können erweitert werden.
- Zur **Teamentwicklung:** Im Umgang mit der Methode werden Haltungen und Fähigkeiten eingeübt, die auch für die Teamentwicklung von
  Bedeutung sind (z. B. Offenheit und Verbindlichkeit entwickeln, Kritik
  annehmen und geben, unterschiedliche Sichtweisen und Erfahrungen
  akzeptieren).
- Zur Erweiterung der **Führungskompetenz:** Für die Kollegiale Beratung
  auf Leitungsebene ist es sinnvoll, mit anderen Einrichtungen zu kooperieren und eine entsprechende Arbeitsgruppe einzurichten. In der eigenen Organisation fehlt häufig ein Gegenüber mit den gleichen Berufs-
  problemen.

Das Prinzip dieser Methode besteht darin, Kolleginnen zu unterstützen,
Probleme klarer zu sehen und neue Sichtweisen und Perspektiven zu entwickeln und umzusetzen. Die Verantwortung für die eingebrachte Situation
bleibt bei der einbringenden Person.

Eine weitere Chance liegt darin, dass alle am Prozess Beteiligten ihre Kompetenzen einbringen und somit zum Ergebnis beitragen. Darüber hinaus
können alle von dem Ergebnis profitieren. Durch die klaren Strukturen
und Vorgaben führt diese Beratungsform in einer begrenzten Zeit zu einem
Ergebnis.

Schwierigkeiten können anfangs bei der Benennung von Problemen auftreten, weil Situationen als nicht beratungswert angesehen werden oder

die Einstellung vorhanden ist, dass es Probleme nicht geben darf. Manche Schritte dieser Methode (z. B. das freie Assoziieren) sind auch ungewohnt.

Die Aufgabe der Leitung besteht darin, diese Methode durch Fortbildung in den Pflegegruppen zu etablieren und für die strukturellen Rahmenbedingungen (wie Zeit, Ort und Regelmäßigkeit) zu sorgen.

Grenzen dieser Methode sind dort zu sehen, wo es im Team Störungen auf der Beziehungsebene gibt. Sind im Team offene oder verdeckte Konflikte und Konkurrenzen vorhanden, sollte diese Methode zunächst nicht angewandt werden. Erst müssen diese Störungen mit Hilfe anderer Instrumente (wie z. B. externe Beratung) bearbeitet werden.

Eine weitere Begrenzung ist darin zu sehen, dass sich die Lösungen, die in der Beratung entwickelt werden, nur auf den eigenen Kompetenzbereich der Beteiligten beziehen können.

4.3   Anregungen für die Praxis

Kollegiale Beratung – das sollten Sie wissen

- Bieten Sie zur Einführung der Kollegialen Beratung eine innerbetriebliche Fortbildung an, damit alle Beteiligten auf dem gleichen Wissensstand sind.
- Schreiben Sie für die Praxis die Phasen mit Zeitangaben auf ein großes Plakat und hängen sie dieses zu Beginn der Sitzung auf. Es gibt Orientierung und trägt dazu bei, die Methode zu verinnerlichen.
- Entwickeln Sie eine Checkliste zum Einbringen von Beratungssituationen (Phase 2). Diese trägt dazu bei, dass die Beschreibung der Situation nicht zu lang wird und wichtige Daten nicht vergessen werden.
- Halten Sie wichtige Ergebnisse schriftlich und sichtbar fest, so können sie nicht in Vergessenheit geraten.
- Probieren Sie neue Handlungsstrategien und Lösungen im Rollenspiel aus. Evtl. auftretende Probleme können so im Vorfeld bedacht werden.

5 DIE FALLBESPRECHUNG IM TEAM

Fallbesprechungen sind ein zentrales Instrument der professionellen Zusammenarbeit im Team und der Qualitätssicherung.

5.1 Ziele und Rahmenbedingungen

Bei der Fallbesprechung handelt es sich um ein personenzentriertes Gespräch. Die pflegebedürftige Person und ihre Pflegesituation stehen im Mittelpunkt. Die Fallbesprechung soll dazu beitragen, problematische und auch emotionsgeladene Situationen zu entwirren und den Blick für eine professionelle Sichtweise frei zu machen. Bei dieser Methode geht es darum, sich einer Situation vor dem Hintergrund der Gesundheitssituation, der sozialen Umstände und der Biografie der Beteiligten verstehend zu nähern. Dazu gehört, sich in die Situation der beteiligten Personen hineinzuversetzen (*siehe auch* Teil 1, Kapitel 4.1). Die Fallbesprechung ist durch die Fähigkeit zur Selbstreflexion gekennzeichnet.

Die Leitung und Verantwortung für eine Fallbesprechung liegt bei der Pflegedienstleitung oder der verantwortlichen Pflegefachkraft. Sie leitet die Teammitglieder an. Ziel ist es, mit dem Team zu praktikablen Lösungen zu kommen, Probleme sowie Konflikte zur Zufriedenheit aller zu lösen (*siehe auch* Teil 6, Kapitel 3.2 [2] und die Pflegequalität zu sichern.

Zu den Rahmenbedingungen für Fallbesprechungen gehört, dass sie geplant sind, einen strukturierten Ablauf und eine Zeitvorgabe haben. Die Rahmenbedingungen können in einem Strukturstandard festgeschrieben werden. Die Durchführung der Fallbesprechung erfolgt nach einer festgelegten, immer wiederkehrenden Methode, die allen Beteiligten bekannt und geläufig sein sollte.

5.2 Anregungen für die Praxis

Ablauf einer Fallbesprechung

Ein »Fall« kann in folgenden Schritten bearbeitet werden (vgl. *Kämmer* 2002). Dieser Vorgehensweise liegt die Methode der Kollegialen Beratung zugrunde (*siehe auch* Kapitel 4.1).

Phase 1: Die Situation schildern

Das Teammitglied, das eine Situation besprechen möchte, beschreibt die Pflegesituation beim Patienten. Dabei werden die folgenden Aspekte berücksichtigt:

- Informationen zur Pflegesituation (Krankheitsbild, Einstellung zur Pflegesituation, Strategien zur Bewältigung der aktuellen Situation).
- Informationen zur Biografie und zum Umfeld (Werte in der Familie, typische Verhaltensmuster, Umgang mit Abhängigkeit).
- Beschreibung der problematischen/konflikthaften Situation (Gibt es bestimmte Anlässe, Zeiten, in denen diese Situation auftritt? Wer ist beteiligt? Was ist problematisch? Welche Rolle spielt die Situation im Team?).
- Nachdenken über die eigene Befindlichkeit (Welche Gefühle entstehen, wenn ich an die Situation denke? Was löst welche Gefühle aus? Gibt es einen Zusammenhang zur eigenen Biografie?).
- Was ist bisher ausprobiert worden? (Was hatte Erfolg? Was ist nicht gelungen?)

Die Moderatorin lenkt das Gespräch vorsichtig durch Fragen (*siehe* Teil 1, Kapitel 4.3) und unterstützt das Teammitglied, welches einen Fall einbringt. Das Team hört zu.

Phase 2: Das Team wird beteiligt

Die Teammitglieder bringen ihre Erfahrungen und Beobachtungen zu den genannten Aspekten ein. Es können Ähnlichkeiten, aber auch Abweichungen zu den Schilderungen sein.

Phase 3: Ziele werden gemeinsam vereinbart

Unter der Leitung der Moderatorin werden erreichbare Ziele zur Verbesserung der Situation entwickelt und festgelegt.

Phase 4: Brainstorming
Das Team wird ermuntert, Ideen zur Lösung zusammeln. Diese werden von der Moderatorin auf einem Flipchart aufgeschrieben.

Phase 5: Prioritäten werden gesetzt
Die gesammelten Ideen werden nach den Kriterien: Machbarkeit, Sinnhaftigkeit und Kosten überprüft. Es entsteht eine Prioritätenliste.

Phase 6: Vereinbarungen werden getroffen
Es wird verbindlich festgelegt: Wer macht was bis wann? Wer soll beteiligt werden? Woran wird der Erfolg gemessen? Wann sollen Zwischenziele erreicht sein? Wann wird das Ergebnis kontrolliert?

6   EXKURS: GENDER-ASPEKTE

Teams in der Pflege bestehen vorwiegend aus Frauen und werden auch vorrangig von Frauen geleitet. Unter dem Gender-Gesichtspunkt ist daher die Frage zu stellen: Was fehlt, wenn in Teams keine oder wenig Männer vorhanden sind? Welche Bedeutung kann diese Zusammensetzung für die Kommunikation im Pflegeteam haben? (Zum Folgenden vgl. *Schaufler* 2000: 99 ff., *siehe auch* Teil 1, Kapitel 3.2).

6.1   Kommunikatives Verhalten von Frauen und Männern im Team

Die Schwierigkeiten in der sprachlichen Verständigung liegen im Wesentlichen in der stärkeren Beziehungsorientierung von Frauen und der entsprechenden Sachorientierung von Männern. Während Frauen in Gesprächen häufig darum bemüht sind, ihre eigenen Gefühle darzustellen und die Beziehung zu den Gesprächsteilnehmern zu klären, legen Männer ihren Schwerpunkt vorrangig auf die sachliche Ebene. Für das Zusammenwirken im Team und für die Teambesprechung sind darüber hinaus weitere unterschiedliche kommunikative Ausdrucksformen von Bedeutung.

Männer bevorzugen eine klare Sprache, sie bestimmen Themen und korrigieren häufig ihr Gegenüber. Sie sagen ihre Forderungen deutlich und erwarten, dass diese ausgeführt werden. Sie stellen sich mit ihrer Stärke dar. Wenn Frauen etwas fordern, geschieht dies eher verdeckt und indirekt. Sie vermitteln gern und verhalten sich eher abwägend. Sie beziehen sich vor allem auf die Beziehungsebene.

Frauen spielen im Gespräch gern ihre Autorität herunter. Sie wollen die Gleichheit und Verbundenheit mit anderen zeigen. Sie haben kaum das Bedürfnis, ihre »Überlegenheit« darzustellen. Männer neigen in ihrem Gesprächsstil dazu, die Abgrenzung zum Gegenüber zu betonen. Ihnen ist es wichtig, eine »unterlegene« Position zu vermeiden. Sie beanspruchen für sich mehr Redezeit und steuern den Gesprächsverlauf durch das Einbringen von Themen.

Frauen hören gut zu und nehmen ihre Gesprächspartner sensibel wahr. Sie sind dabei bemüht, Hintergründe und Beweggründe zu verstehen. Sie lassen andere Personen ausreden und geben ihnen die Möglichkeit, sich darzustellen. Ihr Zuhören unterstreichen sie häufig durch unterstützende nonverbale Signale (wie z. B. Kopfnicken oder Lächeln). Ein solches Verhalten kann im beruflichen Alltag leicht missverstanden und als Unterwerfungssignal gedeutet werden.

Frauen haben keine Probleme, andere um Rat zu fragen. Durch Fragen holen sie Informationen und Meinungen ein. Sie können unterschiedliche Meinungen stehen lassen und sind bereit, ihr Verhalten zu reflektieren und gegebenenfalls auch zu korrigieren. Sie sind an Rückmeldungen von Kolleginnen interessiert. Damit ersparen sie sich manchmal viel Ärger. Männer lösen hingegen die Probleme eher im Alleingang und geben ihre Entscheidung bekannt. Dies führt häufig zu Ärger und Widerstand, der aber nicht immer offen zutage tritt.

Männer sehen das Verhalten von Frauen häufig als »Gefühlsduselei« an. Sie finden, dass persönliche Mitteilungen im beruflichen Alltag keinen Platz haben sollten. Diese Art erscheint ihnen fremd, und sie fühlen sich dadurch herausgefordert. Durch diese unterschiedlichen Gesprächsstile sind Missverständnisse im beruflichen Alltag vorprogrammiert.

Die geschlechtsspezifischen Gesprächsstile haben Auswirkungen auf den Gesprächsverlauf von Sitzungen. Für eine erfolgreiche Kommunikation bei Sitzungen sind Sach- und Beziehungsaspekte gleichermaßen wichtig und daher in gleicher Weise zu beachten. Durch ihre partnerschaftliche Kommunikation können Frauen gelegentlich in die »Helferfalle« geraten. Weil sie sich für andere verantwortlich fühlen und ihnen Unterstützung anbieten, besteht die Gefahr, die Sachebene aus dem Blick zu verlieren. Bei der Kommunikation im Team haben Frauen aufgrund der Betonung der emotionalen Ebene einen Vorsprung gegenüber den Kollegen. Diese Betonung muss nun aber keineswegs dazu führen, dass Defizite auf der sachlichen Ebene entstehen. Im Berufsalltag ist darauf zu achten, dass nicht an jeder

Stelle das persönliche Empfinden der einzelnen Personen thematisiert und ausdiskutiert werden kann und muss.

Eine Teamleitung hat die Aufgabe, die Gruppe und die Sachthemen im Blick zu haben. Wo dem Beziehungsaspekt bei Sitzungen zu stark Raum gegeben wird, besteht die Gefahr, dass die Arbeitsfragen und Aufgaben zu kurz kommen. Wenn der Beziehungsebene zu wenig Raum gegeben wird, können sich ein Klima der Offenheit und des Vertrauens sowie eine konstruktive Zusammenarbeit nicht wirklich einstellen.

Die Teamleitung mit ihrem Geschlecht, aber auch die Zusammensetzung des Teams haben also Einfluss auf das Zusammenwirken im Team. Bei einem Team, das nur aus Mitarbeiterinnen besteht und von einer Frau geleitet wird, kann die Verständigung weitgehend reibungslos funktionieren, da allen die Art des Gesprächsstiles bekannt ist. Wird ein Team aus Mitarbeiterinnen von einem Mann geführt, und die Mitarbeiterinnen sind sich in keiner Weise der Dimension geschlechtsspezifischer Kommunikation bewusst, kann dessen Stil von Frauen auch als arrogant erlebt werden. Ist ein Team gemischt zusammengesetzt und eine Frau hat die Leitung, so besteht die Gefahr, dass die Mitarbeiter ihren Kommunikationsstil als fehlende Selbstsicherheit und mangelnde Kompetenz interpretieren.

6.2   Lernziel: Gender-Sensibilität

Es geht nun nicht darum, dass Männer sich einfach an den Kommunikationsstil von Frauen anpassen, oder dass umgekehrt Frauen den Gesprächsstil von Männern unbesehen übernehmen. Für ein konstruktives Miteinander im Team ist es vielmehr wichtig, um die Unterschiede der geschlechtsspezifischen Kommunikation zu wissen. Teambesprechungen sollten genutzt werden, bewusst auf die Kommunikationsmuster von Männern und Frauen zu achten und darüber zu sprechen. So können Missverständnisse bereits im Ansatz verhindert werden. Mitarbeiterinnen können dabei erkennen lernen, dass direkte Botschaften eher zum Ziel führen als indirekte Appelle. Mitarbeiter haben auf diese Weise die Gelegenheit zu erfahren, dass die Wahrnehmung des Anderen in seiner ganzen Persönlichkeit positive Auswirkungen auf die Gesprächsatmosphäre haben kann.

Es kann nicht das primäre Ziel sein, die vorhandenen Unterschiede zu minimieren. Wichtig ist vielmehr, dass Frauen und Männer in Übereinstimmung mit ihren Werten und Wünschen ihren jeweiligen Gesprächsstil gestalten. Beide Geschlechter können so durch Annäherung und Ergänzung ihr Verhaltens- und Kommunikationsrepertoire nach eigenem Ermessen erweitern. Dabei bleibt authentisches Kommunikationsverhalten möglich. Unterschiede bleiben erhalten. Sie können vielleicht noch deutlicher werden.

Wesentliches Ziel ist eine ausbalancierte Kommunikation zwischen Mitarbeiterinnen und Mitarbeitern. Was hier zur geschlechtsspezifischen Kommunikation im Blick auf ein Pflegeteam beschrieben wurde, lässt sich auf alle Sitzungen und Konferenzen in Pflegeeinrichtungen übertragen.

Die beschriebenen Aspekte zum unterschiedlichen Kommunikationsverhalten im Pflegeteam sind auch für das Gespräch in der konkreten Pflegesituation relevant. Werden diese berücksichtigt, können Schwierigkeiten in der Verständigung mit zu pflegenden Personen, die sich aus geschlechtsspezifischer Kommunikation ergeben, eher erkannt werden. Die Pflegeperson kann gegebenenfalls darauf eingehen und schon im Vorfeld Missverständnisse verhindern.

Geschlechtsspezifische Aspekte in der Kommunikation beeinflussen also die Pflegerealität und sind für die Qualität der Leistungserbringung von Bedeutung. Sie sollten im Pflegealltag Berücksichtigung finden. Das Beachten von Gender-Aspekten kann so zu einem wichtigen Qualitätsmerkmal in der Leistungsqualität einer Einrichtung werden.

6.3   Anregungen für die Praxis

Beobachtungsbogen zum Kommunikationsverhalten von Frauen und Männern

- Wie sind die Wortbeiträge zwischen Frauen und Männern verteilt?
- Wer unterbricht wen?
- Welche Äußerungen werden von wem übergangen?
- Wie kommt es zu Entscheidungen?
- Wer sorgt dafür, dass alle Teammitglieder am Gespräch beteiligt werden?
- Welche Äußerungen meines Gegenübers machen mich mundtot, lassen mich ärgerlich werden oder den Gesprächskontakt abbrechen?
- Wie stehe ich mit Männern/mit Frauen – besonders in schwierigen Situationen – im Gesprächskontakt?
- In welcher Richtung möchte ich mich weiterentwickeln?

Hilfreiche Literatur

Bischof, A.; Bischof, K.: Besprechungen effektiv und effizient gestalten, Planegg b. München 2. Aufl. 2002.

Erdmüller, A.; Wilhelm, T.: Moderation, Planegg b. München 2. Aufl. 2003.

Krüger, W.: Teams führen, Planegg b. München 2. Aufl. 2002.

Radtke, P.; Stocker, S.; Bellabarba, A.: Kommunikationstechniken, München; Wien 1998.

Schaufler, B.: Frauen in Führung, Bern 2000.

TEIL 6

KOMMUNIKATION
ALS FÜHRUNGSINSTRUMENT

Renate Rogall-Adam

Im Alltag einer Führungsperson – sei es im stationären oder ambulanten Bereich – nehmen Gespräche viel Zeit ein. In der Literatur ist davon die Rede, dass Führungskräfte 80 % ihrer Zeit mit Gesprächen verbringen: bei Besprechungen, in Gesprächen mit Mitarbeitenden, in der Aufarbeitung und Weiterleitung von Informationen. Eine wesentliche Aufgabe einer Führungskraft besteht also darin, in ganz unterschiedlichen Situationen professionell zu kommunizieren, d. h. mit Mitarbeitenden in einen Dialog zu treten. Führung ist damit vor allem Mitarbeiterführung. Die Mitarbeitergespräche sind daher ein wichtiges Führungsinstrument. Sie geben die Möglichkeit, Ziele zu erreichen, Probleme zu bearbeiten sowie Veränderungen einzuleiten und auf den Weg zu bringen. Aus diesem Grund stehen sie im Mittelpunkt dieses Kapitels (Zu diesem Kapitel insgesamt: *Stroebe* 1996; 2003; *Schmidt; Berg* 1995: 436–452; *Zietzschmann* 2000:63–138 und 161–183).

1 ZUM VERSTÄNDNIS VON FÜHRUNG

1.1 Merkmale von Führung

Führung ist in einer Pflegeeinrichtung eine Funktion, die in verschiedenen Bereichen und von unterschiedlichen Personen wahrgenommen wird: Geschäftsführung, Heimleitung, Bereichsleitung, Pflegedienstleitung. In der Fachliteratur findet sich zum Begriff »Führung« keine einheitliche Definition. Die meisten Autoren stimmen darin überein, dass Führung als eine zielbezogene Einflussnahme bezeichnet wird. »*Führung bezeichnet den Prozess, sich selbst (Selbstführung), einzelne Menschen bzw. eine Gruppe auf (vornehmlich) zwangsfreie Weise in eine gemeinsame Richtung zu bewegen, d.h. sie zu überzeugen, zu motivieren, zu gewinnen, ihnen zu helfen, sich umzustellen, vor allem durch Kommunikation*« (*Decker* 1997:69). Führungspersonen haben drei Aufgaben zu gestalten:

- **Personenbezogene Aufgaben:** Mitarbeitende fördern, fordern, anregen, motivieren, überzeugen, beraten.
- **Sachbezogene Aufgaben:** Mi165tarbeitende veranlassen, ihre Aufgaben zu erfüllen und sich auf ein bestimmtes Ziel hin zu bewegen.
- **Sozial-interaktive Aufgaben:** Einen ständigen Kommunikationsprozess zwischen Mitarbeitenden, Vorgesetzten, Kolleginnen und Kollegen aufrecht erhalten (vgl. *Decker* 1997:64 ff.).

Führung vollzieht sich nicht in einem »luftleeren« Raum. Sie wird durch eine Reihe von Faktoren bestimmt, die sich wechselseitig beeinflussen und damit Auswirkungen auf den Führungsprozess haben. Als wichtigste Faktoren sind zu nennen:

- Die Führungskraft selbst: Sie beeinflusst die Mitarbeitenden, sich auf gemeinsame Ziele hin zu bewegen.
- Die einzelne Mitarbeiterin: Sie bringt ihre persönlichen Interessen, Bedürfnisse und Meinungen ein.
- Das Team: Es vertritt gemeinsame Interessen, Wünsche und Erwartungen und bringt sich als Gruppe ein.

- Gemeinsame Ziele: Die Führungskraft bewegt den einzelnen Mitarbeiter und das Team auf gemeinsame Ziele hin. Gemeinsam sind Ziele dann, wenn alle sich damit identifizieren und sich dafür einsetzen.
- Die jeweilige Situation: Die Führungskraft, der Mitarbeiter, das Team und die gemeinsamen Ziele stehen im Bezug zur jeweiligen Situation.

Führung ist somit ein Kommunikationsvorgang zwischen Personen und einem Team mit dem Ziel, die betrieblichen Ziele gemeinsam zu erreichen und innerhalb des Teams ein Zusammengehörigkeitsgefühl zu entwickeln. Dabei ist die jeweilige Situation zu berücksichtigen (vgl. *Stroebe* 1996:11f.).

Die Führungskraft kann die Kommunikation mit den Mitarbeitenden in unterschiedlicher Weise gestalten. Welchen Führungsstil sie praktiziert, hängt mit der eigenen Biografie zusammen. Wir haben in unserem Leben vielerlei Erfahrungen gesammelt mit Menschen, die uns geführt und geleitet haben: Eltern, Lehrerinnen, Geschwister, Verwandte, Vorgesetzte. Die Verhaltensweisen haben uns weitergeholfen oder uns auch behindert. Die unterschiedlichen Erfahrungen fließen unbewusst in das eigene Führungsverhalten ein und werden so Teil des persönlichen Führungsstils. Darum ist zu fragen: Welches Leitungsverhalten haben wir kennen gelernt, und was davon praktizieren wir selbst als Führungsperson? Sich darüber Rechenschaft abzulegen, kann dazu beitragen, das eigene Führungsverhalten bewusst zu klären und weiter zu entwickeln (*siehe* Kapitel 1.4).

Die Art des Führungsstils, das Verhalten von Führungskräften ist von erheblicher Bedeutung – sowohl für die Einstellung der Mitarbeiterinnen zur Pflegeeinrichtung und zu ihrer Arbeit als auch für die Zusammenarbeit im Team.

1.2   Typologie der Führungsstile

Im Allgemeinen werden drei Führungsstile unterschieden, die in den 1930er-Jahren durch die Forschungen von *Lewin, Lippitt* und *White* herausgearbeitet wurden. Dabei handelt es sich um eine idealtypische Darstellung, deren Verwirklichung sich in reiner Form wohl nur selten findet. In der Praxis gibt es eher Mischformen.

(1) Der autoritäre oder autokratische Stil

Bei diesem Stil gibt die Führungsperson Anweisungen und ordnet an. Sie fällt alle Entscheidungen allein, setzt Ziele, teilt die Aufgaben zu und steuert die Weitergabe von Informationen. Sie legt Wert darauf, dass die Anweisungen auch befolgt werden. Für die Mitarbeiter ist bei den Entscheidungen keinerlei Mitwirkungsmöglichkeit vorgesehen. Dieser Stil ist häufig in hierarchisch strukturierten Organisationen und Einrichtungen zu finden.

(2) Der kooperative oder demokratische Stil

Dieser Stil ist durch Zusammenarbeit gekennzeichnet. Den Mitarbeitern wird Gelegenheit gegeben, wichtige Fragen und Probleme mit zu diskutieren und bei den anstehenden Entscheidungen mitzuwirken. Dabei werden Entscheidungshintergründe offen gelegt. Mitarbeiter werden gefordert und gefördert.

(3) Der Laisser-faire Stil

Laisser-faire heißt wörtlich übersetzt »gewähren lassen«. Bei diesem Stil kümmert sich die Führungskraft nur wenig um die Mitarbeiterinnen. Sie sind sich im Wesentlichen selbst überlassen. Jede kann tun, was sie für richtig hält. Es gibt kaum Richtungsvorgaben. Eine Führung im eigentlichen Sinne findet nicht statt.

Nun sind Führungsstile immer Ausprägung einer bestimmten gesellschaftlichen Entwicklung. Im Vergleich zur Industriegesellschaft des 19. Jahrhunderts hat sich die heutige Arbeitswelt in erheblichem Maße verändert. Mitarbeiterinnen sind nicht nur selbstbewusster geworden, sie sind auch bereit und willens, Verantwortung zu übernehmen. Sie achten stärker auf ein menschliches Betriebsklima. Würden Führungspersonen nach dem gewünschten Leitungsstil gefragt, würden sie sicherlich den kooperativen Stil bevorzugen; denn dieser Stil bedeutet, dass Mitarbeiterinnen durch Diskussion und Austausch von Argumenten an der Entwicklung gemeinsamer Ziele und Aufgaben beteiligt werden.

Die beschriebenen Führungsstile haben auf das Verhalten von Führungskräften und die möglichen Auswirkungen ihres Verhaltens auf die Mitarbeitenden abgehoben. Bei einer solchen Betrachtungsweise werden aber die einzelnen Mitarbeitenden mit ihrer Motivation, ihren Fähigkeiten und ihren Erfahrungen sowie die jeweilige Situation nicht hinreichend berücksichtigt.

1.3 Der situative Führungsstil

In den letzten Jahrzehnten hat sich ein Führungsstil herausgebildet, der als *»situatives Führen«* bezeichnet wird. Damit ist gemeint, dass die Führungskraft flexibel – aus einer Situation heraus – entscheidet, was zu tun ist. Was heißt das konkret für die Praxis?

Mitarbeiterinnen bringen für ihre Arbeit fachliches Können und praktische Erfahrungen mit. Diese Voraussetzungen sehen bei jeder Person anders aus. Auch die Motive für die Arbeit und die Erledigung einer Aufgabe sind vielfältig und von außen häufig schwer zu durchschauen. Außerdem ist die Arbeit unter bestimmten Rahmenbedingungen zu erledigen. Diese Ausgangssituation hat die Führungskraft bei ihrem Handeln zu beachten. Um dieser gerecht zu werden, stehen ihr bei der Zusammenarbeit mit den Mitarbeitern unterschiedliche Interventionsmöglichkeiten zur Verfügung:

Informieren und anweisen

Dieses Verhalten ist dann angebracht, wenn die Mitarbeiterin nicht motiviert ist und nicht die Fähigkeit besitzt, eine Aufgabe in der vorgeschriebenen Weise zu erledigen. In diesem Fall gibt die Führungskraft durch präzise Vorgaben, gezielte Informationen und klare Anweisungen der Mitarbeiterin die notwendige Sicherheit, um die vorgegebenen Handlungsschritte auszuführen.

Überzeugen und argumentieren

Diese Vorgangsweise ist angemessen für eine Mitarbeiterin, der Kenntnisse und Fähigkeiten fehlen, die aber bereit und willens ist, eine Aufgabe zu erledigen. In diesem Falle wird die Führungskraft Informationen geben, diese zum besseren Verständnis auch erklären und im Gespräch die Notwendigkeit der Arbeit zu erläutern.

Beteiligen

Bei einer Mitarbeiterin, die das fachliche Wissen hat, aber nur mäßig motiviert oder unsicher ist, wird die Führungsperson darauf hinwirken, sie an der Gestaltung von Aufgabe zu beteiligen. Sie wird sie ermutigen, an Lösungen mitzuarbeiten und gibt Feedback zu den durchgeführten Maßnahmen. Sie hält sich auf der Sachebene zurück.

Delegieren

Wenn eine Mitarbeiterin fachlich geeignet und motiviert ist, auch Verantwortung zu übernehmen, kann die Führungskraft ihr Aufgaben mit den entsprechenden Handlungskompetenzen übertragen. Die Führungskraft wird mit der Mitarbeiterin in angemessenen Abständen über die delegierten Aufgaben sprechen, sich aber ansonsten zurückhalten.

Die Art und Weise, wie die Führungskraft ein Problem angeht und mit den Mitarbeiterinnen kommuniziert, kann situativ sehr unterschiedlich sein. Das gilt aber nicht nur für das Gespräch mit der einzelnen Mitarbeiterin, sondern auch für das Gespräch im Team. So kann eine schnell angeordnete Entscheidung situativ ebenso richtig sein wie ein kooperativer Stil. Situatives Führen setzt aber voraus, dass die Führungsperson in der Lage ist, ihre Mitarbeiterinnen bezüglich ihrer Fähigkeiten und Motivationen realistisch einzuschätzen – und das bei jeder Aufgabe von Neuem. Die Führungskraft muss zudem die Fähigkeit besitzen, das eigene Führungsverhalten entsprechend zu variieren: einmal stark eingreifend, ein andermal sich weit gehend zurückziehend. Um diesen Stil praktizieren zu können, sind fachliches Wissen, Analysefähigkeit, Einfühlungsvermögen und die Fähigkeit zur konstruktiven Kritik erforderlich.

1.4   Anregungen für die Praxis

Führungsverhalten und Führungsstil

(1) Übung zur Klärung des eigenen Führungsverhaltens – mit Hilfe eines biografischen Rückblicks (vgl. *Schmidt; Berg* 1995:473f.).

1. Notieren Sie für sich Personen, von denen Sie in ihrem Leben geleitet worden sind: Eltern, Lehrer, Verwandte, Geschwister, Anleiterinnen, Führungspersonen usw.:

   › Wie sind Sie durch das Leitungsverhalten dieser Personen bei Ihrer Entwicklung unterstützt oder gehindert worden?

   › Was haben diese Personen gesagt und getan, wie haben Sie sich verbal oder nonverbal verhalten als Führungsperson?

   › Machen Sie dazu eine Liste dieser helfenden und hindernden Verhaltensweisen.

2. Austausch mit einer Partnerin:
> Besprechen Sie Erfahrungen, Gefühle, Gedanken, die durch diese Erinnerungen geweckt wurden.
> Schätzen Sie sich selbst ein, wie Sie sich selbst diese helfenden oder hindernden Verhaltensweisen zu eigen machen (oft, manchmal oder selten).
> Welche dieser helfenden bzw. hindernden Verhaltensweisen praktizieren Sie selbst? Mit welchen Mitarbeiterinnen in welchen Situationen?
> Holen Sie sich von Ihrer Gesprächspartnerin eine Rückmeldung (Feedback) für Ihr Verhalten ein.

3. Erstellen Sie eine Liste der Mitarbeiterinnen, auf die sich Ihr Führungsstil auswirkt:
> Bei welcher dieser Personen setzen Sie welche helfenden oder hindernden Verhaltensweisen ein? Erstellen Sie dazu zwei Listen.
> Die eine ist überschrieben *»Meine helfenden Verhaltensweisen«*, die andere *»Meine hindernden Verhaltensweisen«*.
> Unterteilen Sie jede Liste in drei Rubriken. In die erste Rubrik tragen Sie jeweils die Verhaltensweise ein, in die zweite die Namen der Mitarbeiterinnen und in die dritte die Häufigkeit.

4. Anschließend werden die Auflistungen im Partnergespräch analysiert. Dabei werden die folgenden Fragen behandelt:
> Unter welchen Bedingungen benutze ich eher helfende, wann eher hindernde Verhaltensweisen?
> Welches Verhalten will ich in Zukunft verändern, verstärken?
> Wer oder was kann mich darin unterstützen?

(2) Abstimmung des Führungsstils auf die einzelnen Mitarbeiterinnen

1. Schritt:

Führen Sie für jede Mitarbeiterin eine Situationsanalyse durch: Wie hoch ist die fachliche Kompetenz im Blick auf die Aufgabe? Auf welchem Entwicklungsstand befindet sie sich? Wie hoch ist das Engagement für die Arbeit?

2. Schritt:
Welches Führungsverhalten wäre angemessen: informieren, überzeugen, partizipieren, delegieren? Wie sieht das eigene Führungsverhalten wirklich aus? Entspricht es den Kompetenzen der Mitarbeiterin? Wo weicht es ab? Weshalb weicht es ab? **3. Schritt:**
Beim Feststellen von Abweichungen gilt es, sich dem angemessenen Verhalten nach und nach anzunähern.

4. Schritt:
Beobachten der Auswirkungen. Falls notwendig, sind so lange weitere Korrekturen des Führungsstiles vorzunehmen, bis das Verhalten den Mitarbeitenden gegenüber angemessen und sachgerecht ist.

2 DAS MITARBEITERGESPRÄCH

Das Gespräch mit den Mitarbeiterinnen ist ein wesentliches Führungsinstrument. Im Mitarbeitergespräch tritt die Führungskraft mit ihren Mitarbeiterinnen in einen Dialog. Durch ein gut geführtes Mitarbeitergespräch kann eine offene und vertrauensvolle Zusammenarbeit zwischen Führungskraft und Mitarbeitern entstehen. In diesem Abschnitt werden generelle Voraussetzungen für solche Gespräche beschrieben.

Vier der wichtigsten Personalgespräche werden in den Kapiteln 3 bis 6 dargestellt: das Kritik-, das Konflikt-, das Beurteilungs- und das Zielvereinbarungs- oder Jahresgespräch. Erfahrungen in der Fort- und Weiterbildung zeigen, dass gerade diese Gespräche höchst ungern wahrgenommen werden. Sie werden häufig aufgeschoben in der Hoffnung, dass sich das Problem von selbst löst.

Personalgespräche haben einen offiziellen Charakter. Es gibt einen nachweisbaren Anlass, und es sind möglicherweise Konsequenzen damit verbunden. Personalgespräche sind ein wichtiges Mittel der Führung. Sie tragen dazu bei, Mitarbeiterinnen situationsgerecht zu führen, sie zu motivieren, Informationen für die Personalentwicklung zu erhalten und die Qualität der Einrichtung sicher zu stellen. (Zum Thema insgesamt: *Mentzel* 2002; *Saul* 1995).

2.1 Zum Verständnis von Mitarbeitergesprächen

Das Mitarbeitergespräch ist ein Sammelbegriff für alle Gespräche, die vor allem Vorgesetzte mit Mitarbeiterinnen aus unterschiedlichen Anlässen führen. Mitarbeitergespräche dienen dazu, sich gegenseitig zu informieren, Wertschätzung auszusprechen, Meinungen auszutauschen, anstehende Probleme zu klären und Entscheidungen vorzubereiten.

(1) Merkmale

Mitarbeitergespräche können eingeteilt werden in regelmäßig stattfindende, anlassbezogene und alltägliche Gespräche. Zu den ersteren gehören die

Zielvereinbarungs- oder Jahresgespräche. Anlassbezogene Gespräche sind die Kritik-, Beurteilungs- und Konfliktgespräche. Diese haben einen formellen Anlass und sind in ihrem Ablauf weit gehend formalisiert.

Die alltäglichen Mitarbeitergespräche finden vorwiegend im Zusammenhang mit Routineangelegenheiten statt. Sie sind in der Regel spontan und werden häufig am Arbeitsplatz der Mitarbeiterin geführt. Sie sind nicht formalisiert und zumeist von kurzer Dauer. Sie dienen dazu, den betrieblichen Alltag zu regeln, Aufgaben zu kontrollieren und den Kontakt zu den Mitarbeitenden zu pflegen.

Mitarbeitergespräche haben immer einen bestimmten Sachinhalt und eine Zielsetzung. Sie gehören zur Aufgabe einer Führungsperson und können nicht delegiert werden. Mitarbeitergespräche sind in der Regel Vier-Augen-Gespräche. In bestimmten Situationen – z. B. wenn es um disziplinarische Fragen geht – besteht die Möglichkeit, dass die Führungskraft und/oder die Mitarbeiterin eine weitere Person ihres Vertrauens hinzuziehen kann. Es gibt auch Fälle, in denen die Mitarbeiterin verlangen kann, dass ein Mitglied des Betriebsrats am Gespräch beteiligt wird. Für diese Fälle gibt es gesetzliche Regelungen.

(2) Vorteile

Ein gut geführtes Mitarbeitergespräch bringt für die Führungskraft wie für die Mitarbeiterin eine Reihe von Vorteilen:

- Bestehende Probleme werden bearbeitet.
- Mitarbeiterinnen bekommen die Möglichkeit, eigene Erfahrungen, Ideen und Verbesserungsvorschläge einzubringen.
- Gespräche tragen dazu bei, Missverständnisse abzubauen, sich besser kennen zu lernen und mehr Verständnis füreinander zu entwickeln.
- Erfahrungen und Wissen der Mitarbeiter können bei Entscheidungen genutzt werden.
- Bei rechtzeitiger Information können Mitarbeiter für bevorstehende Veränderungen gewonnen werden.

Mitarbeiterinnen, denen als Gesprächspartner Wertschätzung und Akzeptanz entgegengebracht werden, entwickeln Vertrauen und zeigen sich eher bereit, Verantwortung zu übernehmen.

(3) Schwierigkeiten

Die Mitarbeitergespräche sind strukturell durch das Vorgesetzten-Mitarbeiter-Verhältnis bestimmt. Die unterschiedlichen Positionen lassen sich weder bei der Führungsperson noch bei den Mitarbeitern beiseite schieben. Sie haben Auswirkungen auf die Gesprächssituation. Auch wenn ein situativer Führungsstil praktiziert wird, ist davon auszugehen, dass beiden Partnern bewusst ist, dass aufgrund der Machtverteilung die Führungskraft Entscheidungen treffen kann, die die Pflegekraft notfalls akzeptieren muss. Deshalb ist es wichtig, sich der unterschiedlichen Positionen bewusst zu sein. Für die Gesprächssituation kann das bedeuten:

- Die Mitarbeiterin spricht ihre Gedanken nicht offen aus.
- Bei abweichender Meinung schweigt die Mitarbeiterin häufig, um nicht widersprechen zu müssen oder drückt ihre Meinung mit zurückhaltender Vorsicht aus.
- Die Mitarbeiterin hat Angst, gegenüber der Führungskraft Kritik zu äußern, weil sie negative Konsequenzen befürchtet.
- Wenn Entscheidungen schon getroffen sind, können Mitarbeitergespräche eine »Alibifunktion« bekommen. Das wirkt sich keineswegs positiv auf die Beziehungsebene aus.

2.2   Zur Durchführung von Mitarbeitergesprächen

Für den erfolgreichen Verlauf eines Mitarbeitergespräches und für eine erfolgreiche Gesprächsführung ist die Führungsperson verantwortlich *(siehe auch* Teil 1, Kapitel 4.2–4.6). Folgende Aspekte sind zu beachten:

(1) Organisatorische Vorbereitung

Es hängt vom Anlass ab, ob schriftlich oder mündlich zum Gespräch eingeladen wird. Es ist wichtig, dass die Mitarbeiterin hinreichend Zeit bekommt, sich auf das Gespräch einzustellen. Ort und Termin sind so zu wählen, dass das Gespräch ohne Störungen von außen stattfinden kann und dass die Vertraulichkeit sichergestellt ist. Die Gesprächsdauer hängt vom jeweiligen Anlass ab. Es sollte in jedem Falle vorsorglich eingeplant werden, dass die Mitarbeiterin Gelegenheit bekommt, auch eigene Themen einzubringen.

(2) Inhaltliche Vorbereitung

Mit einem Mitarbeitergespräch werden bestimmte Ziele verfolgt. Je klarer das Ziel bzw. die Ziele formuliert sind, desto besser kann die Gesprächsführung darauf abgestimmt werden. Dabei ist zu beachten, dass die beabsichtigten Ziele rechtlich möglich, persönlich zumutbar und überprüfbar sind. Um der Flexibilität der Gesprächsführung willen kann es hilfreich sein, im Vorfeld ein wünschenswertes Maximalziel und ein Minimalziel zu formulieren. Eine solche Flexibilität in der Zielformulierung trägt dazu bei, dass ein Gespräch mit größerer Aussicht auf ein positives Ergebnis geführt werden kann.

Zur Vorbereitung gehört es auch, sich auf den Gesprächspartner einzustellen. Das kann geschehen, indem man im Vorfeld die Mitarbeiterin sowohl hinsichtlich ihrer Leistungen und ihres Verhalten als auch im Blick auf ihre Zielvorstellungen und Wünsche in den Blick nimmt. Außerdem kann es für das Gespräch hilfreich sein, die positiven wie die negativen Erfahrungen in der Zusammenarbeit zu reflektieren.

Werden von einer Mitarbeiterin schriftliche Vorbereitungen erwartet (wie z. B. beim Zielvereinbarungsgespräch), so können mit der Einladung Leitfragen verschickt werden. Diese unterstützen die Vorbereitung und machen die Gesprächsthemen für alle transparent.

Ein Gesprächsleitfaden trägt dazu bei, dass wichtige Punkte nicht vergessen werden und das Ziel des Gespräches im Blick bleibt. Bei einem solchen Leitfaden geht es nicht um eine starre Struktur, sondern um einen Rahmen, der genug Spielraum lässt, um auf die aktuelle Situation flexibel reagieren zu können. Ein solcher »roter Faden« kann bei sachlich schwierigen und hitzigen Gesprächssituationen helfen, sich nicht in Details und Nebensächlichkeiten zu verlieren, sondern beim Kern der Sache zu bleiben.

(3) Zur Gesprächsführung

Gemäß *Watzlawicks* zweiten Grundsatz hat die zwischenmenschliche Kommunikation immer eine Sach- und eine Beziehungsebene. Dies gilt auch für die Mitarbeitergespräche. Wer seine Mitarbeiterinnen auf der Beziehungsebene erreicht, kommt auch eher auf der Sachebene an.

Das Mitarbeitergespräch ist ein Kommunikationsprozess, der durch die Führungsperson gelenkt wird, um das Gesprächsziel zu erreichen. Dabei sind spezielle Gesprächstechniken zu beachten (*siehe* Teil 1, Kapitel 4.2–4.6). Im Kern des Gespräches geht es darum, sich wechselseitige Informationen zu geben, diese aufzunehmen und zu verarbeiten (*siehe auch* Teil 1, Kapitel 4.2). Dabei ist zu beachten: Eine Information ist nicht immer das, was der jeweils Sprechende sagt, sondern das, was beim Zuhörer ankommt und verstanden wird (*siehe* Teil 1, Kapitel 2.3).

Bei der Sitzordnung ist darauf zu achten, dass auf »Augenhöhe« miteinander kommuniziert werden kann. Deshalb darf ein solches Gespräch nicht so geführt werden, dass die Führungskraft am Schreibtisch sitzt und die Mitarbeiterin auf einem Stuhl davor Platz nimmt.

Die Mitarbeitergespräche werden aufgaben- und sachorientiert durchgeführt. Sie stellen aber zugleich Kontakte her, sodass man sich darüber besser kennen lernen kann. So kann durch diese Gespräche eine gute Beziehung aufgebaut werden, die gerade bei schwierigen Gesprächen wichtig und kommunikationsförderlich ist.

2.3　Anerkennung und Wertschätzung ausdrücken

Es ist überaus wichtig, in der täglichen Führungsarbeit Anerkennung und Wertschätzung auszusprechen. Dies ist vermutlich das effizienteste Führungsinstrument, über das eine Leitung verfügt. In der Praxis werden aber Wertschätzung und Anerkennung viel zu wenig ausgesprochen. Gute Leistungen werden allzu oft als Selbstverständlichkeit hingenommen. Die Erfahrung lehrt aber, dass jeder Mensch nur zu gern ein anerkennendes Wort hört. Wer keine Anerkennung bekommt, wird häufig gleichgültig und lässt in seinen Leistungen nach, während Anerkennung Zufriedenheit und Leistung steigert.

Wertschätzung und Anerkennung können von Mitarbeitern aber auch als schwierig und unangenehm empfunden werden. Das ist z. B. dann der Fall, wenn ein Lob als Einstieg für ein Kritikgespräch oder im Zusammenhang mit der Übernahme einer unangenehmen Aufgabe formuliert wird. Solches

Lob wird dann nicht als ehrlich erlebt und ruft Unbehagen hervor. Insgesamt kommt es auf die richtige »Dosierung« an. Zu häufiges Loben kann zu seiner Entwertung führen und ablehnende Empfindungen hervorrufen.

Anerkennung und Wertschätzung können vor der gesamten Gruppe wie unter vier Augen ausgesprochen werden. Wenn man einzelne Mitarbeiterinnen zu sehr vor den Kolleginnen lobt, kann sich das nachteilig auswirken; sei es, dass eine solche Situation für die Mitarbeiterin persönlich unangenehm ist; sei es, dass bei den Kolleginnen Neidgefühle entstehen. Auf jeden Fall ist Anerkennung im Einzelgespräch auszusprechen, wenn:

- eine besonders herausragende Leistung vorliegt, die von anderen Mitarbeiterinnen selten erreicht wird;
- bei einer leistungsschwachen Mitarbeiterin für eine eigentlich selbstverständliche Leistung Wertschätzung ausgesprochen wird, um für ihre weitere Entwicklung einen positiven Impuls zu setzen.

Wenn Anerkennung und Wertschätzung ausgesprochen werden, so ist das sowohl für die Führungskraft als auch für die Mitarbeiterin von Vorteil: Es schafft Vertrauen, bringt zusätzliche Motivation, hebt das Selbstvertrauen und fördert die persönliche Entwicklung sowie die Identifikation mit der Pflegeeinrichtung.

Vielen Führungskräften fällt es erfahrungsgemäß schwer, Anerkennung auszusprechen. Gleichwohl ist es im Interesse der Person und der Institution wichtig, ja unabdingbar, den Mitarbeiterinnen Wertschätzung zu kommunizieren und damit eine »Kultur der Anerkennung« in der Einrichtung zu entwickeln.

2.4   Überzeugen und Einwänden begegnen

Im Mitarbeitergespräch stellt sich für die Führungskraft immer wieder die Aufgabe, Mitarbeiterinnen für Ziele, Ideen und betriebliche Belange gewinnen zu müssen, die mit den eigenen Ansichten der Mitarbeiter nicht übereinstimmen. Der Weg zur Zustimmung kann in einem solchen Falle nur über das Überzeugen, nicht aber über das Überreden führen.

Beim Überreden versucht die Führungskraft geschickt, möglichst kurzfristig eine Zustimmung zu erhalten, evtl. durch das vage Andeuten von Perspektiven und ein insgesamt manipulatives Vorgehen. Der Erfolg ist zumeist nur eine kurzfristige Lösung. Erkennt die Mitarbeiterin im Nachhinein die Manipulation und bemerkt sie, wie die Zustimmung in Wahrheit zustande gekommen ist, hat das Auswirkungen auf die weitere Zusammenarbeit, weil das Vertrauen beschädigt ist.

Beim Überzeugen geht es darum, die Mitarbeiterinnen aufgrund von Argumenten dazu zu bewegen, sich der vorgetragenen Meinung anzuschließen. Um dieses Ziel zu erreichen, ist die folgende Vorgehensweise hilfreich:
- Die Sachverhalte werden gemeinsam analysiert.
- Gemeinsame und unterschiedliche Meinungen und Bewertungen werden herausgearbeitet.
- Es wird versucht, eine Lösung zu finden, die beide Seiten akzeptieren können.

Um eine Argumentation zu erarbeiten, sind die folgenden Fragestellungen hilfreich:
- Welche Argumentationsziele habe ich?
- Welche Argumente kann ich anführen?
- Welche Gegenargumente sind zu erwarten?
- Wie können diese entkräftet werden?
- Wie soll argumentiert werden?
- Welche Hilfsmittel sind zur Unterstützung notwendig?

Es ist ganz normal, dass die Vorschläge der Führungskraft von den Mitarbeiterinnen nicht immer sofort akzeptiert, sondern dass Einwände formuliert werden. Die Führungskraft sollte angemessen damit umgehen. Dazu ist es erforderlich, den Einwand jeder Mitarbeiterin ernst zu nehmen und auch bei Unmutsäußerungen und Angriffen sachlich zu bleiben. Bei den Einwänden gibt es eine Reihe von Möglichkeiten, darauf zu reagieren:
- Den Einwand aufgreifen und gemeinsam das Für und Wider erarbeiten. Diese Methode zeigt in besonderer Weise, dass die Mitarbeiterin in ihrem Anliegen ernst genommen wird.

- Bei der so genannten »Ja-aber-Methode« wird dem Gesprächspartner zunächst zugestimmt. Diese Zustimmung wird aber mit der eigenen Antwort wieder aufgehoben. Diese Form vermittelt nicht das Gefühl, gehört oder verstanden zu werden. Sie schafft Frustrationen und führt daher leicht zu Streit.
- Ein Einwand wird zunächst zurückgestellt. Wichtig ist, dass er an anderer Stelle wieder aufgenommen wird. Es darf nicht der Eindruck entstehen, dass durch die Zurückstellung das Anliegen »vom Tisch« ist.
- Ein Einwand kann auch überhört werden. Diese Methode ist besonders dann geeignet, wenn es um emotionale Einwände geht.

2.5 Anregungen für die Praxis

Mitarbeitergespräch – das sollten Sie wisen

(1) Leitfaden für Mitarbeitergespräche

- **Eröffnung des Gespräches**
  - Begrüßung und Dank für das Kommen.
  - An einem geeigneten Tisch Platz nehmen.
  - Persönlichen Kontakt herstellen.
  - Gesprächsanlass mitteilen.
  - Vorgehensweise mitteilen.
  - Zeitlichen Rahmen abstecken.
- **Die Sichtweise des Mitarbeiters hören.**
  - Der Mitarbeiter bekommt Gelegenheit, seine Sichtweise darzustellen.
  - Zunächst keine Unterbrechung durch die Führungskraft.
  - Notizen machen.
  - Verständnisfragen stellen.
- **Die eigene Sichtweise darstellen.**
  - Die Führungskraft trägt ihre Meinung vor.
  - Sie bestätigt oder korrigiert die Ausführungen des Mitarbeiters oder entwickelt sie weiter.

- **Das sachliche Kerngespräch**
  - › An den Meinungsunterschieden arbeiten.
  - › Ursachen analysieren.
  - › Gemeinsame Lösungen suchen.
  - › Stellung beziehen und Stellung beziehen lassen.
  - › Zwischenergebnisse zusammenfassen.
  - › Das Gesprächsziel im Auge behalten.
- **Gesprächsabschluss**
  - › Wichtige Punkte zusammenfassen.
  - › Ergebnisse sicherstellen.
  - › Vereinbarungen treffen und schriftlich festhalten: Wer macht was bis wann?
  - › Verabschiedung.
- **Gesprächsauswertung**
  - › Maßnahmen veranlassen.
  - › Gesprächsziele überprüfen.
  - › Neue Erkenntnisse über den Mitarbeiter festhalten.
  - › Den Gesprächsverlauf reflektieren.

(2) Regeln für Anerkennung und Wertschätzung

- Alle Mitarbeiter und Mitarbeiterinnen loben, wenn sie gute Leistungen gebracht oder gutes Verhalten gezeigt haben, auch diejenigen, die einem eher unsympathisch sind.
- Anerkennung und Wertschätzung nicht mit Kritik verbinden.
- Auch bei Teilerfolgen Wertschätzung aussprechen.
- Bewusst entscheiden, ob Anerkennung und Lob unter vier Augen oder in der gesamten Gruppe angebracht ist.
- Anerkennung möglichst direkt nach der Leistung mitteilen.
- Die konkrete Leistung oder das konkrete Verhalten anerkennen und wertschätzen, nicht die ganze Person loben.
- Standardfloskeln vermeiden.
- Überzogenes Lob vermeiden, denn es macht misstrauisch. Wertschätzung und Anerkennung gut dosieren.
- Leistungen der Mitarbeiterinnen nicht miteinander vergleichen. Nicht die anderen Mitarbeiterinnen sind Maßstab für Lob und Anerkennung. Maßstab ist die Leistung, die von einer Mitarbeiterin individuell erwartet wird und die sie bringen kann.

▶▶

- Lob und Anerkennung, die andere Personen (z. B. Kunden gegenüber der Führungsperson) äußern, an Mitarbeitende weitergegeben.
- Anerkennung und Wertschätzung auszusprechen, ist Aufgabe der Führungskraft und kann deshalb nicht delegiert werden.

(3) Regeln für eine überzeugende Argumentation

- Ziele und Argumente vorbereiten.
- Mögliche Gegenargumente des Gesprächspartners vorher schriftlich formulieren.
- Argumente logisch aufbauen. Schwächere Argumente an den Anfang stellen und die stärksten zum Schluss bringen. Das, was am Schluss gesagt wird, bleibt besser haften.
- Nicht alle Argumente auf einmal bringen.
- Sich auf die Sprache der Gesprächspartnerin einstellen.
- Anliegen und Wünsche der Gesprächspartnerin berücksichtigen.
- Die Gesprächspartnerin anregen, eigene Ideen und Meinungen einzubringen.
- Auf die Einwände und Argumente der Partnerin eingehen
- Aggressive Äußerungen ignorieren.
- Bei Einwänden nicht die »Ja-aber-Methode« anwenden.
- Sprechpausen zum Überdenken zu lassen.
- Verständnis für den Einwand zeigen. Es müssen nicht immer sofort Antworten gegeben werden. Bedenkzeit einräumen.

3   DAS KRITIKGESPRÄCH

Beim Kritikgespräch wird abweichendes Verhalten oder fehlerhafte Leistungen angesprochen und korrigiert. Es wird immer dann geführt, wenn gegen eindeutige Pflichten und Verhaltensregeln verstoßen wurde. Das Kritikgespräch gehört mit zu den schwierigsten Formen von Gesprächen. Es ist für viele Menschen ungewohnt, unangenehme Dinge konkret anzusprechen. Wer hört schon gern, dass etwas schief gelaufen ist. Aufgabe einer Führungskraft ist es aber, Fehler und Beschwerden anzusprechen. Werden Kritikgespräche nicht geführt, können leicht größere Konflikte entstehen (Zu diesem Kapitel insgesamt *siehe Saul* 1995; *Kirchner* 1998).

3.1   Worum geht es in Kritikgesprächen?

Der Begriff »Kritik« stammt aus dem Griechischen und bedeutet »die Kunst der Beurteilung«. Im Kritikgespräch gibt eine Führungsperson eine wertende Stellungnahme zur Arbeitsleistung und/oder zum Sozialverhalten einer Mitarbeiterin ab. Dabei wird nur das beobachtete Fehlverhalten kritisiert, nicht aber die ganze Person. Kritik kann ausgesprochen werden, wenn eine Verhaltensweise gegenüber Kunden oder Kolleginnen aus dem Rahmen fällt, ungenügende Arbeitsleistungen erbracht oder Fehler gemacht wurden.

Mit Hilfe von Kritikgesprächen erhalten Mitarbeiterinnen eine Orientierungshilfe, in welchem Umfang sie in ihrem Verhalten oder in ihrer Leistung von der erforderlichen Norm abweichen. Durch das Kritikgespräch soll und kann der eingeschlagene Weg rechtzeitig korrigiert und die Arbeitsqualität verbessert werden.

Durch das Aussprechen von Kritik kann es aber leicht zu Missverständnissen kommen: Vorwürfe werden herausgehört, Mitarbeiterinnen fühlen sich ungerecht behandelt und in ihrem Selbstwertgefühl angegriffen. Es ist mit Widerspruch und Versuchen der Rechtfertigung zu rechnen. Das sind normale menschliche Reaktionen. Trotzdem ist Kritik klar und deutlich zu formulieren, und es ist aufzuzeigen, was in Zukunft erwartet wird.

Kritik kann dabei besser angenommen werden, wenn nicht nur auf das Fehlverhalten hingewiesen wird, sondern auch Anerkennung und Wertschätzung zur Sprache kommen (*siehe* Kapitel 2.3). Dazu müssen der Führungskraft die Stärken und Fähigkeiten der Mitarbeiterin bekannt sein.

3.2 Ablauf eines Kritikgesprächs

Damit ein Kritikgespräch gelingt, ist eine gute Vorbereitung notwendig und die Einhaltung der unterschiedlichen Gesprächsphasen und Grundregeln im Umgang mit Kritik.

(1) Zur Vorbereitung des Gesprächs

Im Vorfeld des Gesprächs macht sich die Leitungsperson Gedanken über den Anlass des Kritikgesprächs, zu dem, was sie im Gespräch erreichen will und zu möglichen Unterstützungsmaßnahmen:

- Was ist genau passiert?
- Welchen Anteil hat dabei die betroffene Mitarbeiterin?
- Wusste die betroffene Mitarbeiterin, was von ihr erwartet wird und hat sie die Fähigkeit, die erwartete Leistung zu erbringen?
- In welchem Umfang sind möglicherweise andere Mitarbeiterinnen beteiligt?
- Was soll mit dem Gespräch erreichen werden?
- Was soll konkret angesprochen werden?
- Auf welche Besonderheiten ist zu achten?
- Welche Unterstützung kann angeboten werden?
- Welches sind Stärken der Mitarbeiterin? Was davon könnte beim Gespräch genannt werden?
- Mit welchen Reaktionen ist zu rechnen? Wie will ich darauf reagieren?

Es ist auch zu überlegen, ob die Führungskraft durch ihr Verhalten oder durch mangelnde Informationen zu dieser Situation beigetragen hat.

(2) Zur Gestaltung des Gesprächs

Bei der Durchführung eines Kritikgesprächs ist besonders auf die Mitarbeiterorientierung zu achten. Bei manchen Mitarbeiterinnen reicht es aus, auf das Problem hinzuweisen, bei anderen geht es um Überzeugungsarbeit.

Manchmal müssen auch klare und deutliche Worte gesagt werden. Wenn die eigene Vorbereitung erfolgt ist, wird ein Termin mit der Mitarbeiterin vereinbart. Das Gespräch kann dann nach den allgemeinen Regeln der Gesprächsführung stattfinden (*siehe auch* Teil 1, Kapitel 4.4 bis 4.6). Dabei sind die folgenden Phasen zu beachten:

1. Phase: Eröffnung des Gesprächs
Der Gesprächsbeginn soll einen positiven Kontakt herstellen, auch wenn es um Kritik geht. Das ist bei einem Kritikgespräch nicht einfach, da eine schwierige Situation anzusprechen ist. Eine Möglichkeit der Gesprächseröffnung besteht im Hinweis darauf, dass dieser Fehler das erste Mal passiert ist und nun darüber gesprochen werden soll. Es ist wichtig, den Anlass zu benennen und mögliche Befürchtungen anzusprechen.

2. Phase: Darstellung des Problems bzw. des Kritikpunktes
Die Punkte, die zu kritisieren sind, werden von der Führungskraft ruhig, sachlich und präzise benannt. Dabei ist es wichtig, sich kurz zu fassen und Vermutungen als solche zu beschreiben. Mögliche Enttäuschungen seitens der Führungskraft können geäußert werden.

3. Phase: Stellungnahme der zu kritisierenden Mitarbeiterin
Danach erhält die Mitarbeiterin Gelegenheit, die Sache aus ihrer Sicht darzustellen. Dabei ist mit Ausreden zu rechnen und/oder mit Versuchen, die Schuld auf »Dritte« oder die »Umstände« abzuwälzen.

4. Phase: Analyse und Erörterung des Fehlverhaltens
Nach der Darstellung des Sachverhaltes aus der Sicht der Leitungsperson und aus der Perspektive der Mitarbeiterin werden Ursachen und Gründe analysiert und reflektiert. Es werden die Auswirkungen auf betroffene Personen und den Betrieb beschrieben und mögliche Konsequenzen des Fehlverhaltens aufgezeigt. Das Ziel besteht darin, zu einer gemeinsamen Einschätzung der Situation zu kommen. Dabei können auch eigene Versäumnisse ausgesprochen werden. Nur wenn die Ursachen richtig erfasst sind, können die nächsten Schritte eingeleitet werden. Hilfreich sind dabei die Gesprächstechniken »Ich-Botschaften senden« und »Aktives Zuhören« (*siehe* Teil 1, Kapitel 4.4 und 4.5).

5. Phase: Planung von Verbesserungsvorschlägen

Danach werden Verbesserungsmöglichkeiten erfragt und das erwartete und zukünftige Verhalten präzise formuliert. Es können Fortbildungsmaßnahmen angeboten werden. Es kann auch sinnvoll sein, die Meinung der Mitarbeiterin zu den vorgeschlagenen Maßnahmen einzuholen. Danach werden Vereinbarungen getroffen und Kontrolltermine festgelegt.

6. Phase: Beenden des Gesprächs

Zum Abschluss des Gespräches können gute Leistungen und angemessenes Verhalten benannt und die Hoffnung auf weitere gute Zusammenarbeit formuliert werden.

(3) Zur Nachbereitung

Nach dem Gespräch wird der Verlauf von der Führungskraft reflektiert. Aspekte dieser Reflexion sind zum einen das Verhalten der Mitarbeiterin im Gespräch und das Gesprächsklima und zum anderen die Inhalte des Gespräches. Die Ergebnisse der Auswertung können wichtige Hinweise für weitere Gespräche erbringen.

Die getroffenen Vereinbarungen werden durch die Führungskraft eingeleitet. Bei der Durchführung der geplanten Maßnahmen zeigt sie Interesse an den Bemühungen der Mitarbeiterin und gibt dazu entsprechende Rückmeldungen. Es ist darauf zu achten, dass die vereinbarten Kontrolltermine nicht vergessen werden.

3.3 Anregungen für die Praxis

Kritikgespräch – das sollten Sie wissen

(1) Grundregeln für das Kritikgespräch
- Sprechen Sie Kritik möglichst unmittelbar nach dem Anlass aus.
- Führen Sie das Gespräch unter vier Augen!
- Kritisieren Sie das konkrete Verhalten oder die Leistung, nicht aber die ganze Person.
- Begründen Sie die Kritik. Verhalten kann eher geändert werden, wenn man einsehen kann, warum das notwendig ist.
- Machen Sie der Betroffenen die Konsequenzen des Fehlverhaltens deutlich.
- Geben Sie der Mitarbeiterin Gelegenheit zu reagieren.
- Vereinbaren Sie am Ende des Gespräches konkrete Schritte und Hilfen zur Veränderung der Leistung oder des Verhaltens.
- Vereinbaren Sie einen nächsten Termin zur Überprüfung der gesetzten Ziele, und bleiben Sie konsequent bei der Einhaltung des Termins.
- Beherrschen Sie Ihren Ärger, damit ein Dialog zustande kommen kann.
- Signalisieren Sie am Ende des Gespräches Vertrauen in die zukünftige Zusammenarbeit.

(2) Allgemeine Gesprächsregeln
- Lassen Sie sich gegenseitig ausreden.
- Fassen Sie sich kurz und vermeiden Sie ständige Wiederholungen.
- Hören Sie aktiv zu und senden Sie Ich-Botschaften.
- Stellen Sie offene Fragen.
- Gehen Sie auf Fragen der Mitarbeiterin ein.
- Drücken Sie sich verständlich aus.

4   DAS KONFLIKTGESPRÄCH

Konflikte sind im beruflichen Alltag nicht zu vermeiden. Wenn Menschen zusammenarbeiten, entstehen aufgrund vielfältiger Beziehungen, persönlicher Interessen sowie gemeinsamer Aufgaben, aber auch durch die Anforderungen des Betriebes Spannungen, die zu Konflikten führen können. Es kommt zu Missverständnissen, Unstimmigkeiten und auch zu Unzufriedenheit. Konfliktgespräche können zur Arbeitszufriedenheit beitragen. Rechtzeitig geführte Konflikte haben häufig entlastende Wirkung und verbessern das Miteinander am Arbeitsplatz.

Nicht wenige Führungskräfte haben Schwierigkeiten, Konflikte direkt anzusprechen. Treten Spannungen oder Störungen im Miteinander auf, wird von allen Beteiligten viel Energie aufgewendet, um die Anzeichen von Konflikten zu ignorieren oder umzudeuten. Hinter solchen Verhaltensweisen steht häufig die Angst vor möglichen Niederlagen. Dazu kommen frühere eigene Erfahrungen mit Konfliktsituationen, durch die das jetzige Handeln geprägt wird.

Dabei müssen Konflikte von vornherein keineswegs negativ sein. Sie werden erst dann destruktiv, wenn man mit ihnen unangemessen umgeht. Werden Konflikte nicht angesprochen, so schwelen sie unter der Oberfläche weiter und beeinflussen das Betriebsklima und die Arbeitsleistung. Wenn die Spannungen zu groß werden, kann es leicht zu einer offenen Auseinandersetzung kommen. Häufig genügt dafür ein unbedeutender Anlass. Nur wenn man Konflikte anspricht, können negative Entwicklungen vermieden werden und kann die Arbeitsleistung der Mitarbeiterinnen erhalten bleiben.

Konflikte können auch belebend sein und als Chance für eine Pflegeeinrichtung gesehen werden. Sie geben wichtige Impulse für die Weiterentwicklung einer Einrichtung. Differenzen und Meinungsverschiedenheiten weisen auf Probleme hin, die zu bearbeiten sind. Durch Konflikte können Klärungsprozesse herbeigeführt, neue Ideen entwickelt und das Problembewusstsein aller Beteiligten geschärft werden. Gibt es in einer Einrichtung keine Konflikte, so bedeutet das nicht unbedingt, dass alles in Ordnung ist.

Fehlende Konflikte können auch ein Hinweis darauf sein, dass eine Einrichtung stagniert und sich nicht weiter entwickelt. Konflikte können also durchaus der Motor für Veränderungen sein. (Zu diesem Kapitel insgesamt *siehe Lotmar; Tondeur* 1993:165–179; *Westerholt* 1998:191–222; *Fehlau* 2002; *Zietzschmann* 2000:5–62).

4.1 Erscheinungsformen

Konflikte können nach interpersonalen Konflikten, intrapersonalen Konflikten und Konflikten in und zwischen Teams unterschieden werden.

(1) Bei den **interpersonalen Konflikten** geht es um Auseinandersetzungen zwischen zwei oder mehreren Personen. Verschiedene Meinungen, Interessen oder Werte treffen aufeinander, die gegenseitig nicht akzeptabel erscheinen. Man kann sich nicht einigen. Häufig sind auch negative Gefühle damit verbunden. Interessengegensätze zeigen sich z. B. in einer Pflegeeinrichtung, wenn mehrere Mitarbeiterinnen gleichzeitig Urlaub nehmen wollen. Das ist aber nicht möglich, weil dann nicht mehr alle Patienten versorgt werden können.

(2) Die **intrapersonalen Konflikten** spielen sich im Inneren einer Person ab. Widersprüchliche Gefühle und Bedürfnisse machen es schwierig, für sich eine Entscheidung zu treffen. Das ist z.B dann der Fall, wenn eine Mitarbeiterin auf der einen Seite berufstätig sein will mit all den Anforderungen und gleichzeitig ganz für ihre Familie da sein möchte. Sie weiß in manchen Situationen nicht, wie sie sich entscheiden soll. Solche Konflikte sind im beruflichen Alltag schwer aufzugreifen, da sie von außen kaum zu beeinflussen sind. Es ist letztlich eine persönliche Entscheidung erforderlich.

(3) Bei den **Konflikten im Team und zwischen Teams** können sowohl persönliche Aspekte als auch Anforderungen seitens der Einrichtung der Anlass sein. Teamkonflikte entstehen z.B., wenn neue Mitarbeiterinnen ins Team kommen, sich Cliquen bilden, die Leitung wechselt, in der Einrichtung Umstrukturierungen angesagt sind oder die Eigeninteressen der einzelnen Mitarbeiter in den Vordergrund treten.

4.2   Konfliktarten

Menschen sind aufgrund ihrer sozialen Lage, ihrer Herkunft und ihrer jeweiligen Fähigkeiten unterschiedlich. Sie haben unterschiedliche Werte, Motive, Bedürfnisse, Interessen und nehmen verschiedene Aufgaben und Rollen in ihrem persönlichen Leben und im beruflichen Alltag wahr. Treffen die verschiedenen Ansichten und Einstellungen aufeinander, können aus vielerlei Gründen Konflikte entstehen. Am Arbeitsplatz entsteht eine Reihe von typischen Konflikten, von denen auf die wichtigsten im Folgenden eingegangen wird.

(1) **Beurteilungskonflikte** entstehen z. B. dadurch, dass Probleme unterschiedlich betrachtet oder Wege, um zu einem Ziel zu kommen, in divergierender Weise gesehen werden. Aufgrund von unterschiedlichen Kenntnissen, Erfahrungen und Informationen werden Sachverhalte anders eingeschätzt, sodass es zu keiner Einigung kommt. Häufig entsteht diese Art von Konflikten durch fehlendes Fach- und Hintergrundswissen. Damit ist die Sichtweise auf das Problem eingeschränkt, was leicht zu Fehleinschätzungen führen kann.

(2) Bei **Bewertungskonflikten** treffen unterschiedliche Wertorientierungen, Einstellungen und Normen aufeinander. Sie entstehen häufig dort, wo die individuellen Vorstellungen nicht mit den betrieblichen Erfordernissen übereinstimmen oder wo in einer Einrichtung zwischen den verschiedenen Hierarchieebenen unterschiedliche Ziele verfolgt werden.

(3) Die Ursachen von **Verteilungskonflikten** liegen sowohl in der Verteilung finanzieller, personeller und räumlicher Ressourcen als auch in der Verteilung von Entscheidungsspielräumen und Verantwortungsbereichen. Wird die Verteilung als ungerecht empfunden, führt dies zu Spannungen. In diesem Bereich gehört auch die Verteilung von Anerkennung und Wertschätzung durch die Führungskraft. Die Mitarbeiter sind in dieser Frage sehr sensibel und nehmen genau wahr, was gesagt wird. Eine Ungleichbehandlung kann leicht zu Intrigen und Machtkämpfen führen.

(4) **Rollenkonflikte** ergeben sich dadurch, dass Mitarbeiterinnen am Arbeitsplatz verschiedene Rollen einnehmen. Sie sind Arbeitskollegin, Fach-

kraft, Qualitätsbeauftragte, Mitglied im Personalrat usw. Die Anforderungen an die einzelnen Rollen sind oft widersprüchlich. Weitere Rollen kommen aus dem Privatbereich dazu: Mutter, Ehepartnerin, Freundin usw. Aus all diesen Rollen ergeben sich zum Teil widersprüchliche Erwartungen, die dann zu Rollenkonflikten führen können.

(5) **Beziehungskonflikte** treten am Arbeitsplatz neben den sachlichen Konflikten ebenfalls auf. Auslöser für diese Konflikte können Wertvorstellungen, Bedürfnisse, Einstellungen und Verhalten von Mitarbeiterinnen sein, die nicht zusammenpassen. Fehlende Akzeptanz, Konkurrenz, mangelnde Kooperationsbereitschaft, Antipathien und mangelnder Informationenfluss können zu Beziehungskonflikten führen. Zu Beziehungskonflikten kann es auch kommen, wenn einzelne Mitarbeiter benachteiligt oder besser gestellt werden.

4.3   Mit Konflikten umgehen

Konflikte können offen oder verdeckt ausgetragen werden. Bei offenen Konflikten werden Wünsche und Bedürfnisse geäußert und Erwartungen sowohl an die Kolleginnen als auch an die Adresse der Leitung formuliert. Es findet eine offene Auseinandersetzung statt. Wo Probleme direkt angesprochen werden, gibt es eher die Möglichkeit, eine Lösung herbeizuführen. Es gibt aber auch Konflikte, die nicht angesprochen oder durch Sachargumente überdeckt werden. Man spricht dann von verdeckten oder latenten Konflikten. Symptome latenter Konflikte können z. B. eine nachlassende Motivation, erhöhte Fehlzeiten, der innere Rückzug, allgemeine Unzufriedenheit oder auch Gereiztheit sein.

Konflikte zu bearbeiten ist der Versuch, einen vorhandenen Zustand der Spannung aufzulösen. Dabei können nicht immer die Konfliktursachen beseitigt werden. Es kann aber zumindest versucht werden, die empfundene Störung zu beseitigen. Dabei ist es wichtig, nicht nur die Sachebene, sondern auch die Beziehungsebene zu berücksichtigen. Bei der Analyse und Bearbeitung von Konflikten ist es notwendig, zwischen diesen beiden Ebenen genau zu unterscheiden. Es gibt verschiedene Arten, Konflikte zu bewältigen:

(1) Ignorieren – Glätten – Durchsetzen

Mit den drei Stichwörtern werden drei Weisen des Umgangs Konflikten bezeichnet, die eher kontraproduktiv sind und in der Regel keine Lösung darstellen. Bei einer grundsätzlich negativen Einstellung zu Konflikten liegt es nahe, solch problematische Formen des Umgangs zu wählen, weil man so der Konfliktbearbeitung letztlich ausweichen kann.

Eine erste Möglichkeit dieser Art stellt das **Ignorieren** dar. Man geht im Grunde davon aus, dass die Konflikte sich von allein lösen werden. Doch dies ist keineswegs die Regel, vielmehr schwelt der Konflikt weiter und kann irgendwann eskalieren.

Wenn man davon spricht, dass ein Konflikt zu **glätten** sei, so meint das, die Harmonie und das Wohlbefinden unter den beteiligten Personen soll wieder hergestellt werden. Bei dieser Vorgehensweise wird allerdings das Sachproblem vernachlässigt. Diese Form des Umgangs mit Konflikten findet sich häufig in Einrichtungen, in denen großer Wert auf persönliche Beziehungen gelegt wird. Erfahrungsgemäß wird auch ein solcher Lösungsweg nicht von Erfolg gekrönt sein.

Die dritte Form besteht darin, dass die Führungskraft die Macht einsetzt, die ihr aufgrund ihrer Position gegeben ist. Für ein Problem, das zur Bearbeitung ansteht, wird hier eine Lösung gesetzt und **autoritär durchgesetzt**. Im Mittelpunkt steht in diesem Falle die Sachebene, während die Beziehungsebene deutlich vernachlässigt wird. Ein solcher Umgangsstil mit Konflikten kann zur Folge haben, dass die Mitarbeiterinnen frustriert sind, sich entsprechend verhalten oder gar in die innere Emigration gehen.

Alle drei Formen des Umgangs mit Konflikten sind problematisch. Im ersten Fall werden sowohl die Beziehungs- wie die Sacheebene ignoriert. Im zweiten Fall wird auf Kosten der Sachebene die Beziehungsebene »saniert«. Im dritten Fall ist es umgekehrt: Die Sachebene ist im Blick und wird auf Kosten der Beziehungsebene favorisiert.

(2) Problemlösung und Kompromiss

Die Lösung von Konflikten führt eher zu einem insgesamt positiven Ergebnis, wenn die gemeinsamen Interessen bedacht werden. Bei diesem **Prob-**

lemlösungsansatz stellt sich die Führungskraft dem Konflikt und sucht gemeinsam mit allen beteiligten Personen nach einem Weg, der für alle akzeptabel und zu beschreiten ist. Bei der Suche nach einer Lösung ist es wichtig, dass es keine Gewinner und Verlierer gibt. Dabei ist sowohl die Beziehungsebene als auch die Sachebene zu berücksichtigen. Der Ablauf einer solchen Konfliktbearbeitung wird in den praktischen Anregungen beschrieben (*siehe* Kapitel 4.4[3]). Im günstigen Falle sind alle am Konflikt beteiligten Personen am Ende zufrieden.

Nun ist es aber nicht immer möglich, eine Lösung zu finden, mit der alle Beteiligten zufrieden sind. Oft wird es notwendig sein, einen Kompromiss auszuhandeln. Dabei müssen beide Seiten Abstriche machen. Wichtig ist dabei, dass offen gelegt und deutlich wird, wer welche Abstriche von seinen Erwartungen vornehmen muss und wer was zur Lösung beiträgt. Eine Win-Win-Situation kann nur dann entstehen, wenn die Beteiligten den Kompromiss wirklich akzeptieren können. Einen Kompromiss auszuhandeln ist dann sinnvoll, wenn eine allseitig zufrieden stellende Problemlösung im Moment nicht zu erreichen ist.

Schmidt und *Berg* weisen für die Bearbeitung von Konflikten darauf hin, dass Konflikte verschiedene Schichten haben. Die in ihrem Modell entwickelten Schichten sind: Arbeitsorganisation – Rolle – Verhalten – Werte und Normen – Persönlichkeit (*siehe* Kapitel 4.4[2]). Dieses Modell geht von der Annahme aus, dass die Ursachen von Konflikten an der Oberfläche oder »tiefer« liegen können. Die Bearbeitung eines Konfliktes beginnt immer auf der ersten Ebene und geschieht von oben nach unten. Häufig ist der Auslöser eines Konfliktes bereits bei der Bearbeitung der oberen Schichten klar. Dann ist es nicht notwendig, weiter nachzuforschen. Das Ziel jeglicher Konfliktregelung besteht darin, dass die Menschen wieder arbeitsfähig werden. Es geht keineswegs darum, wie häufig angenommen wird, das Gegenüber zu verändern.

Nicht immer wird es möglich sein, dass Führungskräfte alle Konflikte selbst regeln können. Es gibt Situationen, in denen sie selbst involviert sind. In einem solchen Fall ist es sinnvoll, eine neutrale Person von außen als Moderatorin einzusetzen, die die Konfliktregelung steuert. Da, wo es sich um einen Beziehungskonflikt zwischen einzelnen Mitarbeitern handelt, ist es empfehlenswert, die Konfliktbearbeitung in Form einer Supervision durchzuführen Mit einer solchen Vorgehensweise müssen aber beide Seiten einverstanden sein.

Sollen Spannungen abgebaut und Konflikte bearbeitet werden, müssen Führungskräfte und Mitarbeiter miteinander ins Gespräch kommen. Damit diese Kommunikation gelingt, sind die Grundregeln erfolgreicher Kommunikation zu beachten (*siehe* Teil 1, Kapitel 4).

Schließlich sei noch angemerkt, dass Führungspersonen ein Modell für den Umgang mit Konflikten sind. Sie prägen ganz wesentlich die Konfliktkultur in einer Einrichtung. Zu ihren Aufgaben gehört es, Konflikte wahrzunehmen, zu analysieren und gemeinsam mit den Mitarbeiterinnen Regeln sowie Verfahrensweisen zu entwickeln, um Konflikte angemessen bearbeiten zu können. Für eine solche Kultur ist es hilfreich, gemeinsame Interessen zu betonen, den Konflikt nicht nur einer Person anzulasten und Regelungen anzustreben, die das Gewinner-Verlierer-Prinzip nicht zulassen. Eine Führungsperson sollte für sich eine Einstellung entwickeln, derzufolge Konflikte Hinweise für die Aufgabe der Führung darstellen.

4.4 Anregungen für die Praxis

Konfliktgespräch – das sollten Sie wissen

(1) Kurzdiagnose eines Konfliktes (vgl. *Berkel* 1997:42).
- Wer ist am Konflikt beteiligt?
- Wie ist es zum Konflikt gekommen?
- Worum geht es eigentlich?
- Wie haben sich alle Beteiligten verhalten?
- Wie ist der Konflikt ausgegangen?
- Welche Auswirkungen hat der Konflikt?

(2) Schichtenmodell zur Bearbeitung von Konflikten (vgl. *Schmidt; Berg* 1995:158 ff.)

1. Schicht: Arbeitsorganisation
- Arbeitsplatzgestaltung: Raum, Luft, Atmosphäre
- Arbeitsbedingungen: Arbeitszeit, Lohn, Urlaub, Dauer von Sitzungen
- Arbeitsmittel: Ausstattung, Büromaterial, Schlüssel, Zugang zu Räumen, Protokolle, Getränke

2. Schicht: Rollen
- Aufgaben, Verantwortungsbereiche
- Kompetenzen, Entscheidungsprozesse

3. Schicht: Verhalten
- Führungsstile
- Kommunikationsstile
- Verhalten von Mitarbeiterinnen
- Zusammenarbeit

4. Schicht: Werte und Normen
- Ziele, Überzeugungen
- Einstellungen, Menschenbilder

5. Schicht: Persönlichkeitsprofil
- Biografie
- individuelle Deutungs- und Handlungsmuster

(3) Konfliktmanagement: Die Problemlösungskonferenz (vgl. *Westerholt* 1998:221)

1. Phase: Zum Gespräch motivieren:
- Das Problem ansprechen.
- Die Beteiligten am Konflikt motivieren, miteinander zu reden.
- Gesprächsregeln für die Aussprache festlegen.

2. Phase: Das Problem definieren:
> › Darlegung der verschiedenen Standpunkte. (Schuldzuweisungen vermeiden, Störungen und Wünsche äußern).
> › Suche nach Gemeinsamkeiten.
> › Definition des Problems.

3. Phase: Nach Lösungen suchen:
> › Ideen ohne Bewertung sammeln (Brainstorming).
> › Alle Konfliktparteien beteiligen.

4. Phase: Alternativen entwickeln, bewerten und entscheiden:
> › Ideen hinsichtlich der Konsequenzen für alle Beteiligten und hinsichtlich der Realisierbarkeit bewerten.
> › Auswahl der besten Alternative (Problemlösung oder Kompromiss) vornehmen.

5. Phase: Das weitere Vorgehen planen:
> › Lösungsmöglichkeiten umsetzen.
> › Aufgaben bzw. Verhaltensregeln für alle Beteiligten erarbeiten.

6. Phase: Erfolgskontrolle durchführen:
> › Beurteilung der eingeleiteten Veränderungen.
> › Gegebenenfalls Rückkehr zu einer früheren Stufe des Problemlöseprozesses.

(4) Regeln für ein Gespräch zur Konfliktregelung
   (vgl. *Lotmar; Tondeur* 1993:177)

- Lassen Sie die Beteiligten ihre störenden Gefühle in Ich-Botschaften anmelden. (Beziehungsebene).
- Listen Sie die verschiedenen Meinungen und Haltungen ohne Bewertung auf (Bestandsaufnahme).
- Versuchen Sie genau herauszufinden, welche Bedeutung ein bestimmtes Gefühl oder Anliegen für den Einzelnen hat. Zeigen Sie auf, welche individuellen Bedürfnisse mit den unterschiedlichen Meinungen zusammenhängen.
- Ermutigen Sie alle Beteiligten, ihre Wünsche an die jeweils Anderen zu formulieren.
- Diskutieren Sie die unterschiedlichen Vorschläge, um bei Berücksichtigung der vielfältigen Bedürfnisse gemeinsam voranzukommen.
- Stellen Sie gemeinsam fest, wer beim gewählten Lösungsweg welche Abstriche an seinen Maximalerwartungen vornehmen muss und wer was zur Lösung beiträgt.
- Entwickeln Sie eine Win-Win-Situation.

5   DAS BEURTEILUNGSGESPRÄCH

Wenn Menschen sich begegnen – sei es privat oder auch in beruflichen Zusammenhängen – findet immer eine unbewusste Beurteilung statt. Wie jemand sich kleidet, auftritt oder spricht, führt zu ersten unbewussten Beurteilungen. Neben der unbewussten, alltäglichen Beurteilung geht es im Rahmen von Arbeitsprozessen um die bewusste und zielgerichtete Beurteilung (Zu diesem Kapitel insgesamt *Herold* 2002:596–618, *Neges; Neges* 1993:232–264).

5.1   Grundlegendes zur Beurteilung

Beurteilungen im Pflegealltag finden in der Regel anlassbezogen statt:
- im Rahmen der Ausbildung von Schülerinnen in der Alten- und Krankenpflege;
- bei neuen Mitarbeitern während der Probezeit;
- bei Zwischen- oder Arbeitszeugnissen beim Ausscheiden aus einem Arbeitsverhältnis;
- im Rahmen von Mitarbeitergesprächen.

Für die einzelnen Anlässe ergeben sich unterschiedliche Voraussetzungen. Beurteilungen im Rahmen der Ausbildung, der Probezeit und für Arbeitszeugnisse sind personalrechtlich relevant. Sie werden Bestandteil der Ausbildungs- oder Personalakte. Von daher sind an diese Form besondere Anforderungen gestellt.

Beurteilungen sind in der Regel Aufgabe der Führungskraft. Im Rahmen der Praxisanleitung kann diese Aufgabe an dafür ausgebildete Praxisanleiterinnen delegiert werden.

Eine Beurteilung setzt sich zusammen aus der Einschätzung von Leistungen und Handlungen einer Person und deren Bewertung. Allgemeine Ziele der Beurteilung sind, Mitarbeitende zu fördern und zu beraten, ihre Leistungen einzuschätzen und sie in ihrer beruflichen Entwicklung zu unterstützen.

Um als Führungskraft angemessen urteilen zu können, sind Anforderungsprofile in Form von Arbeitsplatz- oder Stellenbeschreibungen sowie Kriterienkataloge für die zu beurteilenden Bereiche in den Einrichtungen erforderlich.

5.2 Der Beurteilungsprozess

Ein Beurteilungsprozess lässt sich in folgende Phasen aufteilen:

1. Phase: Festlegen von Beobachtungsmerkmalen

Da sich jede Bewertung an einem bestimmten Maßstab orientiert, ist in einer Einrichtung zunächst ein Merkmalskatalog mit entsprechenden Kriterien zu entwickeln. Dieser Katalog nimmt die Bereiche Aufgaben, Leistung und Verhalten auf. Ein solcher Katalog bildet die Grundlage für die Beobachtung.

2. Phase: Sammeln von Informationen

In der Beobachtungsphase ist zu beachten, dass gezielt beobachtet und nicht zufällig hingesehen wird. Es ist auch wichtig, sich bewusst zu machen, welches der Anlass für die Beobachtung ist. Es ist zu empfehlen, über einen längeren Zeitraum Informationen zu sammeln und dieses nicht unter Zeitdruck zu tun. Die Beobachtungen werden in beschreibender Form schriftlich festgehalten. Es ist darauf zu achten, dass Vermutungen und Interpretationen ausdrücklich als solche gekennzeichnet werden. Für eine Rückmeldung an die Mitarbeiterin ist es von Bedeutung, dass sowohl negative als auch positive Ergebnisse zur Sprache kommen.

3. Phase: Bewerten von Informationen

Die gesammelten Beobachtungsergebnisse werden nun mit den vorher festgelegten Kriterien in Beziehung gesetzt. Es wird ein Soll-Ist-Vergleich vorgenommen. Um mögliche Abweichungen zu korrigieren, werden entsprechende Maßnahmen überlegt.

4. Phase: Das Beurteilungsgespräch

Im Gespräch mit der Mitarbeiterin werden die Ergebnisse besprochen, Ursachen für die Abweichungen analysiert, Maßnahmen zur Veränderung geplant.

5. Phase: Auswertung der Ergebnisse

Die vereinbarten Maßnahmen werden durch die Führungskraft veranlasst. Nach der Durchführung erfolgt eine Auswertung.

Der Beurteilungsprozess stellt an die Führungskraft hohe Anforderungen. Trotz allen Bemühens um Objektivität wird eine Beurteilung nicht immer fehlerfrei sein. Im Blick auf die Beurteilung spielen Wahrnehmung und Beobachtungen eine bedeutende Rolle. Wahrnehmung ist die individuelle Vorstellung eines Menschen, wie er die Wirklichkeit sieht und sich »seine« Welt schafft. Die Fähigkeit zur Wahrnehmung wird u. a. geprägt durch

- die Berufssozialisation (Aus-, Fort- und Weiterbildung, Berufserfahrungen);
- den persönlichen Lebensbereich (Eltern, Geschwister);
- die Werte und Normen (Zugehörigkeit zu einer Religion, Einstellungen);
- das soziale Umfeld (Wohnort, Zugehörigkeit zu Gruppen).

Aufgrund der Erfahrungen und Erlebnisse in den genannten Bereichen gestaltet sich die individuelle Wahrnehmung. Der Übergang von der Wahrnehmung zur fachlichen Beobachtung geschieht dort, wo Wahrnehmung ein Ziel hat, und wo die Führungskraft eine Gesamtsituation bewusst erfassen will. Bei der Beobachtung besteht die Gefahr, dass nicht nur beschrieben wird, was gesehen wird, sondern gleichzeitig, unbewusst eine Interpretation erfolgt.

Die Gestaltung des Beurteilungsprozesses wird wesentlich durch die verbale und nonverbale Gesprächsführung bestimmt (*siehe auch* Teil 1, Kapitel 2.3 und 2.4).

5.3 Fehlerquellen im Beurteilungsprozess

Auch wenn die Führungskraft um Objektivität bemüht ist, sind Fehlerquellen nicht auszuschließen. Wenn die wichtigsten Beurteilungsfehler bekannt sind, kann man kritischer mit dieser Führungsaufgabe umgehen. Deshalb werden im Folgenden einige Fehlermöglichkeiten beispielhaft genannt:

(1) Fehlerquellen auf Seiten der Führungskraft

- **Die Beurteilung fällt zu milde aus**
Ein Grund kann darin liegen, dass die Führungsperson unangenehmen und kritischen Gesprächen lieber aus dem Weg geht. Die Folge ist, dass der Mitarbeiter keine Anstrengungen unternimmt, bessere Leistungen zu erbringen, da offensichtlich ein kleiner Einsatz ausreicht, um eine gute Beurteilung zu bekommen.

- **Die Beurteilung fällt zu streng aus**
Die Führungskraft stellt an die Mitarbeiterinnen zu hohe oder unerreichbare Forderungen. Die Folge kann sein, dass die Mitarbeitenden demotiviert sind, da eine noch so große Anstrengung zu keiner Anerkennung führt.

- **Die Beurteilung fällt zu subjektiv aus**
Im Vordergrund stehen die persönlichen Auffassungen und Wertvorstellungen der Führungskraft. Es fehlen häufig überprüfbare Beurteilungskriterien. Bei den Mitarbeiterinnen entsteht das Gefühl, nicht ernst genommen zu werden oder machtlos und ausgeliefert zu sein.

- **Halo-Effekt**
Der erste Eindruck, einzelne Fähigkeiten oder ein bestimmtes Verhalten beeindrucken die Führungskraft positiv wie negativ so stark, dass alle Fähigkeiten und das gesamte Verhalten ähnlich wie der erste Eindruck beurteilt werden. So kann z.B. eine Führungskraft, die eine Mitarbeiterin in bestimmten Situationen freundlich und zuverlässig erlebt hat, dazu neigen, deren Gesamtverhalten als freundlich und zuverlässig zu beurteilen. Die Folge kann sein, dass Fehler und Leistungsdefizite möglicherweise zu spät entdeckt werden.

- **Projektion**

Hierbei werden bei der Leistung oder dem Verhalten Ähnlichkeiten zur eigenen Person gesucht. Eigene Stärken, Schwächen oder Wünsche werden auf die zu beurteilende Person übertragen.

- **Kontakteffekt**

Führungskräfte neigen dazu, Mitarbeiterinnen, mit denen sie häufig in Kontakt stehen, besser zu beurteilen. Mitarbeiter, zu denen wenig Kontakt besteht, werden schlechter beurteilt.

(2) Fehlerquellen auf Seiten der Mitarbeiterinnen

Überformung des Verhaltens

Die Mitarbeiterin meint, sie müsse ein bestimmtes Verhalten zeigen. Sie versucht, den Erwartungen der Führungskraft zu entsprechen. Dabei kann es zu Fehleinschätzungen kommen.

(3) Interaktionsbedingte Fehlerquellen

Kommunikationsstörungen zwischen Führungskraft und Mitarbeiter oder Störungen in der Zusammenarbeit können eine angemessene Beurteilung verhindern.

(4) Betriebliche Fehlerquellen

Die Arbeitsbelastung in der Einrichtung ist zum Zeitpunkt der Beurteilung sehr hoch, sodass die Bedingungen für eine angemessene Beurteilung nicht gegeben sind. Es wird keine Zeit für die Beurteilung seitens des Betriebes eingeräumt. Es gibt keine einheitlichen Kriterienkataloge und Beurteilungssysteme im Betrieb.

5.4   Anregungen für die Praxis

Es ist grundsätzlich wichtig, in jedes Gespräch gut vorbereitet hineinzugehen. Umso wichtiger ist dies für ein so heikles Gespräch, wie es das Beurteilungsgepräch darstellt. Beurteilungen können für einen Menschen möglicherweise weitreichende Konsequenzen nach sich ziehen.

Sinnvoll ist es, den Mitarbeiter rechtzeitig über den Termin zu informieren, damit er ausreichend Zeit hat, sich auf das Gespräch vorzubereiten. Zur Unterstützung der Vorbereitung kann ein Bogen mit den Beurteilungskriterien nebst Erläuterungen zur Verfügung gestellt werden.

Die Durchführung des Gespräches ist dort, wo es um eine positive Beurteilung geht, vergleichsweise einfach. Wertschätzung stellt sich sozusagen von alleine ein. Es ist aber auch dann wichtig, Wertschätzung zum Ausdruck zu bringen, wenn bei der Beurteilung eine Reihe von kritischen Punkten anzusprechen ist. Das Gespräch sollte zunächst mit dem Ansprechen der Tätigkeit überhaupt beginnen, dann auf die Punkte eingehen, die Anlass für eine positive Beurteilung sind, um schließlich auf die vorhandenen Mängel zu kommen. Dabei ist die geäußerte Kritik deutlich anzusprechen und nicht durch Worte wie »ein bisschen«, »vielleicht«, »eigentlich« abzuschwächen. Die vorgeschlagene Vorgehensweise ist als roter Faden zu verstehen, damit nichts Wesentliches vergessen wird. Wie bei anderen Mitarbeitergesprächen ist auch der Ablauf eines Beurteilungsgespräches nie genau vorhersehbar.

Es wäre gut, wenn die Mitarbeiterin das Gespräch – bei aller Kritik und allen Hinweisen – mit dem Gefühl verlässt, dass man von ihr »etwas hält«, und dass es der Führungskraft ein Anliegen ist, sie zu fördern.

Beurteilungsgespräch – das sollten Sie wissen

(1) Checkliste für die Vorbereitung
- In welchem Zeitraum fanden wie viele Beobachtungen statt?
- In welcher Form wurden die Beobachtungsergebnisse festgehalten?
- Welche Bewertungskriterien wurden zugrundegelegt?
- Können Beurteilungsfehler weitestgehend ausgeschlossen werden?
- Mit welchen sachlichen und abgesicherten Fakten kann die Beurteilung begründet werden?
- Welche Punkte sollen im Beurteilungsgespräch angesprochen werden?
- Wie wird die Mitarbeiterin möglicherweise im Gespräch reagieren? Mit welchen Einwänden ist zu rechnen?

(2) Empfehlungen für die Gesprächsführung (vgl. *Saul* **1995:91f.)**

- Voraussichtliche Dauer des Gespräches nennen.
- Mit Positivem beginnen: Gute Leistungen hervorheben (und erläutern).
- Wesentliche Mängel aufzeigen und durch einen Soll-Ist-Vergleich begründen und erläutern.
- Stellungnahme des Mitarbeiters erbitten: »Wie sehen Sie das?«
- Ursachen für schwache Leistungen möglichst vom Mitarbeiter selbst finden lassen.
- Übereinstimmungen und unterschiedliche Auffassungen erörtern.
- Vorstellungen über Verbesserungsmöglichkeiten entwickeln. Eigene Erwartungen nennen und Vorschläge einbringen.
- Fortbildungsmöglichkeiten erörtern.
- Ziele im Blick auf Leistungen und Verhalten festlegen.
- Maßnahmen zur Zielerreichung gemeinsam festlegen.
- Wesentliche Gesichtspunkte zusammenfassen.

6 DAS ZIELVEREINBARUNGS- ODER JAHRESGESPRÄCH

Für diese Form des Mitarbeitergespräches werden in der Praxis unterschiedliche Begriffe wie Jahres-, Personalentwicklungs-, Mitarbeitenden- oder Zielvereinbarungsgespräch verwendet. Es handelt sich bei dieser Art um ein jährlich wiederkehrendes und regelgeleitetes Mitarbeitergespräch (Zu diesem Kapitel insgesamt *siehe Nagel; Oswald; Wimmer* 1999; *Mentzel* 2002).

6.1 Grundlegendes zum Jahresgespräch

Das Jahresgespräch ergänzt die Alltagskommunikation um eine Gesprächsform, in der grundsätzliche Fragen zwischen der Führungskraft und der Mitarbeiterin besprochen und bearbeitet werden. Jahresgespräche sind Vier-Augen-Gespräche und finden in der Regel einmal pro Jahr statt. Sie sind keine unverbindlichen und freien Aussprachen, sondern sie folgen einer klaren Struktur. Zentrale Inhalte dieser Gespräche sind die Rückschau auf das vergangene Jahr im Blick auf Arbeitsleistungen und Zusammenarbeit, eine Vorausschau auf das kommende Jahr mit Zielvereinbarung sowie Verabredungen zur Kooperation. Gesprächsergebnisse und getroffene Vereinbarungen werden dokumentiert und von beiden Gesprächspartnern unterschrieben. Sie werden im nächsten Jahr als Gesprächsgrundlage verwendet.

Die Führungsperson und die Mitarbeiterin bereiten sich mit Hilfe eines Gesprächsleitfadens, in dem die vorgegebenen Themen aufgelistet sind, auf das Gespräch vor. In das Gespräch bringt nicht nur die Führungsperson ihre Vorstellung sein, sondern auch die Mitarbeiterin äußert Ideen und Wünsche zu Handlungs- und Verhaltensweisen der Vorgesetzten.

Gelingt das Jahresgespräch, können für alle Beteiligten Vorteile entstehen:
- Ziele des Unternehmens werden mit den Arbeitsschwerpunkten des einzelnen Mitarbeiters verknüpft.
- In einem Dialog werden die Leistungen des vergangenen Jahres reflektiert.

- Die Führungskraft bekommt Rückmeldung über die eigene Führungstätigkeit.
- Eine gemeinsame Planung von Zielen, die an den Stärken und Schwächen der einzelnen Mitarbeiter ausgerichtet ist, kann zu weiterer Motivation führen.
- Die Mitarbeiterin bekommt Gelegenheit, sich mit den Zielen der Einrichtung und deren Auswirkung auf ihren Arbeitsplatz auseinander zu setzen.
- Die Mitarbeiterin wirkt aktiv an der Planung künftiger Aufgaben mit.
- Besondere Fähigkeiten und persönliche Interessen der Mitarbeiterin können in diesem Rahmen bedacht und unterstützt werden.

Zielvereinbarungsgespräche sind ein Führungsinstrument zur Personalentwicklung auf der Grundlage des Betriebs- und Pflegeleitbildes. Sie fördern die Kommunikationsstruktur in einer Einrichtung.

6.2 Ziele vereinbaren

Den Abschluss eines jeden Gespräches bildet eine Zielvereinbarung. Bei der Vereinbarung von Zielen wird gemeinsam festgelegt, welches Ergebnis eine Mitarbeiterin im Blick auf ihre Aufgaben erreichen soll. Dabei ist es wichtig, Ziele nicht mit Absichten, Tätigkeiten und Maßnahmen zu verwechseln. Ziele werden eher erreicht, wenn sie gemeinsam erörtert und festgelegt wurden. Die endgültige Zielvereinbarung findet also im Gespräch statt.

Bei der Entwicklung von Zielen ist darauf zuachten, dass nicht zu viele Ziele formuliert werden: Weniger ist mehr! Werden zu viele Ziele formuliert, dann besteht die Gefahr, dass gar nichts erreicht wird. Bewährt haben sich drei bis fünf Ziele für ein Gespräch.

Weiterhin ist es notwendig zu unterscheiden zwischen Zielen, die erreicht werden sollen, und Teilzielen als Schritte auf dem Weg zum Ziel. Es ist nicht immer leicht, Ziele zu formulieren. Helfen kann dabei die SMART-Formel (*siehe* Kapitel 6.4 [2]).

Bei der Zielvereinbarung ist einerseits darauf zu achten, dass die Ziele für die einzelne Mitarbeiterin nicht zu hoch gesteckt werden. Wenn für die

Mitarbeiterin von Anfang an Zweifel bestehen, das vereinbarte Ziel erreichen zu können, wird sie wenig Bereitschaft entwickeln, sich darauf einzulassen. Auf der anderen Seite muss ein Ziel auch die Mitarbeiterin fordern, sonst kann es zu keinem Erfolgserlebnis kommen.

Zu den Aufgaben der Führungsperson gehört es, im Blick auf die Ziele für die Mitarbeiterin das richtige Maß zu finden.

Die Zielvereinbarung wird schriftlich festgehalten; Schriftlichkeit fördert die Verbindlichkeit und trägt zum gemeinsamen Verständnis bei. Diese Vereinbarung ist gleichzeitig die Grundlage für die Ziel- und Arbeitsüberprüfung im Laufe des Jahres.

Die Aufgabe der Führungsperson besteht darin, die Mitarbeiter bei der Umsetzung der Ziele durch Beratung und Feedback (*siehe* Teil 1, Kapitel 4.6) zu unterstützen. In den Zwischengesprächen stellt die Mitarbeiterin ihre bisher erreichten Ergebnisse vor. Durch die kontinuierliche Kommunikation zwischen der Mitarbeiterin und der Führungskraft wird sichergestellt, dass die Ziele auch erreicht werden können, oder wenn dies nicht möglich ist, die Ziele entsprechend angepasst werden. Diese Zwischengespräche sollten regelmäßig erfolgen.

6.3 Implementierung von Jahresgesprächen

Werden Jahresgespräche in einer Pflegeeinrichtung verbindlich eingeführt, so besteht eine wichtige Voraussetzung darin, dass alle Mitarbeitenden sehr genau über den Stellenwert, die Ziele, die Inhalte, den Verlauf und die Dokumentation dieser Gespräche informiert sind. Es ist ratsam, bei der Entwicklung dieser Gesprächsform die Mitarbeiterinnen breit zu beteiligen. Es ist weiterhin empfehlenswert, die Jahresgespräche erst dann in einem Betrieb einzuführen, wenn vorhandene Bedenken ausgeräumt oder zumindest vermindert werden konnten. Erst dann sind Mitarbeitende bereit, sich auf ein solches Gespräch einzulassen. Wenn das Verfahren für alle transparent ist, ist auch eher eine Akzeptanz zu erreichen.

Zielvereinbarungsgespräche können nur mit Zustimmung des Trägers der Einrichtung eingeführt werden. Sind sie eingeführt, so müssen sie regelmäßig mit allen Mitarbeitern stattfinden. Es empfiehlt sich, dass bei der Vorbereitung dieser Gespräche schon im Vorfeld überprüft wird, in welcher Form der Betriebsrat oder die Mitarbeitervertretung in den Prozess einzubeziehen ist.

Für den Erfolg der Gespräche ist es ebenso wichtig, dass die Führungskräfte in der Gesprächsführung qualifiziert sind. Dazu gehört insbesondere, ein Gespräch ziel- und ressourcenorientiert gestalten zu können, Feedback geben und auch annehmen und eine fragende Gesprächshaltung einnehmen zu können (*siehe* Teil 1, Kapitel 4).

6.4　Anregungen für die Praxis

Jahresgespräch – das sollten Sie wissen

(1) Checkliste für einen Gesprächsleitfaden
- Gemeinsame Einschätzung von Arbeitsergebnissen, Arbeitsverhalten und gemeinsame Bewertung der Erreichung der Ziele im vergangenen Jahr;
- Vereinbarung von Zielen für das kommende Jahr;
- Verständigung über Gespräche zur Zielüberprüfung und Absprachen bei auftretenden Problemen;
- Gemeinsame Bewertung der Zusammenarbeit im vergangenen Jahr;
- Offener Austausch über Stärken und Schwächen aus der eigenen Perspektive und aus der Perspektive der Führungskraft;
- Absprachen über die künftige Zusammenarbeit;
- Festlegung von möglichen Fördermaßnahmen;
- Austausch über berufliche Entwicklungsperspektiven der Mitarbeiterin.

(2) Prinzipien zur Formulierung von Zielen nach der SMART-Formel:
- Spezifisch – Ziele werden so präzise wie möglich beschrieben, um Missverständnisse zu vermeiden. Sie beziehen sich konkret auf die Mitarbeiterin.

- Messbar – Das Ergebnis, das erreicht werden soll, ist deutlich zu beschreiben, damit es überprüfbar ist. Attraktiv und akzeptiert – Der Mitarbeiter nimmt sich die Erreichung der Ziele als Selbstverpflichtung vor, weil sie für ihn einen eigenen Wert haben.
- Realistisch – Die Ziele erscheinen erreichbar, denn der Aufwand ist abgeschätzt worden.
- Terminiert – Der Endpunkt der Zielereichung ist exakt festgelegt.

7 EXKURS: GENDER-ASPEKTE

Bei der Führung durch Kommunikation spielt die Genderfrage vor allem hinsichtlich von Sprache, Führungsverhalten, Umgang mit Konflikten und Bewertung von Leistung eine Rolle (*siehe auch* Teil 1, Kapitel 3).

7.1 Geschlechtergerechte Sprache

Sprache ist das wichtigste Kommunikationsmittel des Menschen. Mit Hilfe der Sprache drücken Menschen aus, wie sie sich selbst und ihre soziale Wirklichkeit sehen. Die Sprache, die im persönlichen und beruflichen Alltag vorherrscht, ist männlich geprägt. Diese Form kommt aus einer Zeit, als Frauen aus dem öffentlichen Leben weitgehend ausgeschlossen waren. In den letzten Jahren hat sich aber die gesellschaftliche Wirklichkeit geändert. Es gibt kaum noch Berufe, die nicht von Männern und Frauen ausgeübt werden können. Deshalb ist es wichtig, dass sowohl in der Sprache als auch in den Berufs- und Funktionsbezeichnungen die männliche und weibliche Form verwendet werden. Damit wird das Bewusstsein dafür geschärft, dass Frauen und Männer alle Berufe und Funktionen ausüben können und jeweils beide Geschlechter im Blick sind. Bei einer geschlechtergerechten Sprache werden Frauen deutlich sichtbar und ausdrücklich angesprochen.

Im beruflichen Alltag – auch in Pflegeeinrichtungen – werden häufig lediglich männliche Bezeichnungen verwendet. Dabei sind die Frauen »Mitgemeinte«. Die Bemerkung, dass Frauen grundsätzlich mitgemeint sind, hilft aber nicht weiter. Auch die Umkehrung, dass ausschließlich die weibliche Form benutzt wird, führt zu keiner sprachlich klaren Verständigung. Eine Sprache, die Frauen und Männer gleichermaßen anspricht, sollte jedenfalls in der mündlichen und schriftlichen Kommunikation klar und präzise sein.

Eine Führungsperson kann durch ihre Haltung und ihren Gesprächsstil dazu beitragen, dass ein wachsendes Bewusstsein für die geschlechtergerechte Sprache entwickelt wird. Wenn man damit anfängt, ist zunächst mit Widerstand zu rechnen. Das ist ein ganz normaler Vorgang.

Im Folgenden werden einige Anregungen für eine geschlechtergerechte Sprache gegeben. Durch diese Vorschläge soll unsere Sprache nicht umständlicher, sondern persönlicher und ansprechender gestaltet werden. Frauen und Männer werden sichtbar in dem, was sie tun. Sicherlich ist die veränderte Benutzung von Begriffe gewöhnungsbedürftig. Mit etwas Übung wird es aber zunehmend besser gelingen.

Anregungen für eine geschlechtergerechte Sprache

(Zu diesen Abschnitt *siehe: Diakonisches Werk der EKD* 2001).

- In der Anrede und bei der erstmaligen Nennung einer Zielgruppe werden beide Geschlechter genannt (z.B. Mitarbeiter und Mitarbeiterinnen, Teilnehmer und Teilnehmerinnen; Pflegehelfer und Pflegehelferinnen).
- Für eine Gruppe von Männern und Frauen können Pluralformen verwendet werden, wenn eine Unterscheidung nicht notwendig ist (z.B. die Mitarbeiterschaft, die Antragstellenden, alle Auszubildenden).
- Geschlechtsspezifische Personen- und Funktionsbeschreibungen lassen sich auch umschreiben, indem statt eines Substantivs ein verbale Wendung verwendet wird (z.B. statt Kostenträger – Die Kosten trägt ...; statt Kooperationspartner – in Zusammenarbeit mit ...).
- Es werden zusammengesetzte Substantive mit der Endung »-kraft« oder eine Ableitung mit der Endung »-ung« gewählt (z.B. statt Fachmann – Fachkraft; statt Geschäftsführer – Geschäftsführung; statt Protokollführer – Protokollführung).

7.2   Führungsverhalten

Die Frage, ob Frauen anders führen, wird in der Diskussion gegenwärtig kontrovers diskutiert (Zum Folgenden *siehe auch Pink* 2002:23 ff.). Auch empirische Untersuchungen haben bisher den Streit nicht klären können. Es ist unbestritten, dass Frauen die üblichen Managementaufgaben ebenso gut erfüllen wie Männer, und dass der Führungsstil vom Geschlecht der Führungskraft weniger beeinflusst ist, als häufig angenommen wird. Frauen bringen durch ihre Sozialisation sicherlich eine größere soziale und kommunikative Kompetenz mit und reagieren dadurch auf Belange der Mitarbeiterinnen sensibler. Daraus kann man aber nicht ableiten, dass Frauen einen total anderen Führungsstil haben.

Untersuchungen haben aber nachgewiesen, dass weibliche Führungskräfte verstärkt für ein humanes Betriebsklima verantwortlich gemacht werden. Das unterstützt die allgemeine Auffassung, dass Frauen der Umgang mit Menschen leichter fällt. Diese Aussage beinhaltet nun aber auch ein Problem für jene Frauen, die diese Erwartungen nicht erfüllen. Deshalb ist es sinnvoll, statt nach spezifisch weiblichen Führungeigenschaften zu suchen, sich über einheitliche Beurteilungskriterien für Leistungen zu verständigen, die für Frauen und Männer gleichermaßen Gültigkeit haben.

Es ist gegenwärtig noch so, dass in höheren Führungspositionen eindeutig weniger Frauen zu finden sind. Das gilt übrigens auch für Pflegeeinrichtungen. Während hier im mittleren Management häufiger Frauen anzutreffen sind, fehlen sie in den höheren Positionen weitgehend. Vielerlei Gründe tragen zu dieser Situation bei: alte Rollenbilder, die Schwierigkeit, Familie und Beruf miteinander zu vereinbaren, sowie männliche Verhinderungsstrategien.

Es bleibt festzuhalten, dass Frauen und Männer grundsätzlich in gleicher Weise für Führungspositionen geeignet sind. Statt nach Beweisen dafür zu suchen, wer die bessere Führungskraft ist, sollten die unterschiedlichen Fähigkeiten als Chance gesehen werden. Mögliche vorhandene Unterschiede sind als ergänzendes Potenzial anzusehen. Das erfordert allerdings langfristige Einstellungsveränderungen: bei den Einrichtungen, im gesellschaftlichen Umfeld und bei den Einstellungen von Frauen und Männern selbst.

7.3   Umgang mit Konflikten

In der Art und Weise, wie Konflikte bewältigt werden, unterscheiden sich aufgrund ihrer Sozialisation Frauen und Männer. Der jeweilige Konfliktlösungsstil hängt mit den eigenen Erfahrungen und der eigenen Lebensgeschichte zusammen. Dies führt zu einer bestimmten Art, Probleme zu lösen (vgl. *Westerholt* 1998:204 ff.). Frauen ist daran gelegen, so lange wie möglich eine positive kommunikative Atmosphäre zu erhalten. Deshalb verzichten sie manchmal darauf, eigene Interessen durchzusetzen. Sie versuchen zunächst, auftretende Konflikte zu ignorieren, zu glätten oder zu harmonisieren. Ist diese Strategie der Konfliktlösung nicht mehr möglich, so versuchen sie im gemeinsamen Austausch der Beteiligten zu einer konstruktiven Lösung des Problems zu kommen. Dabei ist es ihnen wichtig, auch die emotionale Ebene einzubeziehen und eine Verständigungsebene zu finden, die eine weitere Zusammenarbeit möglich macht.

Auch Männern fällt die bewusste Auseinandersetzung mit Konflikten schwer. Ein wesentlicher Grund besteht darin, dass sie Angst haben, bei einer Auseinandersetzung eine Niederlage zu erfahren. Solange sich der Konflikt auf der Sachebene abspielt, fühlen sie sich sicher. Argumente werden ausgetauscht. Dabei wird die emotionale Nähe vermieden, um persönliche Verletzungen zu vermeiden. Bei Konflikten, die nicht mehr zu ignorieren sind, bevorzugen eher Männer den Stil, eine Lösung für das anstehende Sachproblem durchzusetzen. Bei dieser Konfliktbewältigung wird der möglicherweise zugrunde liegende Konflikt nicht bearbeitet und kann somit die weitere Zusammenarbeit belasten.

Das von Männern bevorzugte Modell der Konfliktlösung ist in unserer Gesellschaft weit verbreitet. Viele Menschen haben in ihrer Lebensgeschichte nur diese Form kennen gelernt und meinen deshalb, dass es im Konfliktfall immer einen Gewinner und eine Verliererin geben muss. Eine konstruktive Konfliktbehandlung verzichtet darauf, dass einer sich durchsetzt. Es wird eine Vorgehensweise angestrebt, durch die das Problem für alle zufrieden stellend gelöst werden kann, oder man handelt einen fairen Kompromiss aus, den alle akzeptieren können.

Die Schwierigkeiten, die durch das unterschiedliche Verhalten von Frauen und Männern entstehen, werden nicht dadurch beseitigt, dass sie ignoriert werden. Ein erster notwendiger Schritt besteht darin, Sensibilität für die Unterschiede zwischen den Geschlechtern und den Auswirkungen zu entwickeln (Gender-Sensibilität). Dies beinhaltet auch, die jeweiligen zugeschriebenen oder ansozialisierten Rollenerwartungen kritisch in Frage zu stellen.

Ein weiterer Schritt besteht darin, dass Männer und Frauen aufhören, das jeweils andere Geschlecht nach den eigenen Vorstellungen und Bedürfnissen verändern zu wollen. Auf diese Weise können Frauen und Männer ihr eigenes Kommunikationsverhalten erweitern.

7.4 Zur Bewertung von Leistung

In einer Arbeitshilfe (*Evang.-Luth. Kirche in Bayern* [Hg.], 2002) werden für die Durchführung von Mitarbeitendengesprächen die folgenden Gesichtspunkte geltend gemacht:

Um zu einer Beurteilung der Leistung und des Verhaltens von Mitarbeitenden zu kommen, sind sie in ihrem Pflegealltag und in der Zusammenarbeit im Team zu beobachten. Eine solche Beobachtung ist nicht neutral, weil wir als Frauen und Männer beobachten. Eine erste und wichtige Orientierung in der Begegnung und in der Kommunikation zwischen Menschen – auch am Arbeitsplatz – ist eben die Geschlechtszugehörigkeit. Das Geschlecht ist das, was sofort wahrgenommen wird. Dafür gibt es Gründe. In ihrer Biographie haben Menschen Verhaltensmuster gelernt und entwickelt, die ihre Wahrnehmung beeinflussen und ihr Verhalten steuern. Die Geschlechterrolle wird von frühster Kindheit an gelernt und eingeübt. Sie behält Einfluss auf nahezu alle Lebensbereiche. Etwa ab dem 2. Lebensjahr identifizieren Kinder sich in der Regel damit, ein Junge oder ein Mädchen zu sein. Die Berufsrollen, die sich nur auf einen begrenzten Bereich beziehen, werden dagegen erst relativ spät im Leben erlernt.

Für den Umgang zwischen den Geschlechtern bedeutet dies, dass sich der Umgang miteinander und die Zusammenarbeit einfacher gestalten, wenn Frauen und Männer die geschlechtsspezifischen Rollenerwartungen erfüllen. Deshalb wird im beruflichen Alltag häufig auf die vertrauten geschlechtsspezifischen Verhaltensweisen zurückgegriffen. Dies geschieht auch dann, wenn es für die Abläufe in der Einrichtung nicht immer optimal ist.

Auch das gesellschaftliche Umfeld beeinflusst unsere Wahrnehmung am Arbeitsplatz. Von Männern wird erwartet, dass sie über Stärke, Geschlossenheit und Leistungswillen verfügen und ihre Gefühle im Griff haben und kontrollieren können. Zum Frauenbild zählen dagegen Zurückhaltung, Wohlverhalten, Emotionalität, Mitgefühl und Fürsorglichkeit. Von Frauen wird in der Regel erwartet, dass sie der Familie mehr Gewicht beimessen, während für Männer die berufliche Entwicklung im Vordergrund steht. Es sind zwar deutliche Veränderungen zu verzeichnen, aber die traditionellen Muster wirken immer noch weiter. Diese hier vorgetragenen Beschreibungen sind zweifellos Verallgemeinerungen und gelten daher in der individuellen Hinsicht nicht für jeden Mann bzw. für jede Frau. Und doch haben sie im Umgang zwischen Frauen und Männern und für die je eigene Wahrnehmung Bedeutung und Auswirkungen.

Die unterschiedlichen Erwartungen an Frauen und Männer können zu einer unterschiedlichen Einschätzung der gleichen Leistung am Arbeitsplatz führen. Im beruflichen Alltag überlagern sich unmerklich die Wahrnehmung der Arbeitsleistung und das Geschlecht der Person, die diese Leistung erbringt. Dies kann nicht vermieden werden, denn es arbeiten nicht Menschen zusammen, sondern Frauen und Männer. Ein Bespiel soll dieses deutlich machen. Wenn eine Mitarbeiterin durch ihr Verhalten zu einer guten Atmosphäre in einer Einrichtung beiträgt, dann wird sie dafür anerkannt, aber es wird nicht als Arbeitsleistung bewertet, sondern eher als Selbstverständlichkeit aufgrund ihrer Geschlechterrolle, zu der ja fürsorgliches Verhalten gehört. Zeigen dagegen Männern soziale Kompetenzen, so wird dies häufig herausgestellt und als besondere Leistung angesehen.

Was heißt das nun für die Beurteilung im Rahmen von Mitarbeitergesprächen? Niemand kann sich den geschlechtsspezifischen Rollenerwartungen und Wertmustern entziehen. Unbewusst vermischen sich dienstliche und geschlechtsspezifische Erwartungen, die am Arbeitsplatz an Mitarbeiter gestellt werden. Um Leistung und Verhalten von Mitarbeitenden gerechter wahrzunehmen, müssen Führungspersonen ihre geschlechtsspezifischen Wahrnehmungsmuster kritisch reflektieren. Ohne kritische Selbstbeobachtung besteht die Gefahr, dass ein Geschlecht ungewollt benachteiligt wird.

Die folgenden Fragen können die kritische Überprüfung der eigenen Wahrnehmung unterstützen:

- Mit wem rede ich häufiger: mit den Mitarbeiterinnen oder den Mitarbeitern?
- Gibt es Themen, die ich eher mit Mitarbeiterinnen oder eher mit Mitarbeitern bespreche?

- Wie ist meine Gesprächsverhalten? Höre ich Mitarbeiterinnen genauso lange zu wie Mitarbeitern?
- Wie laufen Teambesprechungen ab? Wer redet am häufigsten und am längsten? Wer wird häufiger unterbrochen?
- Habe ich mit den Mitarbeiterinnen ebenso häufig wie mit Mitarbeitern über neue Aufgaben gesprochen?
- Wie ist meine Einstellung zu Mitarbeiterinnen mit Kindern, erhalten sie die gleiche Förderung wie Mitarbeiter?
- Bewerte ich Fähigkeiten, die Frauen oft durch ihre Sozialisation in besonderer Weise erworben haben (z. B. Sozialkompetenz und Kommunikationsfähigkeit) besonders positiv oder betrachte ich sie als selbstverständlich?
- Welche Rolle spielt die Bereitschaft zu Mehrarbeit?
- Was heißt Belastbarkeit für mich? Welche Maßstäbe lege ich an, sind sie zutreffend und habe ich sie überprüft?
- Welche Einsatzbereitschaft erwarte ich im Teildienst?

LITERATUR

Achenbach, G. (2004): Gender Mainstreaming: Was bedeutet das für Pflegende?, in: Pflege aktuell, 416–419.

Albers, I.: Hilfreiche Gespräche. Fernstudienzentrum der Universität Oldenburg, Oldenburg 1997.

Antonczyk, E.; Dommach, C.: Was ich bei der Begleitung kranker und sterbender Menschen wissen muss. Gütersloher Verlagshaus, Gütersloh 2003.

Bartsch, E.; Marquart, T.: Grundwissen Kommunikation. Klett Verlag, Stuttgart u. a. 1999.

Barz, H.: Vom Wesen der Seele (Stufen des Lebens 6). Kreuz-Verlag, Stuttgart 1979.

Bauer, R.: Beziehungspflege. Ullstein Mosby Verlag, Berlin/Wiesbaden 1997.

Bay, R.: Team effizient führen (Reihe Management). Vogel Verlag, Würzburg 2. Aufl. 2002.

Berkel, K.: Konflikttraining. Sauer-Verlag, Heidelberg 5. neubearb. und erw. Aufl. 1997.

Berne, E.: Spiele der Erwachsenen. Psychologie der menschlichen Beziehung (1967). Als rororo Taschenbuch 6735. Reinbek bei Hamburg 1970 u. ö. (Engl.: Games People Play. New York 1964).

Bischof, A.; Bischof, K.: Besprechungen effektiv und effizient gestalten. Haufe Verlag, Planegg b. München 2. Aufl. 2002.

Bischofberger, I.: Stell dir vor, du bist krank und keiner hat Humor, in: Dr. med. Mabuse. Mabuse Verlag, Frankfurt/Main 2002.

Böhm, E.: Das Pyschobiografische Pflegemodell. Bd. 1 u. 2. Maurich Verlag, Wien 1999.

Bönsch, M.: Beziehungslernen (Basiswissen Pädagogik 2). Schneider Verlag, Baltmannsweiler 2002.

Briese-Neumann, G.: Professionell telefonieren. Rowohlt Verlag. Reinbek bei Hamburg 1998.

Brunen, M. H.; Herold, E. (Hrsg.): Ambulante Pflege. Bd. 1: Grundlagen – Ganzheitliche, integrative Pflege. Schlütersche Verlagsgesellschaft, Hannover 2001.

Bundesministerium für Familie, Senioren, Frauen und Jugend (= BMFSFJ): Gender Mainstreaming: Was ist das? BMFSFJ, Bonn 2002.

Cline, S.: Frauen sterben anders. Wie wir im Leben den Tod bewältigen. Lübbe Verlag, Bergisch Gladbach 1997.

Cohn, R.: Von der Psychoanalyse zur Themenzentrierten Interaktion. Von der Behandlung einzelner zu einer Pädagogik für alle. Klett-Verlag, Stuttgart (1975), 12. Aufl. 1997.

Cole, K.: Kommunikation klipp und klar. Beltz Verlag, Weinheim u. a. (1996), 4. überarb. Aufl. 2003.

Crisand, E.; Crisand, M.; Adler, A.: Sachgespräch als Führungsinstrument. Sauer-Verlag, Heidelberg 2. Aufl. 1997.

Decker, F.: Management für soziale Institutionen. Verlag Moderne Industrie, Landsberg/Lech 1997.

Decker, F.: teamworking. Gruppen erfolgreich führen und moderieren. Lexika Verlag, München 2. überarb. Aufl. 1994.

Deutsche Bibelgesellschaft (Hrsg.): Nicht allein gelassen. Eine Handreichung zur Begleitung von schwerkranken und sterbenden Menschen. Deutsche Bibelgesellschaft, Stuttgart 1996.

Diakonisches Werk der EKD: Handreichung für eine geschlechtergerechte Sprache. Diakonisches Werk, Stuttgart 2001.

Dobner, E.: Frauen in Führungspositionen. Sauer-Verlag, Heidelberg 2001.

Doubra, A.: Die Person in der Pflege. Fernstudienzentrum der Carl von Ossietzky Universität Oldenburg, Oldenburg 1997.

Duden: Fremdwörterbuch. Dudenverlag, Mannheim 1982.

Duden: Zitate und Aussprüche. Dudenverlag, Mannheim 2002.

Edmüller, A.; Wilhelm, T.: Moderation. Haufe Verlag, Planegg b. München 2. Aufl. 2003.

Elias, K.; Schneider, K. H.: Handlungsfeld Kommunikation. Bildungsverlag Eins, Troisdorf 2. Aufl. 1999.

English, F.: Es ging doch gut – was ging denn schief? Beziehungen in Partnerschaft, Familie und Beruf. Chr. Kaiser, München 1982.

Entzian, H.: Small talk – von wegen simpel (2001), in: Forum Sozialstation Nr. 109, H. 4, Verlag Jürgen Forster, Bonn.

Evang.-Luth. Kirche in Bayern. Der Landeskirchenrat (Hrsg.): Das Mitarbeitendenjahresgespräch. Arbeitshilfe zu Heft 1. Landeskirchenamt. Abt. Personal, München 2002.

Fallner, H.; Gräßlin, H.-M.: Kollegiale Beratung. Eine Systematik zur Reflexion des beruflichen Alltags. U. Busch Verlag, Hille 1990.

Fehlau, E.: Konflikte im Beruf. Haufe Verlag, Planegg b. München 2. überarb. Aufl. 2002.

Feil, N.: Validation: Altern & Kultur Verlag, Wien 1992.

Fischer und Brown: Gute Beziehungen, 1992, in: Grond, E., Altenpflege als Beziehungs- oder Bezugspflege. Kunz Verlag, Hagen 2. Aufl. 2000.

Geißler, K. A.: Zeit leben. Quadriga Verlag, Weinheim; Berlin 6. Aufl. 1997.

Gellert, M.; Nowak, C.: Teamarbeit, Teamentwicklung, Teamberatung. Ein Praxisbuch für die Arbeit in und mit Teams. Limmer Verlag, Meezen 2. Aufl. 2002.

Grond, E.: Altenpflege als Beziehungs- oder Bezugspflege. Kunz Verlag, Hagen 2. Aufl. 2000.

Haeske, U.: Erfolgreich telefonieren im Beruf. Informieren, beraten, überzeugen. Beltz Verlag, Weinheim; Basel 1999.

Heering, C.: Das Pflegevisiten – Buch. Hans Huber Verlag, Bern 2004.

Heim, E.: Krankheit als Krise (Stufen des Lebens 7). Kreuz-Verlag, Stuttgart 1998.

Heller, A. u. a. (Hrsg.): Wenn nichts mehr zu machen ist, ist noch viel zu tun. Lambertus-Verlag, Freiburg 1999.

Herold, E.: Ambulante Pflege. Bd. 3: Familienpflege – Management – Bildung. Schlütersche, Hannover 2. überarb. Aufl. 2002.

Hicklin; A.: Das menschliche Gesicht der Angst. Kreuz-Verlag, Zürich 1989.

Hofbauer, H.: Winkler, B.: Das Mitarbeitergespräch. Hanser Verlag, München 1999.

Höfer, H. (2004): Spirituelle Dimensionen des Pflegens, Teil 1–7, in: Pflegezeitschrift 57, H. 7 ff.

Höher, F. und P.: Handbuch Führungspraxis Kirche. Gütersloher Verlagshaus, Gütersloh 1999.

Hotopp, E. (2000): Selbstverständnis als Führungskraft. Teil 3, in: Häusliche Pflege: PDL-Kolleg 9, Ausgabe 3, 9–12, Vincentz Verlag, Hannover.

Hulsker, H.: Die Qualität der pflegerischen Beziehung (2001), in: Heering, C.: Das Pflegevisiten – Buch. Hans Huber Verlag, Bern 2004.

Josuks, H.; Pech, G.; Woecht, F. (Hrsg.): Praxisanleitung in der Intensiv- und Anästhesiepflege. Schlütersche Buchhandlung, Hannover 2002.

Josuks, H.; Lerche, W.: Kundenorientierung. Unveröffent. Skript, Hamburg 2001.

Josuks, H.; Lerche, W.: Patientenorientierte Kommunikation. Unveröffentl. Skript, Hamburg 2004.

Josuks, H.; Neufang, A.: Kundenorientierung als Dienstleistung. Unveröffentl. Skript, Hamburg 2003.

Juchli, L.: Praxis und Theorie der Gesundheits- und Krankenpflege. Georg Thieme Verlag, Stuttgart 7. Auflage 1994.

Kämmer, K. (2002): Kollegiale Beratung, in: Häusliche Pflege: PDL-Praxis, 11, H. 6, 7.

Kast, V.: Trauern. Kreuz-Verlag, Stuttgart (1982); neu gestaltete Aufl. 2002.

Kessler, J.: Ängste, Scham und Hoffnung (1996), in. Forum Sozialstation, Nr: 80, Verlag Jürgen Forster, Bonn.

Kirchner, H.: Gespräche im Pflegeteam. Thieme Verlag, Stuttgart u. a. 2. neu bearb. Aufl. 1998.

Kirckhoff, M.: Mind Mapping. Einführung in eine kreative Arbeitsmethode. Gabal Verlag, Offenbach 11. Aufl. 1997.

Klebert, K.; Schrader, E.; Straub, W.: Kurz Moderation. Windmühle Verlag, Hamburg 2. Aufl. 1987.

Klein, H.-M: Zufriedene Kunden am Telefon. Luchterhand, Neuwied; Kriftel 1999.

Kratz, H.-J.: 30 Minuten für zielorientierte Mitarbeitergespräche. Gabal Verlag, Offenbach 2001.

Krüger, W.: Teams führen. Haufe Verlag, Planegg b. München 2. Aufl. 2002.

Kübler-Ross, E.: Verstehen, was Sterbende sagen wollen. Einführung in ihre symbolische Sprache (Stuttgart 1982). Jetzt als: Knaur Tachenbuch 87015, München 2000.

Kutzschenbach, C. von: Frauen, Männer, Management. Rosenberger Fachverlag, Leonberg 2004.

Langer, I. von u. a.: Sich verständlich ausdrücken. Reinhardt Verlag, München (1981), 7. überarb. Aufl. 2002.

Levang, E.: Männer trauern anders. Herder Verlag, Freiburg i. B. 2002.

Lindijer, C. H.: Begegnung im Gespräch. Verlag des Erziehungsvereins, Neukirchen-Vluyn 4. Aufl. 1987.

Lotmar, P.; Tondeur, E.: Führen in sozialen Organisationen. Haupt Verlag, Bern; Stuttgart 3. Aufl. 1993.

MDS (= Medizinischer Dienst der Spitzenverbände der Krankenkassen) (Hrsg.): MDK-Anleitung zur Prüfung der Qualität nach § 80 SGB XI in der ambulanten Pflege. MDS, Essen 2000.

MDS (Hrsg.): MDK-Anleitung zur Prüfung der Qualität nach § 80 SGB XI in der stationären Pflege. MDS, Essen 2000.

Mentzel, W.: Mitarbeitergespräche. Haufe Verlag, 2. durchges. Auflage 2002.

Morgan, R. L.: Professionelles Verkaufen. Ueberreuter, Wien 1991.

Mühlen Achs, G.: Wer führt? Körpersprache und die Ordnung der Geschlechter. Verlag Frauenoffensive, München 2003.

Müller, D.: Konzept zur Betreuung demenzkranker Menschen (Kuratorium Deutsche Altenhilfe, H. 151). Verlag Kuratorium Deutsche Altenhilfe, Köln 1999.

Müller, K.; Thielhorn, U.: Zufriedene Kunden? Kohlhammer Verlag, Stuttgart 2000.

Nagel, R.; Oswald; Wimmer, R.: Das Mitarbeitergespräch als Führungsinstrument. Klett-Cotta, Stuttgart 1999.

Neges, G.; Neges, R.: Managementtraining. Ueberreuter Verlag, Wien 1993.

Neues Evangelisches Pastorale. Texte, Gebete und kleine liturgische Formen für die Seelsorge. Hrsg. Liturgische Konferenz. Gütersloher Verlagshaus, Gütersloh 2005.

Peplau, H.: Interpersonale Beziehungen in der Pflege. Recom Verlag, Basel; Eberswalde 1995.

Peplau, H. (1988), in: Steppe, H.; Peplau, H.: Psychodynamische Pflege (1990), in: Die Schwester/Der Pfleger 28, H. 9.

Peseschkian, N.: Auf der Suche nach Sinn. Fischer Taschenbuch Verlag, Frankfurt a. M. 1983.

Pink, R.: Kommunikation ist mehr als nur reden (Fit for business 606). Walhalla Fachverlag, Regensburg u. a. 2001.

Pink, R.: Souveräne Gesprächsführung und Moderation. Campus Verlag, Frankfurt/Main 2002.

Piper, H.-C.: Gespräche mit Sterbenden. Vandenhoeck & Ruprecht, Göttingen 1977.

Pohl, M.; Witt, J.: Innovative Teamarbeit zwischen Konflikt und Kooperation. Sauer-Verlag, Heidelberg 2000.

Radtke, P.; Stocker, S.; Bellabarba, A.: Kommunikationstechniken (Pocket Power). Hanser Verlag, München; Wien 1998.

Reichert, H. (1999): Reden will gelernt sein – zuhören, in: Pflegen ambulant 10, Nr. 3, 13–16.

Riley, J. B.: Communication in nursing. Mosby, Inc., St. Louis et al. Fourth Edition 2000.

Riemann, F.: Grundformen der Angst. E. Reinhardt Verlag, München (1961), 36. Aufl. 2003.

Riess, R.: Rückkehr ins Leben. Vom Umgang mit Tod und Trauer, in: Böhme, M. u. a. (Hrsg.): Entwickeltes Leben. Neue Herausforderungen für die Seelsorge. Evangelische Verlagsanstalt, Leipzig 2002, 247–260.

Rogall, R.: FrauenKommunikation. Dem Geschlechtsspezifischen auf die Spur kommen, in: Burbach, C.; Schlottau, H. (Hrsg.): Abenteuer Fairness. Vandenhoeck & Ruprecht, Göttingen 2. Aufl. 2003, 21–34.

Rogers, C. R.: Die nicht-direktive Beratung. Kindler Verlag, München 1975.

Rogers, C. R.: Entwicklung der Persönlichkeit. Klett-Verlag, Stuttgart 1979.

Rückert, W.: Hilfen zur Kommunikation bei Demenz. Verlag Kuratorium Dt. Altenhilfe, Köln 2004.

Saul, S.: Führen durch Kommunikation. Beltz Verlag, Weinheim/Basel 2. Aufl. 1995.

Schaufler, B.: Frauen in Führung. Von Kompetenzen, die erkannt und genutzt werden wollen. Huber Verlag, Bern 2000.

Schibilsky, M.: Trauerwege. Beratung für helfende Berufe. Patmos, Düsseldorf 1989.

Schlenker-Ferth, C. Pflegethema: Übergabe mit dem Patienten. Thieme Verlag, Stuttgart 1998.

Schlettig, H.-J.; von der Heide, U.: Bezugspflege. Springer Verlag, Berlin; Heidelberg 1993.

Schlüter, B.: Rhetorik für Frauen. mgv-verlag, Landsberg a. L., 2. Aufl. 1998.

Schmidt, E. R.; Berg, H. G.: Beraten mit Kontakt. Burckhardthaus-Laetare Verlag, Offenbach 1995.

Schneider-Harpprecht, C.: Umgang mit Krankheit in anderen Kulturen, in: Böhme, M. u. a. (Hrsg.): Entwickeltes Leben. Neue Herausforderungen für die Seelsorge. Evangelische Verlagsanstalt, Leipzig 2002, 199–218.

Schnell, T. (2004): Wege zum Sinn. Sinnfindung mit und ohne Religion, in: Wege zum Menschen 56, H. 1, 3–20.

Schulz von Thun, F. u. a.: Miteinander reden. Kommunikationspsychologie für Führungskräfte (rororo-sachbuch 1690). Rowohlt Verlag, Reinbek bei Hamburg 2000.

Schulz von Thun, F.: Miteinander reden 1. Störungen und Klärungen (rororo-sachbuch 7489). Rowohlt Verlag, Reinbek bei Hamburg 1981 (770.–799. Tausend 2000).

Schulz von Thun, F.: Miteinander reden 2. Stile, Werte und Persönlichkeitsbildung (rororo-sachbuch 8496). Rowohlt Verlag, Reinbek bei Hamburg 1989 (350.–364. Tausend 2000).

Schulz von Thun, F.: Miteinander reden 3. Das »Innere Team« und situationsgerechte Kommunikation (rororo-sachbuch 60545). Rowohlt Verlag, Reinbek bei Hamburg 1998.

Seifert, J.: Besprechungsmoderation. Gabal Verlag, Offenbach 6. Aufl. 2000.

Seßler, H.: 30 Minuten für aktives Beziehungsmanagement. Gabal Verlag, Offenbach 2003.

Simon, W.: Grundlagen der Kommunikation (GABALs großer Methodenkoffer). Gabal Verlag, Offenbach 2004.

Specht-Tomann, M.; Tropper, D.: Zeit des Abschieds. Sterbe- und Trauerbegleitung. Königsfurt 2005.

Sperl, I.: Ein Horizont der Hoffnung. Hilfen auf dem Wege zur Trauer. Deutsche Bibelgesellschaft, Stuttgart 1996.

Spiegel, Y.: Der Prozess des Trauerns. Kaiser Verlag, München 7. Aufl. 1989.

Steppe, H. (1990): Pflegemodelle in der Praxis, H. Peplau, in: Die Schwester/ Der Pfleger 28, H. 9.

Sterbegleitung in Pflegeheimen. Eine Arbeitshilfe für Pflegende in stationären Senioreneinrichtungen. Bayerische Stiftung Hospiz, Bayreuth 2003 (kostenloser Download unter http://www.bayerische-stiftung-hospiz.de).

Stiegler, B.: Wie Gender in den Mainstream kommt. Konzepte, Argumente und Praxisbeispiele. Friedrich-Ebert-Stiftung: Forschungsinstitut, Bonn 2000.

Stroebe, R. W.; Stroebe, G. H.: Grundlagen der Führung. Sauer-Verlag, Heidelberg, 9. überarb. Aufl. 1996.

Stroebe, R. W.: Führungsstile. Sauer-Verlag, Heidelberg 7. Aufl. 2003.

Teising, M. (2004): Die Pflegebeziehung – Psychodynamische Überlegungen, in: Pflege 17, H. 5, 312–318.

Tannen, D.: Du kannst mich einfach nicht verstehen. Goldmann, München 1991.

Thelen, A.: Mehr Qualität durch die Pflegevisite (2001), in: Häusliche Pflege 10, H. 6.

Tiedemann, P.: Psychobiografische Pflege. Unveröffent. Skript, Bad Bramstedt 2004.

Tietze, M.: »Frequently Asked Questions«. Sendung vom 3.01.2005 um 18.20 Uhr, Text unter: http/www.humorcare.com.

Trömel-Plötz, S.: Gewalt durch Sprache. Fischer Taschenbuch Verlag, Frankfurt a. M. 1984.

Wagner, H.: Seelsorge und Sinnfindung in säkularer Umwelt, in: Böhme, M. u. a. (Hrsg.): Entwickeltes Leben. Neue Herausforderungen für die Seelsorge. Evangelische Verlagsanstalt, Leipzig 2002, 155–176.

Watzlawick, P. u. a.: Menschliche Kommunikation. Formen, Störungen, Paradoxien. Verlag Huber, Bern u. a. (1969), 10. Aufl. 2000.

Westerholt, B.: Frauen können führen. Beltz Verlag, Weinheim 1998.

Wiedemann, D.: Das Pflegemodell nach E. Böhm. Unveröffentl. Skript; Quickborn 2001.

Wingchen, J.: Kommunikation und Gesprächsführung für Pflegeberufe. Schlütersche, Hannover 2000.

Winkler, K.: Seelsorge. Verlag de Gruyter, Berlin; New York 1997, 412–450.

Wohlrab-Sahr, M.: Steigerung der Bewährungsdynmaik oder Suspension der Sinnfrage?, in: Böhme, M. u. a. (Hrsg.): Entwickeltes Leben. Neue Herausforderungen für die Seelsorge. Evangelische Verlagsanstalt, Leipzig 2002, 177–198.

Zietzschmann, H.: Konflikte am Arbeitsplatz. Schautter Verlag, Stuttgart 2000.

REGISTER

Jürgen Wingchen

Kommunikation und Gesprächsführung für Pflegeberufe

Ein Lehr- und Arbeitsbuch

Nachdruck der 2., akt. Auflage von 2006

Brigitte Kunz Verlag
2009. 296 Seiten
14,8 x 21,0 cm, kartoniert
ISBN 978-3-89993-439-7
€ 19,90

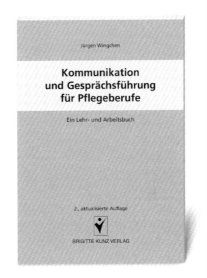

Lernen Sie Schritt für Schritt, wie Sie eine Beziehung zum Patienten aufbauen, wie Sie informieren, anleiten und beraten. Bei der vollständigen Überarbeitung des Buches wurden die Kapitel Kommunikation und Aphasie, Krisensituationen, Lachen, Begleitung Sterbender und Trauernder sowie Angehörigenarbeit und Beschwerdemanagement hinzugefügt.

»Die zweite, aktualisierte Auflage der ›Kommunikation und Gesprächsführung für Pflegeberufe‹ liefert eine theoretisch gut fundierte und anwendungsbezogene Einführung in zentrale Kommunikationsmodelle. Für professionell Pflegende, die berufliches Handeln immer auch als kommunikativen Prozess verstehen und gestalten möchten, ist das vorliegende Lehr- und Praxisbuch ein ebenso unverzichtbarer wie verlässlicher Begleiter.« *www.socialnet.de*

www.buecher.schluetersche.de
Stand Juni 2011.
Änderungen vorbehalten.

BRIGITTE KUNZ VERLAG